新编

中国现代推拿

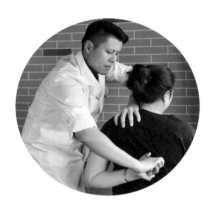

王　健　王耀智　主编

上海交通大学出版社
SHANGHAI JIAO TONG UNIVERSITY PRESS

内容提要

推拿是中国传统医学的重要组成部分,是一种应用广泛、疗效显著、非药物的可起到治疗与康复保健作用的外治疗法。

本书共 3 篇 21 章。第一篇总论部分简述了推拿学的历史及其演变,详述了推拿与阴阳五行、脏腑经络、营卫气血、筋骨节窍、辨证论治的关系,同时阐述了与美容、药物、气功、针灸等的关系,并收录了编者多年来的行医感悟,颇具创新之意。在第二篇推拿手法章节中,以图文并茂的形式,详述了 140 余种由单一到复合、由常规到特殊的推拿手法的概念、要领、操作及主治作用。各种疾病的治疗章节,介绍了内、外、妇、伤、五官等科常见疾病的辨证施术。在附篇章节,介绍了推拿歌赋选、临床常用方剂、足部按摩法、耳穴按摩法等内容,以供读者参阅。

本书可供推拿工作者在临床、教学、科研工作中学习参考。

图书在版编目(CIP)数据

新编中国现代推拿 / 王健,王耀智主编. —上海:
上海交通大学出版社,2021.10
ISBN 978-7-313-24686-8

Ⅰ.①新… Ⅱ.①王…②王… Ⅲ.①推拿 Ⅳ.
①R244.1

中国版本图书馆 CIP 数据核字(2021)第 113961 号

新编中国现代推拿
XINBIAN ZHONGGUO XIANDAI TUINA

主　　编:王　健　王耀智
出版发行:上海交通大学出版社　　　　　　地　　址:上海市番禺路 951 号
邮政编码:200030　　　　　　　　　　　　电　　话:021-64071208
印　　制:上海四维数字图文有限公司　　　经　　销:全国新华书店
开　　本:787mm×1092mm　1/16　　　　　印　　张:20.75
字　　数:525 千字
版　　次:2021 年 10 月第 1 版　　　　　　印　　次:2021 年 10 月第 1 次印刷
书　　号:ISBN 978-7-313-24686-8
定　　价:118.00 元

大器鼎立

盤已青矣

贈 弟子 王健 传薪

庚子荷月 师 卞吉强

编 委 会

序

  著名中医药学专家、齐鲁推拿流派学术思想传薪者、济南市中医药学会推拿专业委员会主任委员、济南市中医医院推拿科主任卞春强同志的学术继承人王健及李玉乐两位医师的新著《新编中国现代推拿》一书即将付梓之际，谨表衷心的祝贺。

  中国医药学是中华民族文化遗产的重要组成部分，是中华文明遗产中的瑰宝，针灸推拿医术更是瑰宝中的奇葩，以其独特的功能与临床疗效，屹立于世界医林之中，熠熠生辉。

  卞春强主任医术源于祖传，从医50余年。他聪明睿智，尊拜名师，勤学苦读，倾心专业，坚持临床，教研结合，桃李芬芳，硕果颇丰，曾主编及撰写《齐鲁推拿医术》《中国现代推拿》《中国推拿与临床》《健康美容按摩》等著作15部，并有4部译成外文，发行世界。他不断总结发表专业论文，参与各种学术活动等，形成了"齐鲁推拿"学术思想流派的核心内容。概括言之，可谓：以经典指导临床，从临床总结经验，不断升华形成新的学术思想；辨证论治，辨证施术，以灵活的手法，严格的操作，从而获得可靠的疗效；立足于国内，并经常走出国门，服务于世界，影响深远。

  卞主任既是老师也是榜样，名师出高徒。王健与李玉乐两位医师师承卞主任，是卞主任的得意门生，他们亦师亦友。两位医生都各自出生于中医世家，皆有家传的基因，自幼承其家学，又受到名师的言传身教，在跟师、随师的临床实践中不断地总结、升华从而提高了疗效。两位医师踏踏实实、精益求精地学习中医药学知识，刻苦钻研，宗古创新，可以说是青出于蓝而胜于蓝了。愿卞春强主任杏林满园春，更希望广大岐黄传人不断更新理念，用自己的技术造福于社会，为人民群众的健康作出更大的贡献。

  吾与春强主任在一个单位工作生活已历53年之久，共同研习，相互交流，引为知己，对两位医师也非常熟悉，对他们取得的成绩深感欣慰，谨以贺喜之意，是为序。

迟景勋

2020.12.1修改

对现代医学的一点浅见（代序）

近代以来，西方医学取得了巨大的进步，目前的研究越来越朝着精细化、精准化的方向发展。相应地，在临床上追求的是专科的不断细化，治疗的不断规范化和程式化。在我50余年的中医临床实践中，发现中医的医疗模式也逐渐受到西方医学的影响，如强调循证依据，治疗依靠太多的指南和共识等。其出发点是期待通过标准化，达到规范化治疗的目的。但这一趋势，让经验变得不再重要，个体化让位于统一的诊治模式、统一的检查方案、统一的临床路径、统一的治疗举措，同时过度依赖仪器检查和形形色色的化验检查，也使医患双方关注的焦点变成了检验数据的正常与否。这看起来科学，却忽略了医学的特殊性质和经验的难能可贵。现代医学没有从整体的角度考量每项检查的价值和意义，没有考虑检查数据的可变性和模糊性。因此，现代医学模式犯了一个"伟大的错误"，那就是只相信可以看见证据的结果，而不重视或者是忽略了难以显示证据的原因。

现代医学关注于病变细节，忽略了整体调节。头痛医头者屡见不鲜。针对一个指标，过度治疗者更是司空见惯。不能强基固本，不懂扶正祛邪，标本兼治者微乎其微。然而，人体是一个有机的整体，"牵一发而动全身"的道理已经几乎被现代人忘得一干二净。

现代医学重视对躯体疾病和身体不适的治疗，而忽视了心理因素的重要性。很多时候，我们把心理问题归因于疾病，而忘记了心理因素在疾病发生发展和演变过程中的重要作用。治疗疾病更是极少涉及心理调适。殊不知，七情也是致病的因素之一。现代医学聚焦于治疗疾病，而轻视了对疾病本身的预防，误读了带病生存的概念。

中医药学拥有数千年的发展历史，中医药学是以天地自然的哲学思想为指导，用"天人合一"的整体观念思考问题，强调辨证论治，治疗采用自然疗法，多法施术，如推拿按摩、针刺灸疗、拔罐刮痧、酒疗膏摩等外治物理疗法；或用内服膏、丹、丸、散、汤药等各种不同剂型的药物，强调因地、因人、因病施治，是一人一方一法的个性化定制式医疗模式。中药大都来源于大自然的恩赐，相对来说毒副作用较小，且绿色无污染。我们的祖先用大智慧给我们留下了大量宝贵的文化遗产，中医中药为中国人的繁衍生息、健康长寿发挥了巨大作用，为世界医学也作出了特殊贡献。然而，在民国时期的一段时间里，个别认为中医"不科学"的洋奴思想的代表者和无知者，千方百计贬低、污蔑中医学，企图取消中医，使中医事业受到了极大的压制。中华人民共和国成立后，特别是改革开放之后，在党和国家的关怀下，我国的中医药事业取得了长足的发展。同时，中医药也以其现实的良好的治疗效果，使源于西方的现代医学同仁逐渐抛开偏见，认可了中医药学的独特价值。中医药学已经显现出其强大的生命力。学习中医、应用中医、研究中医已形成热潮，走中西医结合之路势在必行。

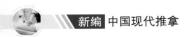

现代医学有它的优点和长处,博大精深的中医药学也有自己的独特魅力。中国的推拿医术,以其独特的推拿手法及临床疗效必将先行于前,将和其他的中医学医技共同走向世界,并逐渐得到发扬光大,为人类的健康事业作出新的更大的贡献。

是为序!

卞春强

2021 年 2 月 1 日

前　　言

　　推拿是中国传统医学的重要组成部分,是一种应用广泛、疗效显著、非药物的可起到治疗与康复保健作用的外治疗法。推拿被公认为在医学形成为独立学科之前,已经流行于世,成为人类最早、最简便的医疗技术。推拿是一门既古老又年轻,具有丰富学术内容的临床学科。推拿上溯远古,下至当今,岁逾五千,从某种意义上讲,推拿是传统医学的源头,它以简、便、效、验、廉的优良特点饮誉医学领域。

　　推拿随着社会经济发展和科学技术的进步,既出现过辉煌,也出现过衰退。进入 20 世纪以来,现代医学的飞速发展,使人们能够快捷而相对准确地认识疾病的本质。而西药的发展,则进入了由天然药物到化学药物再到生物药物的轨道,并有"称霸"治疗体系之势。诚然,药物治疗虽为人类防治疾病提供了强有力的手段,然而这种越分越"细"、越提越"纯",攻其一点、不及其余,顾此失彼的以"对抗疗法"为特征的现代医学治疗方法所带来的不良反应也非常明显,有时甚至是致命的。此外,环境中的水、空气、土壤等污染已成为威胁全人类健康的严重问题,人体自身环境的污染除吸毒、抽烟、酗酒、传染病蔓延外,医源性、药源性引起的疾病和许多慢性病、术后病证等,也已成为十分棘手的问题。经过深刻反思、验证对比、精细筛选,人们不得不反过来重新看待那些古老、有效且无不良反应的医术了。中国传统医学以其严密完整的理论、丰富有效的临床经验、综合治疗的多种手段和方法,表现出了强大的生命力。其中推拿疗法经现代研究证实,它的防治作用是任何药物所替代不了的。相反,它却可以起到许多药物所起不到的效果,在养生防病、益寿保健、治未病、康复医学等方面具有明显的优势,越来越受到医学界和广大人民群众的青睐。

　　近年来,随着人民群众对不断增长的健康的更高需求,作为新一代的推拿医师,不仅要继承传统医学中"眼看手摸、手到病除"的宝贵经验,还应尽可能掌握现代科学技术提供的多种先进的诊查手段,以便为患者提供更好的服务。基于此,编者师徒在 20 余年的临床实践过程中,把有效实用的推拿经验加以整理,编写了《新编中国现代推拿》一书。该书坚持中西合璧,强调科学性与实用性统一,冀望能够吸收最新的医学成果,传承传统推拿学的精华。

　　本书共分 3 篇 21 章。总论章节,简述了推拿学的历史及其演变;详述了推拿与中医基础理论中阴阳五行、脏腑经络、营卫气血、筋骨节窍、辨证论治的关系,同时阐述了与美容、药物、气功、针灸的关系,并收录了编者多年来的行医感悟,颇具创新之意。有关推拿的现代研究部分,阐述了推拿练功及推拿常用的介质与工具;推拿的适应证与禁忌证。在第二编推拿手法章节中,以图文并茂的形式,详述了 140 余种由单一到复合、由特殊到常规的推拿手法的概念、要领、操作及作用。各种疾病的治疗章节,介绍了内、外、妇、伤、五官等科常见疾病的辨证施术;

介绍了运动推拿及适用于中老年防病保健的 14 种自我推拿功法；常用的美容、气功按摩的操作方法。在附篇章节，简要介绍了推拿歌赋选、临床常用方剂、足部按摩法、耳穴按摩法等内容，以供读者参阅。全书为方便读者学习理解和掌握，附有照片 160 余幅，图片 80 余幅。本书可供推拿工作者在临床、教学、科研工作中学用参考。

本书的编写是在临床工作之余、历时 4 年完成的。由于编者水平所限，错误之处在所难免，恳请读者批评指正，以助提高。

在本书编写的过程中，承蒙原《中国现代推拿》一书顾问、著名中医外科专家迟景勋院长关怀，百忙中为本书作序，在此表示衷心感谢。承蒙恩师卞春强教授题字、作序与鼓励，一并致以深深的谢意。此外，德安堂祖传中医第四代传人王承文老先生、臧兰花女士及王鹏、王东兴、王海玲、王林娟、王闪亮、顾晓群等给予本书的编写以大力支持，在此也表示衷心的感谢！

编者

2021 年 2 月 28 日

目　录

■ ▪ **第一篇　总　　论** ▪

第一章 **推拿简史** ⋯⋯⋯⋯⋯⋯⋯⋯⋯⋯⋯⋯⋯⋯⋯⋯⋯⋯⋯⋯⋯⋯⋯⋯⋯⋯⋯003
　　第一节　推拿简介 ⋯⋯⋯⋯⋯⋯⋯⋯⋯⋯⋯⋯⋯⋯⋯⋯⋯⋯⋯⋯⋯⋯⋯⋯⋯003
　　第二节　推拿发展简史 ⋯⋯⋯⋯⋯⋯⋯⋯⋯⋯⋯⋯⋯⋯⋯⋯⋯⋯⋯⋯⋯⋯003

第二章 **推拿基础理论** ⋯⋯⋯⋯⋯⋯⋯⋯⋯⋯⋯⋯⋯⋯⋯⋯⋯⋯⋯⋯⋯⋯⋯⋯006
　　第一节　现代医学与中医学对推拿作用原理的认识 ⋯⋯⋯⋯⋯⋯006
　　第二节　推拿治疗的基本原理 ⋯⋯⋯⋯⋯⋯⋯⋯⋯⋯⋯⋯⋯⋯⋯⋯017
　　第三节　现代医学对推拿作用原理的研究 ⋯⋯⋯⋯⋯⋯⋯⋯⋯⋯018
　　第四节　推拿与营卫气血的关系 ⋯⋯⋯⋯⋯⋯⋯⋯⋯⋯⋯⋯⋯⋯020
　　第五节　推拿与筋骨节窍的关系 ⋯⋯⋯⋯⋯⋯⋯⋯⋯⋯⋯⋯⋯⋯022
　　第六节　推拿与辨证论治的关系 ⋯⋯⋯⋯⋯⋯⋯⋯⋯⋯⋯⋯⋯⋯027
　　第七节　推拿与美容的关系 ⋯⋯⋯⋯⋯⋯⋯⋯⋯⋯⋯⋯⋯⋯⋯⋯028
　　第八节　推拿与药物的关系 ⋯⋯⋯⋯⋯⋯⋯⋯⋯⋯⋯⋯⋯⋯⋯⋯029
　　第九节　推拿与气功的关系 ⋯⋯⋯⋯⋯⋯⋯⋯⋯⋯⋯⋯⋯⋯⋯⋯030
　　第十节　推拿与针灸的关系 ⋯⋯⋯⋯⋯⋯⋯⋯⋯⋯⋯⋯⋯⋯⋯⋯031

第三章 **推拿的治疗原则及治法** ⋯⋯⋯⋯⋯⋯⋯⋯⋯⋯⋯⋯⋯⋯⋯⋯⋯⋯032
　　第一节　推拿的治疗原则 ⋯⋯⋯⋯⋯⋯⋯⋯⋯⋯⋯⋯⋯⋯⋯⋯⋯032
　　第二节　推拿的基本治法 ⋯⋯⋯⋯⋯⋯⋯⋯⋯⋯⋯⋯⋯⋯⋯⋯⋯033
　　第三节　推拿的诊断方法 ⋯⋯⋯⋯⋯⋯⋯⋯⋯⋯⋯⋯⋯⋯⋯⋯⋯035

第四章 **推拿练功** ⋯⋯⋯⋯⋯⋯⋯⋯⋯⋯⋯⋯⋯⋯⋯⋯⋯⋯⋯⋯⋯⋯⋯⋯⋯063
　　第一节　练功的手型和步型 ⋯⋯⋯⋯⋯⋯⋯⋯⋯⋯⋯⋯⋯⋯⋯⋯063

第二节　练功的要求 ……………………………………………… 066

第三节　健身气功八段锦 ………………………………………… 067

第四节　健身气功六字诀 ………………………………………… 070

第五节　健身气功易筋经十二式 ………………………………… 074

第六节　指功 ……………………………………………………… 078

第五章　推拿常用的介质、热敷和用具 ……………………… 080

第一节　介质 ……………………………………………………… 080

第二节　热敷 ……………………………………………………… 082

第三节　用具 ……………………………………………………… 083

第六章　推拿治疗的适应证和禁忌证 ………………………… 085

第一节　推拿的适应证 …………………………………………… 085

第二节　推拿的禁忌证 …………………………………………… 085

第二篇　成人推拿

第七章　推拿手法 ……………………………………………… 089

第一节　单式手法 ………………………………………………… 089

第二节　复合手法 ………………………………………………… 108

第三节　特殊操作法 ……………………………………………… 113

第四节　被动运动法 ……………………………………………… 118

第五节　常规操作法 ……………………………………………… 126

第八章　推拿治疗的基本知识 ………………………………… 133

第一节　施术知要 ………………………………………………… 133

第二节　施术要求 ………………………………………………… 134

第九章　内科疾病的治疗 ……………………………………… 136

第一节　胃痛 ……………………………………………………… 136

第二节　便秘 ……………………………………………………… 137

第三节　感冒 ……………………………………………………… 138

第四节　胸痛 ……………………………………………………… 140

第五节　高血压病 ………………………………………………… 140

第六节　中风 ……………………………………………………… 142

第七节　失眠 ……………………………………………………… 143

第八节　腹痛 ……………………………………………………… 144

第九节 眩晕 ·· 145

第十节 癃闭 ·· 146

第十一节 积聚 ·· 147

第十二节 痿证 ·· 148

第十三节 痹证 ·· 149

第十四节 胁痛 ·· 150

第十五节 阳痿 ·· 151

第十六节 早泄 ·· 152

第十七节 腰痛 ·· 153

第十章　妇科疾病的治疗 ···································· 155

第一节 闭经 ·· 155

第二节 痛经 ·· 156

第三节 妊娠恶阻 ·· 157

第四节 胎气上逆 ·· 158

第五节 脏躁 ·· 158

第六节 缺乳 ·· 159

第七节 产后腹痛 ·· 159

第八节 妊娠咳嗽 ·· 160

第九节 妊娠下肢拘挛 ·· 160

第十节 癥瘕 ·· 161

第十一节 带下病 ·· 162

第十一章　伤科疾病的治疗 ·································· 164

第一节 头颈部 ·· 164

第二节 上肢部 ·· 175

第三节 胸背部 ·· 206

第四节 下肢部 ·· 225

第五节 足踝部 ·· 235

第十二章　五官科疾病的治疗 ································ 239

第一节 牙痛 ·· 239

第二节 近视眼 ·· 240

第三节 上睑下垂 ·· 240

第四节 鼻渊 ·· 241

第五节 咽异感症 ·· 242

第六节 声音嘶哑 ·· 242

第七节 梅尼埃综合征 ·· 243

第八节 颌节伤 ·· 244

第十三章 运动推拿 246
　　第一节　赛前推拿 246
　　第二节　赛中推拿 246
　　第三节　赛后推拿 247
　　第四节　运动性疾病防治 247

第十四章 自我保健推拿 249
　　第一节　概述 249
　　第二节　自我保健推拿功法 251

第十五章 美容推拿 259
　　第一节　保健美容 259
　　第二节　治疗美容 262

第十六章 气功按摩十八法 265

第三篇　附　篇

第十七章 歌赋选 269

第十八章 成人中药贴敷法 282

第十九章 推拿医师临床常用方剂 286
　　第一节　内治法附方 286
　　第二节　外治法附方 292

第二十章 足部按摩法 298
　　第一节　概述 298
　　第二节　足部反射区图解 298
　　第三节　足部按摩十二法 305
　　第四节　足部按摩常规操作 305
　　第五节　足部按摩的注意事项 306

第二十一章 耳穴按摩法 307
　　第一节　概述 307

第二节　耳郭的表面解剖 ──────────────────────── 307

第三节　耳穴的全息图解 ──────────────────────── 308

第四节　耳穴按摩的常用穴位和主治表 ─────────── 309

第五节　耳穴按摩九法 ──────────────────────── 312

参考文献 ─────────────────────────────────── 313

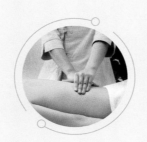

第一篇

总 论

第一章　推拿简史

第一节　推拿简介

推拿是在中医学理论的指导下，应用手或肢体的其他部位，在患者体表特定的部位和穴位上，施以特定的技巧动作，达到防治疾病目的的一种方法。

推拿又称按摩，古代称为按跷、案扤及爪幕等，其名称目前称谓不一，如北方称为"按摩"，南方称为"推拿"，中原地区则称为"推按"。对于推拿的概念，前人做过不少的阐述，如《史记索隐》注："挢者，谓为按摩之法，夭挢引身，如熊顾、鸟伸也；扤，音玩，亦谓按摩而玩弄身体使调也。"《圣济总录》载："可按可摩，时兼而用，通谓之按摩。"张介宾云："按，捏按也；跷阴即阳跷阴跷之义。盖谓推拿溪谷跷穴，以除疾病也，病在肢节故用此法。按跷谓按摩肢节以行导引也。"吴鹤皋注云："手摩谓之按，足踏谓之跷。"《医故》中说："夫古之按摩，皆躬自为之，振、搣、顿、拔、捼、捺、拗、伸，通其百节之灵，尽其四肢之敏。"

推拿这一名称首见于明代，当时的《小儿推拿方脉活婴秘旨全书》《小儿推拿秘诀》等著作就把按摩改称为推拿。这一名称的演变，本身就体现了这一疗法的发展和人们对手法认识的提高，可以说由按摩改称推拿，是推拿发展史上的一个很大的飞跃。

推拿是人类最古老的一种疗法，又是一门年轻而有发展前途的医疗科学。从有人类开始，人们为了生存，从事劳动，并与自然界不利因素做斗争，艰巨的劳动使损伤和疾病成为人们生活中的主要威胁。在实践中，人们逐渐发现推拿能使疼痛减轻或消失，在此基础上，人们逐渐地认识了推拿对人体的治疗作用。

推拿是一种物理疗法。它适用于伤科、内科、外科、妇科、儿科及五官科等疾病，属于中国医学的外治法范畴。

第二节　推拿发展简史

推拿是我国劳动人民在长期与疾病做斗争中逐渐认识和发展起来的一门科学。1973 年底，长沙马王堆 3 号汉墓出土的《五十二病方》记载了我国医药学史上最早的药摩与膏摩。早在 2000 余年前的春秋战国时期，按摩疗法就被广泛地应用于医疗实践，当时民间医生扁鹊运用按摩、针灸，成功地抢救了尸厥患者。我国最早的医学著作，秦汉时期的《黄帝内经》中记载了按摩可以治疗痹证、痿症、口眼歪斜和胃痛等，并描述了有关的按摩工具，如"九针"中的"圆针""锃针"。可见那时按摩和针灸的关系较为密切，常常结合使用。《素问·异法方宜论》载：

"中央者,其地平以湿,天地所以生万物也众,其民食杂而不劳,故其病多痿厥寒热,其治宜导引按跷者,故导引按跷者,亦从中央出也。"这里的中央即我国的中部地区,相当于今之河南洛阳一带。可见,我国的按摩最早发源于河南洛阳地区。我国第一部按摩专著《黄帝岐伯按摩十卷》(已佚),也是出现在秦汉以前,是推拿疗法已被普遍应用的证明。

名医华佗将按摩的方法加以发展。《华佗别传》中记载华佗治一人"若头眩,头不得举"时,"使濡布拭身体""以膏摩立愈"。名医张仲景在《金匮要略》一书中指出:"若人能养慎,不令邪风干忤经络;适中经络未流传脏腑,即医治之,四肢才觉重滞,即导引、吐纳、针灸、膏摩、勿令九窍闭塞。"就是说如人能很好地调养自己,使自己不生病。或已生病,但尚未传入内脏,只停留于经络、四肢之际,就练习气功中的动功、吐纳功,用针灸、按摩等方法加以治疗,可不让病邪内传闭塞九窍。说明那个时期按摩已经是预防和治疗疾病的重要手段。

魏晋南北朝时期(220—589 年),葛洪的《抱朴子·遐览篇》中提到《按摩导引经十卷》(现已佚)。《肘后备急方》中提到用指掐虎口治咽痛以及"令爪病人人中治卒死"的按摩方法。这个时期,中国按摩术传到了国外。

隋唐时期(581—907 年)是按摩兴旺时期。隋《百官志》中记有:"太医院有主药二人,……按摩博士二人",从行政上设置了按摩专科,并授予一定职务。巢元方在《诸病源候论》中讲述每种病候之后,不录汤药治法,专论导引、按摩的方法。杨上善的《黄帝内经太素》也有按摩的记载。唐代设立了按摩科,并对按摩医生划分了等级,分为按摩博士、按摩师、按摩工、按摩生。如《旧唐书·职官志》中说:"太医院掌医疗之法,承之为二,其属有四,……三曰按摩,皆以博士以教之。"《新唐书·百官志》说:"按摩博士一人,按摩师四人,……掌教按摩导引之法以除疾病,损伤折跌者正之。"《唐六典》说:"太医署有按摩工五十六人,按摩生一百一十五人。"由此可知,按摩已列入医学教育的范围。孙思邈《千金要方》中的"老子按摩法""天竺国按摩法"等介绍了许多气功按摩方法。天宝年间(742—755 年),按摩术传入日本、朝鲜、印度等国。隋唐时期的按摩主要是自我按摩。按摩与药物的相互配合,也就是在施行按摩手法的同时,在人体的体表涂上用中药制成的膏剂,既可以防止按摩过程中损伤皮肤,又可使药物和手法的功效相得益彰。当时常用的膏类药剂有莽草膏、丹参膏、乌头膏、野葛膏、陈元膏及木防己膏等,这就是膏摩法。如《外台秘要》说:"如初得伤寒一日,苦头痛项强,宜摩之佳。"《诸病源候论》说:"相摩拭目,令人目明。"《肘后备急方》云:"救卒中恶死,……令爪其病人人中,取醒。"

宋金元时期(960—1368 年),按摩运用的范围更加广泛。如宋代医生庞安时"为人治病率十愈八九……有民家妇孕将产,七日而子不下,百术无所救……令其家人汤温其腰腹,自为上下按摩,孕者觉肠胃微痛,呻吟间生一男子",运用了按摩法催产。这个时期中又比较重视推拿手法的分析运用,如《圣济总录》中说:"可按可摩,时兼而用,通谓之按摩;按之弗摩,摩之弗按,按之以手,摩或之兼以药,日按日摩,适所用也。……世之论按摩,不知析而治之,乃合导引而解之。夫不知析而治之,固已疏矣,又合以导引,益见其不思也。大抵按摩法,每以开达抑遏为义,开达则雍蔽者以之发散,抑遏则彪悍者有所归宿。"这种对每个具体手法的分析,进一步提高了对推拿治疗作用的认识。这一时期按摩疗法的发展特点是注重按摩概念的研究和各种适应证中手法运用方式的探讨。

明代时期(1368—1644 年)是按摩学术发展的第二个兴盛时期。当时,封建社会进入发展高峰,但资本主义生产方式已有萌芽。由于新的生产方式的出现,其中中医学的发展也有了很多进步。在推拿方面,设置了按摩专科,而且按摩治疗小儿疾病在临床上已被广泛运用,并积累了十分丰富的经验,形成了小儿按摩独特的体系。按摩在这个时期被改称为"推拿"。小儿按摩最早的著作《按摩经》被收在杨继洲的《针灸大成》内。《按摩经》为陈四明所编。在《按摩经》中陈氏认为在病理上小儿的发病无七情所干,其病多在肝脾两脏,所以其病不在肝经,即在脾经;不在脾经,即在肝经。在诊法上,提出"视病之虚实,虚则补其母,实则泻其子",在经络穴位上,运用掐、揉、按、推、运、搓、摇及摩等18种手法。陈氏认为按摩治疗小儿科疾病是"以手代针之神术也,亦分补泻"。对后世小儿按摩学术的发展起到十分重要的作用。明代另一本小儿推拿专著《小儿推拿方脉活婴秘旨全书》是由太医龚廷贤编著,其中宗钱乙的《小儿药证直诀》的学术思想,对小儿变蒸的病因、病机、推拿穴位、手法及治法进行了阐述,特别是小儿推拿十二法论之甚详,被曹炳章先生誉为"推拿最善之本"。在这个时期出版的小儿按摩的著作还有周岳甫的《小儿推拿秘诀》《补要袖珍小儿方论》等,其中《补要袖珍小儿方论》有"秘传看惊掐惊口授手法诀""穴道诀·手法经络图""男左女右图""穴道脚面图""家传秘诀""总穴图·辨证穴法""入门看法秘诀""杂证诀法""消肿方"等,在以后发行的小儿按摩著作中大部分被录用。

在清代(1644—1911年),太医院不设推拿科,但由于其疗效卓著,受到普通百姓的欢迎,因此在民间仍有较大的发展,陆续有不少推拿专著问世,其中著名的有熊应雄的《小儿推拿广意》,骆如龙的《幼科推拿秘书》,钱怀邨的《小儿推拿直录》,明代周于藩著、清代张振鋆重编的《厘正按摩要术》,夏云集的《考释推拿法》,吴师机著的《理瀹骈文》,夏鼎著的《幼科铁镜》,汪切庵的《勿药元诠》,王祖源的《内功图说》,孟日寅的《养生謇要》,张映汉的《尊生导养编》,郑文焯的《医故》,陈士铎的《石室秘录》等。这些著作,不但是推拿临床经验的日益积累,而且在理论上也有很大的提高,对推拿的适应证和治疗法则,也有较系统和全面的阐述。

民国时期(1912—1949年),国民党政府在1929年召开第一次"中央卫生委员会议",提出了"废止旧医,以扫除医事卫生之障碍"的方针,1936年又提出"国医在科学上无根据",一律不许执业。中医学遭到了严重的摧残,推拿更是濒于湮没。当时从事医疗推拿者寥寥无几,但由于推拿确是一门行之有效的医疗技术,具有强大的生命力,因此在艰难的环境下,推拿在民间还有一定程度的发展。如在一指禅推拿的基础上,发展形成㨰法推拿流派。在练功和武术基础上,逐渐发展形成了平推法推拿或称内功推拿流派。

中华人民共和国成立后,推拿学术经过了几个发展阶段。解放初期至20世纪50年代中期,某些省、市级医院开设按摩科。50年代以后,有些地区开设了推拿训练班、按摩学校或以师带徒的形式培养了一批又一批的专业推拿人员。其治疗的病证扩大到内、外、妇、伤、儿、骨、五官科等。常用推拿手法有60多种。按摩专著有黄厚璞的《按摩术与体育治疗》、江静波的《推拿疗法简述》、苏醒芝的《新推拿法疗效的原理和方法》《中医推拿学》等。60年代推拿专著有《胃病推拿法》《外伤中医按摩疗法》《伤科按摩术》《中医推拿学讲义》等。70年代的著作有《按摩》《推拿学》《实用小儿推拿学》。各中医院校开设了按摩课。80年代推拿对高血压、冠心病、脑血栓、脑出血恢复期的治疗,疗效有新的突破。此时的著作有孙承南、卞春强编写的《齐鲁推拿医术》、骆竞洪的《实用中医推拿学》、马秀棠的《点穴疗法》、葛长海的《捏筋拍打疗法》、曹仲刚的《指针疗法》、杨希贤的《推拿疗法》、金义成的《小儿推拿学》、林惠珍的《按摩与刮痧》、骆仲遥的《实用推拿疗法挂图》和《推拿入门》、李永昌的《中国按摩术》等著作。推拿具有独特的医疗作用,目前已引起国际医学界的重视,许多国家都已开展对这方面的研究工作。古老的推拿疗法,正在为人类的医疗保健事业作出新的贡献。

第二章　推拿基础理论

推拿疗法主要是以阴阳五行、脏腑经络、营卫气血等为基础理论，以四诊八纲、辨证论治为指导思想，运用不同的手法通经络、平阴阳、和营卫、调脏腑、理气血来达到治疗疾病的目的。随着中西医学的发展及其他学科的发展，一些新的理论，如热力学理论、系统论、控制论、信息论等理论也逐步渗透进来。因此，推拿医学的发展，更好地证实了其本身的科学性。

第一节　现代医学与中医学对推拿作用原理的认识

一、现代医学对推拿作用原理的认识

推拿疗法在我国历史悠久，具有简、便、验、廉等特点，是治疗各科疾病行之有效的方法。推拿是通过手法作用于人体体表的特定部位，以调节机体的生理、病理状况，从而达到治病目的的一种医疗方法。就是说，医生通过手法所产生的外力，在患者体表特定的部位或穴位上做功，这种功是推拿医生根据病情，运用手或肢体的其他部位，在患者体表特定的部位和穴位上，施以特定的技巧动作所做的有用功，从而起到各种不同的治疗作用。

（一）纠正解剖位置

推拿手法可使腰椎间盘突出症患者的突出髓核产生回纳、部分复位或左右移位，从而改变突出物与神经根的空间关系，使疼痛等症状得以减轻。推拿对关节错位、肌腱滑脱等有关组织解剖位置异常所致的病证，有显著疗效。如脊椎小关节、椎肋关节、足跗关节、骶髂关节错缝及肱二头肌长腱滑脱等，可根据其不同情况，采用相应的推拿手法，使其在推拿所产生的外力作用下，使错位和移位得以还原。

（二）增强血液循环

1. 对血液的影响

（1）加速血液流动：推拿手法作用于患者体表，但力却能传递到血管壁，使血管壁有节律地被压迫、复原，当复原后，受阻的血流骤然流动，使血液流速加快。由于动脉内压力很高，不易压瘪，静脉内又有静脉瓣的存在，不能逆流，故实际是微循环受益较大，使血液从小动脉端流出，向小静脉端的流速得到提高。可见促进微循环内的血液流动，对生命具有重要意义。

（2）降低血液黏稠度：由于血液流速降低，而使血液黏稠度增高，黏稠度的增高又进一步使流速降低，两者如此恶性循环，终使血液凝集、凝固，形成淤血。推拿手法通过有节律的机械刺激，迫使血液重新流动及提高血液流速，也就降低了血液黏稠度，使流速与黏稠度之间进入

了良性循环状态。推拿手法能促进血液循环。因此,已被广泛地用于高血压、冠心病、动脉粥样硬化等病的临床治疗。

2. 对血管的影响

(1)能扩张毛细血管:实验证明,推拿可引起部分细胞内的蛋白质分解,产生组胺和类组胺物质,能使毛细血管扩张开放,使肌肉断面每 1 mm² 中的毛细血管数明显增加,管径增大,改善身体的血液循环。

(2)促进血管网重建:以家兔切断跟腱再缝合,术后进行推拿治疗为例,发现治疗组跟腱断端间有大量小血管生成,而对照组家兔仅跟腱周围组织中有一些管壁增厚并有塌陷的小血管,血管中还有血栓形成。由此可见,推拿能促进病变组织血管网的重建。

(3)恢复血管壁的弹性功能:推拿对体表产生的各种力,可使血管壁上的脂类物质大量地消耗和去除,减缓了血管的硬化,对恢复血管壁的弹性,改善管道的通畅性能,降低血液流动的外摩擦力,都具有一定的作用。

3. 对心脏的影响

推拿治疗心脏疾病已广泛应用于临床。这是因为推拿能使冠心病患者的心率减慢,心脏做功减少,氧耗减少,同时还可使冠心病患者左心室收缩力增加,冠脉灌注增加,从而改善了冠心病患者的心肌缺血缺氧状态。

(三)提高组织温度

安徽中医学院附属医院曾测定患者推拿前后的皮肤温度,发现在推拿局部以及未经推拿的远隔部位,皮肤温度都有升高。由此可见,推拿手法能使毛细血管扩张、开放及血流旺盛,因此可使皮肤温度升高。

(四)闸门学说

闸门学说是 1965 年由 Melzck 和 Wall 最先提出。学说认为在脊髓后角存在有疼痛的闸门控制系统。当细神经纤维兴奋时,能打开"闸门",让疼痛信息通过;当粗神经纤维兴奋时,可关闭"闸门",阻止疼痛信号通过。按照这一学说,推拿镇痛机制有可能在于手法刺激并激活了大量外周粗神经纤维,此信号传入到脊髓后角,抑制了细神经纤维所传导的疼痛信号的传递,从而关闭了疼痛的闸门,达到镇痛之目的。

(五)改变有关的系统内能

某一系统内能的失调,可导致该系统出现病变,而某一系统的病变也必然引起该系统内能的异常。而推拿手法所做的有用功能转换成各种能,并渗透到体内,改变人体有关的系统内能,从而起到治疗作用。如肌肉痉挛者,通过手法使有关肌肉系统内能得到调整,则肌肉痉挛就得到解除;气滞血瘀者,通过手法使气血系统内能增加,加速气血循行,从而起到行气活血的作用,解除了因气滞血瘀引起的各种病证。

(六)信息调整

疾病,既可能是机体在物质、能量方面的异常改变,也可能是机体信息流的异常改变。通过近代生理学的研究证实,人体的各个脏器发生病变时有关的生物信息就会发生变化,而脏器生物信息的改变可影响整个系统乃至全身的功能平衡。通过各种刺激或各种能量传递的形式作用于体表的特定部位,产生一定的生物信息,通过信息传递系统输入到有关脏器,对失常的生物信息加以调整,从而起到对病变脏器的调整作用。这是中医学推拿治疗的依据之一。中医学在信息疗法方面积累了很多实践经验。如在缺血性心绞痛患者的有关俞穴上,用较轻的按揉法治疗,输入调整信息,可起到增加冠状动脉的血供量的作用,从而缓解症状。

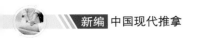

（七）生物全息学说

生物全息学说认为，人体中局部与整体间的信息传导有一定的规律，即任取人体某一局部，它都完整地排列着全身相关的反应点，是全身各器官的缩影。随着生物全息学说的提出，近年来，又兴起了一种新的诊疗疾病的方法——生物全息诊疗法。因此，中医学推拿术中的特殊推拿疗法，如手部、足部、耳部推拿疗法等，不仅积累了丰富的经验，而且古为今用，越来越受到医学界的公认和重视。

二、中医学对推拿作用原理的认识

我国是一个具有5000年历史的文明古国，曾经有过光辉灿烂的古代文明，而在这光辉灿烂的古代文明中，有一颗璀璨的明珠，这颗明珠璀璨了几千年，至今不仅没有陨落，而且更加大放异彩，引起世界许多国家的重视并加以专门研究，这便是中国的古典哲学。它形成了包括政治、经济、军事、文化、道德、宗教、法律、教育、天文、数学、医、卜、星及相等多种学科在内的中国古代文明史。当代量子学权威惠勒曾经这样说："要到中国寻找东方神秘主义，挽救西方科学的没落。"而在中国古典哲学著作中，有两部古今闻名的巨著，这便是"易更三圣"的《易经》和道家学说创始人老子写的《道德经》，这两部书在中国古典哲学中占有统帅地位，分别被推崇为"群经之首"和"大道之源"。《易经》是阴阳学说的始祖，是中国医学的源头。《道德经》创立了"宇宙气化论"的道家学说，它关于"道生一，一生二，二生三"的观点，又大大地丰富和发展了阴阳五行学说这个宝库。这两部书，对以阴阳五行学说为中心的中医学的萌芽、形成和发展，都具有巨大的推动作用。

因此，对中医学的继承、发扬和研究，理所当然地应当追根溯源于《易经》和《道德经》。

（一）易说

阴阳学说是中医学的精髓。《素问·阴阳应象大论》云："阴阳者，天地之道也"，"清阳为天，浊阴为地"，"天地者，万物之上下也"，"水火者，阴阳之征兆也"。由此可见，古人常用"天、地、水、火"作为阴阳的具体的"象"；那么，"象"的观念是从哪里来的呢？阴阳学说又是从哪里来的呢？这就要溯源到中国文化中最古老的典籍——《易经》中去了。

关于《易经》，历来被推崇为"群经之首"，并有"易更三圣"之说。就是说，开始画八卦的，是我们的祖先伏羲，演绎八卦的是周文王，发扬易学精义的，则是孔子。

那么，《易经》的"易"字，到底是什么意思呢？东汉魏伯阳著的《周易参同契》认为"日月谓之易"，也就是说，"易"字为上日下月的象形。我们知道，日为阳，月为阴，上为阳，下为阴，上日下月为易，即是阴阳之义，《易经》就是专门研究阴阳的古籍。它是阴阳学说的始祖，是关于宇宙间万事万物变化规律的一部书籍。中医学中的阴阳学说，便起源于此。

《易经》从乾坤两卦开始，错综重叠，旁通漫衍，由八卦演变为六十四卦，循此再加演绎，层层推广，便多至无数，大至无穷。阴阳的互相制约、消长转化、对立统一等多种变化规律，都在这古老的卦爻中表现出来。如果归纳卦爻内在的交互作用，便可发现，乾、坤、剥、复、睽、家人、归妹、渐、姤、夬、解、蹇、颐、大过、未济、既济这十六卦，在六十四卦的交互中，每卦都出现过四次，再由此十六卦求其内在的交互作用，便是乾（☰）、坤（☷）、未济（☲）和既济（☵）四卦，每卦各出现过十六次。由此而知，在天地之间，只有乾（天）、坤（地）、坎（水）、离（火）代表阴阳的原本功能。这便是古人用"天、地、水、火"作为阴阳的具体的"象"的原因。

人们经过长期对《易经》的研究认为，易学的内涵，主要包括"理、象、数"三个要点。"理"是属于哲学性的，"象、数"是属于科学性的。"理"是探讨宇宙人生虚无之道、实有之器的能变、所变与不变的原理;"象"是从现实世界的万有现象中,寻求其变化的规律;"数"是根据现象界中实有之器的数理,演绎它的变化过程。由此而知,人事与万物的前因后果。

中医学是渊源于易学的,它吸取了易学"理、象、数"的精华,形成了以阴阳五行学说为中心的中国传统医学,这可以从中医学最早的典籍《黄帝内经》中得到证实。《黄帝内经》结合易理,分别从阴阳五行、脏腑经络、病因病机、诊法、治则及摄生等方面进行了较为系统的论述,确立了一套比较完整的中医学理论体系,奠定了中医学的理论基础。结合易象,提出了以五行为中心的脏象学说,将人体分为五大生理、病理运动系统,这五大系统既相互生化,又相互制约,共同维持着一个动态的生理平衡。如张景岳云:"造化之机,不可无生,也不可无制,无生则发育无由,无制则亢而为害。"如果五行的生克失其常度,这个动态平衡即被破坏,这时就成为病理状态。如《素问·五运行大论》所云:"气有余,则制己所胜而侮所不胜;其不及,则己所不胜,侮而乘之,己所胜,轻而侮之。"

先贤还将易学中的八卦引入小儿推拿,以小儿的掌心为圆心,从圆心至中指根横纹约 2/3 处为半径所作圆周,称为内八卦;掌背外劳宫周围,与内八卦相对处称为外八卦。以拇指用运法,顺时针方向掐运,称为运(内、外)八卦,运内八卦能宽胸利膈,理气化痰,行滞消食,主要用于痰结喘嗽、乳食内伤、胸闷腹胀、呕吐纳呆等症;运外八卦能宽胸理气,通滞散结,临床与它穴配合治疗胸闷、腹胀、便结。八卦,是指八个方位而言,以小儿中指根处为离,它的对面便是坎,按顺时针方向排列,便出现乾、坎、艮、震、巽、离、坤、兑八卦。如《保赤推拿经》曰:"运内八卦,从坎到艮左旋推,治热也治吐。从艮到坎右旋推,治凉也治泻。掌中:离南,坎北,震东,兑西,乾西北,艮东北,巽东南,坤西南。"

另外,中医学中的五运六气学说、子午流注学说,都是受易数的启发而提出来的。易学蕴涵着数学的规律,这就是它具有强大生命力的原因。它既是哲学,又是科学,既可凭意识的思维观念来类比推断,又可用科学的象数理论来分析计算,这是世界上任何一门学科无法比拟的。国内外的数学大家,用现代数学去研究易学的卜筮,发现 5 000 年以前的占卜就已经应用了现代数学的许多规律,电子计算机的发明者,所应用的二进制计数方法,就是渊源于易学的阴阳规律。可惜的是,中医学的先哲们,虽成功地将"理、象"运用到了中医学中,却对易数的发挥甚少。虽然《内经》中有"三阴俱搏,二十日夜半死,二阴俱搏,十三日夕时死"以及"大骨枯槁,大肉陷下,胸中气满,喘息不便,其气动形,期六月死,真藏脉见,乃予之期日"的关于生死预后具体日期的论述,但比起它对"理、象"的发挥是微不足道的。中医学对"数"的阐发甚少,是它的哲学性大于科学性的原因,也是它迟迟不能与现代科学接轨的原因,也期待中医学的后学们,将易数之学引进中医学,使这棵千年古树,再生新枝,使之与《易经》一样,成为集"理、象、数"于一身的具有强大生命力的一门学科。

(二)道家学说

"道"是我国古代圣贤老子在其不朽著作《道德经》中提出的一个关于宇宙本原的概念。老子认为"道"是万物万事的原始材料,是先天一炁,混元无极,是宇宙中的能量,太空中的气场,是其大无外,其小无内,至简至易,至精至微,至玄至妙的自然始祖,是万殊之大宗。如《道德经》曰:"有物混成,先天地生,寂兮寥兮,独立而不改,同行而不殆,可以为天地母,吾不知其名,字之曰道。"也就是说:有物混然一体,先于天地而存在,无音声,无形象,独一无二,不停地循环运行,可以为天下万物之母,我不知道它的名字,就称它为道。

道是宇宙的本原,当然也是阴阳的本原。道涵阴阳,是阴阳二气的中和、平衡与统一。道产生了混沌而阴阳未分的一,由一再分为阴阳二气,阴阳再产生天地万物。《周易》云:"一阴一阳谓之道。"《淮南子》曰："道始于一，一而不生，故分为阴阳，阴阳合而生万物。"古人所说的无极生太极，太极生两仪，也是此义。无极即"道"，它无形无象，无音无声，无臭无味，无热无寒，无左无右，无前无后，无内无外，无始无终，无边无际，无情无思，无善无恶，恍恍惚惚，杳杳冥冥，无征兆，无端睨，至虚至空，由它产生太极。太极是无极在极小点上的变化场，它含阴阳而未分，由太极分而生两仪，即阴阳，阴阳生万物。《素问·阴阳应象大论》云："阴阳者，天地之道也，万物之纲纪，变化之父母，生杀之本始，神明之府也。"阴阳二气相互制约，相互转化，此盛彼衰，此消彼长，是一切事物不断运动、变化和发展的根源，阴是寒，阳是热，阴阳即寒热，它们一正一负，一切相反，彼此抵消中和为中性的混沌——道。

道是无极，阴阳则是太极，道是无，阴阳则是有，阴阳二气相互凝聚，必然生出无穷的自然万物，自然万物皆分阴阳，阴阳并立，则为太极。因此，太极是相反的、对立的矛盾体。无极生太极，太极归无极，两者是纵向的派生关系，无极是本，太极是末；无极是母，太极是子；无极是源，太极是流；无极是总，太极是分；无极是全，太极是偏；无极是定，太极是变；无极顺而生太极，太极逆而归无极；无极动而生太极，太极静而归无极。无极与太极的关系，是纵向的派生关系，太极中阴和阳的关系，是横向的对待关系，可以用前者是母子关系，后者是夫妻关系来形容。

《内经》虽言阴阳者天地之道，但在具体运用中还会遇到这样的问题，譬如以方位言，东方为木属阳，西方为金属阴，中央为土，则为中，南方为火属阳，北方为水属阴，中央则不阴不阳为中。《太平经》云："太虚元气，涵三为一。"道教更有"太一三元"和"三气"之说。此三元说，除了阴阳两端，还有介于两者之间的中性之气。老子也主张"三生万物"。这个"三"，即是阴、中、阳三元。五行学说中的木火土金水，在色为青赤黄白黑，黑白为复色，青赤黄则为单色，青为蓝为阴，赤为红为阳，黄为中色。在美学中，红黄蓝为三原色，它们可以合成任何颜色。由此可见，阴阳学说为二元说，五行学说为三元说。实验证实，万物由原子组成，原子则由质子（阳）、中子（中）和电子（阴）三种基本粒子组成。也就是说，在阴阳二气之间，还存在着一种中和之气。《内经》曰："谨察阴阳所在而调之，以平为期。"这里的"平"即"中"。

综上，道是一元说，阴阳学说是二元说，五行学说是三元说。《道德经》曰："道生一，一生二，二生三，三生万物。"即是此义。

道的概念是老子提出来的。气的概念也是由老子提出来的。《道德经》中所说的"万物负阴而抱阳，冲气以为和"，就是指万物由阴阳二气和合而成。庄子更明确地指出，"通天下一气耳"，气化宇宙论乃是老庄的杰作，道即气，气即现代科学所讲的"场"，道论其实就是中国古代的场论。爱因斯坦说："物质是由场强很大的空间组成的……在这新的物理学中，并非既有场又有物质，因为场才是唯一的实在。"推拿作为治疗疾病的手段，并非单纯用力，而是气力结合的功，功即气即场。推拿讲究用心施术，心主神志为神明之官。《庄子》云："志至焉，气次之。"意即神志为心所动之时，气便随之而行。由此可见，气是受心神支配的，推拿者动其心，调其气，将其柔和之气，冲和之气作用于患者，调动人体的正气，以调整病人身上阴阳之气的偏胜偏衰，使之趋于平衡（中），这才是推拿治病的真正原理。

（三）阴阳五行学说

阴阳五行学说是中医学理论体系的一个重要组成部分，它贯穿于整个推拿理论之中，并有效地指导临床推拿。

阴阳是对自然界互相关联的事物和现象对立双方的概括，它们之间的相互制约、相互转化、此盛彼衰、此消彼长，是一切事物不断运动、变化和发展的根源。这正如《素问·阴阳应象大论》所说："阴阳者，天地之道也，万物之纲纪，变化之父母，生杀之本始，神明之府也，治病必求于本。"

中医学引进这个理论是因为人与自然界是一个统一整体,在人体内反映着自然界的各种变化结果。人体是一个整体,在阴平阳秘时,才能保持着与自然界的和谐,维持着正常的生理活动。若阴阳的一方面偏盛或偏衰,就会使阴阳失调导致机体发病。

推拿是以人的躯体作为手法施治的对象。因此,了解人体组织结构各部位的阴阳属性,对推拿疗法来说尤为重要。一般说来,凡是活动的、外在的、上升的、温热的、明显的、进行的、功能亢进的都属于阳,反之皆属于阴。如自然界里,天为阳,地为阴;日为阳,月为阴;火为阳,水为阴;热为阳,寒为阴。就人体来讲,上为阳,下为阴;背为阳,腹为阴;六腑为阳,五脏为阴。经络、推拿手法也有阴阳之分,如小肠经、三焦经、大肠经、膀胱经、胆经、胃经、督脉属阳经。心经、心包经、肺经、肾经、肝经、脾经、任脉属阴经。古代按摩八法分阴阳两大类,并提出阳性手法用力较重,叫刚术;阴性手法用力较轻,称柔术。手法较轻、刺激性小、比较柔和、有补益作用的抚、摩、运等手法属阴性手法;手法较重、刺激性大、比较刚劲、有泻下作用的掐、拿、点等手法为阳性手法。如推拿学中有所谓"阴阳掌",即手掌正面为阴掌,背面为阳掌。如《按摩经》说:"男以左手验之,女以右手验之。盖取左手属阳,男以阳为主;右手属阴,女以阴为主。然男女一身,均具此阴阳,左右两手,也须参照。"

《素问·生气通天论》说:"阴平阳秘,精神乃治;阴阳离决,精气乃绝。"《素问·阴阳应象大论》则说:"阳胜则热,阴胜则寒。"尽管疾病的临床表现错综复杂,千变万化,但总不外阴证、阳证两大范畴。

五行,是以金、木、水、火、土 5 种基本物质的性质及相互关系来划分和说明宇宙万物的性质及相互关系的。它比阴阳对万物的分析和认识更为细致深入。总之,阴阳是宏观地认识宇宙、利用宇宙的工具,而五行则是微观地分析世界、掌握世界的方法。五行是以相生、相克、相乘及相侮的关系,相互滋生,相互制约,在不断的运动状态中维持着相互之间的协调与平衡。

古代医家以五行配五脏为中心,通过经络联系五官、五体、五轮以至全身,说明人体的整体性;并通过自然现象的观察与医学实践联系到五方、五时、五色及五味等,说明人与自然界的统一性。《素问·五运行大论》说:"气有余,则制己所胜而侮所不胜;其不及,则己所不胜,侮而乘之,己所胜,轻而侮之。"推拿治病,即可运用四诊所得的资料,根据五大生理系统的特点及生克乘侮规律,分析、诊断疾病,正如《难经·六十一难》所说:"望而知之者,望见其五色,以知其病。闻而知之者,闻其五音,以别其病。问而知之者,问其所欲五味,以知其病所起所在也。切脉而知之者,诊其寸口,视其虚实,以知其病,病在何脏腑内。"然而,根据"有者求之,无者求之,盛者责之,虚者责之,必先五胜,疏其血气,令其调达,而致和平"及"虚则补之,实则泻之"等治疗原则确定具体治疗大法。如"泻南补北""滋水涵木""佐金平木""补火生土""壮水制火""扶土抑木"等就是根据五行生克规律及临床实践总结出的方法。心肾不交的失眠症,推拿治疗时,在心经上掐神门、灵道、通里、少海、拿腋窝以泻其心火;在肾经上摩腰眼、推脚心(涌泉)、揉三阴交以滋补肾水,即属"泻南补北"之法。

小儿推拿更能体现出推拿与五行的密切关系。小儿推拿时手部的主穴位,大多以五行来命名,如"脾土""肝木""肾水"等穴;有些手法名称也是以五行来命名的,如"运水入土""运土入水"等。其治疗取穴时间更注重五行生克规律。如小儿肺气虚时,推补脾土,即取其培土生金之意。小儿肝木盛,除平肝木外,往往加补脾土,以健脾胃,此即《金匮要略》"见肝之病,知肝传脾,当先实脾"之意,为防止"木克脾土"之法。

总之,阴阳五行学说是我国古代朴素的唯物辩证法,它对中医学的发展起了积极的推动作用。由于历史条件的限制,阴阳五行学说不可避免地存在着一些形而上学的观点。因此,必须一分为二地学习它并正确运用于推拿临床。

（四）脏腑经络学说

脏腑和经络都是人体重要的组成部分。脏腑学说和经络学说是中医学理论体系的核心,是指导临床实践的基础。

经络,即经脉、络脉的总称。经脉是经络系统的主干,络脉是分支,它们纵横交错,网络全身;脏腑,即内脏的总称,包括五脏六腑和奇恒之腑。《灵枢·海论》说:"夫十二经脉者,内属于脏腑,外络于肢节。"不仅脏与脏、腑与腑在生理、病理上有着密切的联系,而且脏腑与五官九窍、四肢百骸等组织器官都有着不可分割的关系。故临床推拿诊治有两方面:一方面可以根据脏腑经络理论诊断疾病,进一步确定治疗方案;另一方面,脏腑经络理论也有助于确定推拿取穴,循经定位。

"有诸内,必形诸外",内脏的病变可表现于外,根据脏腑功能所主,以外在症状可以推断病变属于何脏何腑,从而选取适当的部位或穴位施行手法。在取穴方面,由于经络的相互络属,导致了脏腑病理的互相影响,当某一脏发生病变时,可通过经络影响及他脏,进而影响整体。这时,可根据经络络属关系和疾病转化规律恰当、全面地取穴。经络的传导作用,不但可使内脏病变传之于外,还能将外邪及外来刺激传于里。正如《素问·缪刺论》所说:"夫邪之客于形也,必先舍于皮毛,留而不去,入舍于孙脉,留而不去,入舍于络脉,留而不去,入舍于经脉,内连五脏,散入肠胃……"根据这个作用,推拿治疗时,在体表部位施以各种手法,产生酸、麻、热及胀等得气感,传之于里,即可间接地调节内脏。

脏腑经络理论是我们先辈经过长期临床实践得出的结论,离开脏腑经络学说,推拿将无从下手,所以说只有全面系统地掌握这一理论,才能将之灵活自如地用于临床推拿。

〔附〕十四经脉循行

手太阴肺经

● 肺手太阴之脉,起中焦,下络大肠,还循胃口,上膈属肺,从肺系横出腋下,下循臑内,行少阴、心主之前,下肘中,循臂内上骨下廉,入寸口,上鱼,循鱼际,出大指之端;

● 其支者,从腕后直出次指内廉,出其端(图2-1)。

手阳明大肠经

● 大肠手阳明之脉,起于大指次指之端,循指上廉,出合谷两骨之间,上入两筋之中,循臂上廉,入肘外廉,上臑外前廉,上肩,出髃骨之前廉,上出于柱骨之会上,下入缺盆,络肺,下膈,属大肠;

● 其支者,从缺盆上颈,贯颊,入下齿中,还出挟口,交人中,左之右,右之左,上挟鼻孔(图2-2)。

足阳明胃经

● 胃足阳明之脉,起于鼻之交頞中,旁纳太阳之脉,下循鼻外,上入齿中,还出挟口,环唇,下交承浆,却循颐后下廉,出大迎,循颊车,上耳前,过客主人,循发际,至额颅;

● 其支者,从大迎前下人迎,循喉咙,入缺盆,下膈,属胃,络脾;

● 其直者,从缺盆下乳内廉,下挟脐,入气街中;

● 其支者,起于胃口,下循腹里,下至气街中而合,以下髀关,抵伏兔,下膝膑中,下循胫外廉,下足跗,入中指内间;

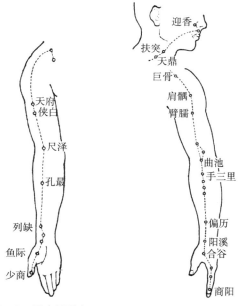

图 2-1 手太阴肺经　　图 2-2 手阳明大肠经

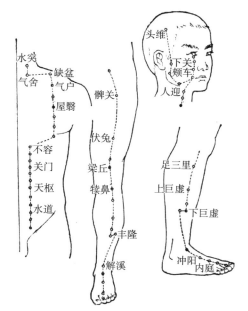

图 2-3 足阳明胃经

● 其支者，下廉三寸而别，下入中趾外间；

● 其支者，别跗上，入大趾间，出其端（图 2-3）。

足太阴脾经脾

● 脾足太阴之脉，起于大趾之端，循趾内侧白肉际，过核骨后，上内踝前廉，上端内，循胫骨后，交出厥阴之前，上膝股内前廉，入腹，属脾，络胃，上膈，挟咽，连舌本，散舌下；

● 其支者，复从胃，别上膈，注心中（图 2-4）。

手少阴心经

● 心手少阴之脉，起于心中，出属心系，下膈，络小肠；

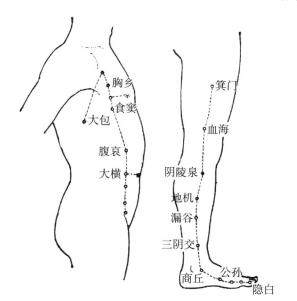

图 2-4 足太阴脾经

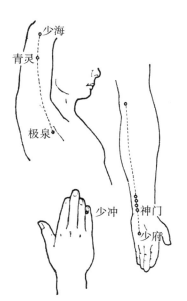

图 2-5 手少阴心经

- 其支者,从心系上挟咽,系目系;
- 其直者,复从心系却上肺,下出腋下,下循臑内后廉,行太阴心主之后,下肘内,循臂内后廉,抵掌后锐骨之端,入掌内后廉,循小指之内,出其端(图2-5)。

手太阳小肠经

- 小肠手太阳之脉,起于小指之端,循手外侧上腕,出踝中,直上循臂骨下廉,出肘内侧两骨之间,上循臑外后廉,出肩解,绕肩胛,交肩上,入缺盆,络心,循咽,下膈,抵胃,属小肠;
- 其支者,从缺盆循颈上颊,至目锐眦,却入耳中;
- 其支者,别颊,上䪼,抵鼻,至目内眦,斜络于颧(图2-6)。

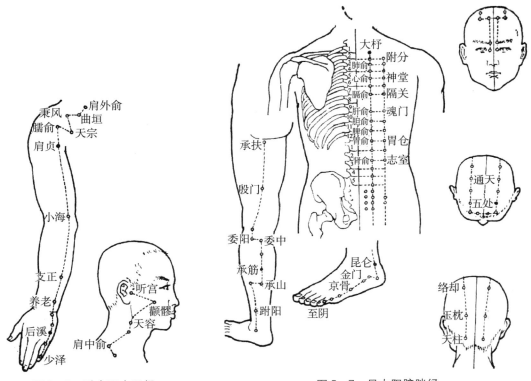

图2-6 手太阳小肠经　　　　　图2-7 足太阳膀胱经

足太阳膀胱经

- 膀胱足太阳之脉,起于目内眦,上额,交巅;
- 其支者,从巅至耳上角;
- 其直者,从巅入络脑,还出别下项,循肩膊内,挟脊抵腰中,入循膂,络肾,属膀胱;
- 其支者,从腰中下挟脊,贯臀,入腘中;
- 其支者,从髆内左右,别下贯胛,挟脊内,过髀枢,循髀外,从后廉下合腘中,以下贯腨内,出外踝之后,循京骨,至小趾外侧(图2-7)。

足少阴肾经

- 肾足少阴之脉,起于小趾之下,斜走足心,出于然谷之下,循内踝之后,别入跟中,以上踹内,出腘内廉,上股内后廉,贯脊属肾络膀胱;
- 其直者,从肾上贯肝膈,入肺中,循喉咙,挟舌本;

● 其支者,从肺出络心,注胸中(图 2 - 8)。

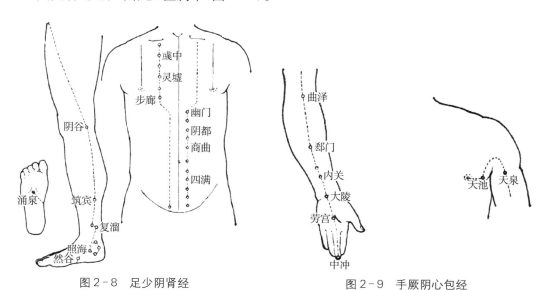

图 2 - 8　足少阴肾经　　　　图 2 - 9　手厥阴心包经

手厥阴心包经
● 心主手厥阴心包络之脉,起于胸中,出属心包络,下膈,历络三焦;
● 其支者,循胸出胁,下腋三寸,上抵腋下,循臑内,行太阴、少阴之间,入肘中,下臂,行两筋之间,入掌中,循中指,出其端;
● 其支者,别掌中,循小指次指出其端(图 2 - 9)。
手少阳三焦经
● 三焦手少阳之脉,起于小指次指之端,上出两指之间,循手表腕,出臂外两骨之间,上贯肘,循臑外上肩,而交出足少阳之后,入缺盆,布膻中,散络心包,下膈,循属三焦;
● 其支者,从膻中上出缺盆,上项,系耳后,直上出耳上角,以屈下颊至颐;
● 其支者,从耳后入耳中,出走耳前,过客主人前,交颊,至目锐眦(图 2 - 10)。
足少阳胆经
● 胆足少阳之脉,起于目锐眦,上抵头角,下耳后,循颈行手少阳之前,至肩上,却交出手少阳之后,入缺盆;
● 其支者,从耳后入耳中,出走耳前,至目锐眦后;
● 其支者,别锐眦,下大迎,合于手少阳,抵于(頔),下加颊车,下颈,合缺盆,以下胸中,贯膈,络肝,属胆,循胁里,出气街,绕毛际,横入髀厌中;
● 其直者,从缺盆下腋,循胸,过季胁,下合髀厌中,以下循髀阳,出膝外廉,下外辅骨之前,直下抵绝骨之端,下出外踝之前,循足跗上,入小趾次趾之间;
● 其支者,别跗上,入大趾之间,循大趾歧骨内,出其端,还贯爪甲,出三毛(图 2 - 11)。
足厥阴肝经
● 肝足厥阴之脉,起于大趾丛毛之际,上循足跗上廉,去内踝一寸,上踝八寸,交出太阴之后,上腘内廉,循股阴,入毛中,环阴器,抵小腹,挟胃,属肝,络胆,上贯膈,布胁肋,循喉咙之后,上入颃颡,连目系,上出额,与督脉会于巅;

- 其支者,从目系下颊里,环唇内;
- 其支者,复从肝,别贯膈,上注肺(图 2-12)。

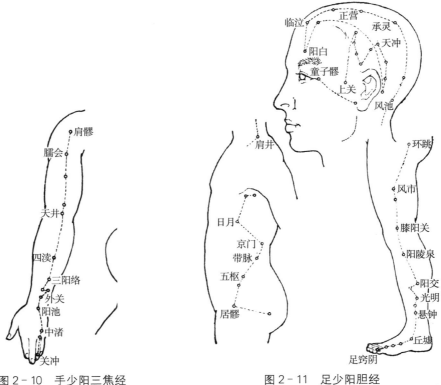

图 2-10 手少阳三焦经

图 2-11 足少阳胆经

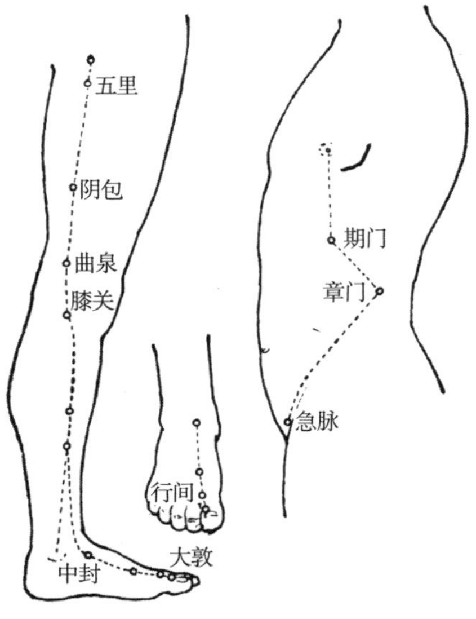

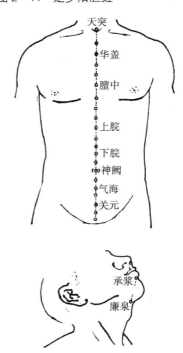

图 2-12 足厥阴肝经

图 2-13 任脉

任脉

● 任脉者,起于中极之下,以上毛际,循腹里,上关元,至咽喉,上颐,循面,入目(图2-13)。

督脉

督脉者,起于少腹以下骨中央,女子入系廷孔,其孔,溺孔之端也,其络循阴器合篡间,绕篡后,别绕臀,至少阴与巨阳中络者,合少阴上股内后廉,贯脊属肾,与太阳起于目内眦,上额交巅上,入络脑,还出别下项。循肩膊内,挟脊抵腰中,入循膂络肾;其男子循茎下至篡,与女子等。其少腹直上者,贯脐中央,上贯心入喉,上颐环唇,上系两目之下中央(图2-14)。

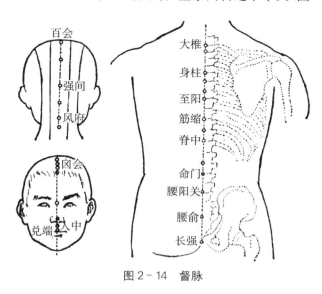

图2-14 督脉

第二节 推拿治疗的基本原理

推拿属中医学外治法范畴,它具有整复、止痛、温通、补泻的作用,是医生根据病人病情施用手法治疗的一种治疗方法,它是通过推拿手法产生的物理效应作用于人体体表的特定部位,以调节机体内的生理、病理状况,从而达到治疗效果的物理疗法。

物理学认为,力作用于物体上,使物体沿着力的方向移动一段距离,那么这个力就对物体做了功。推拿在治疗关节脱位、肌腱滑脱时,利用的就是这个原理。这是因为脱位的关节、滑脱的肌腱已离开了原来的解剖位置,使其复位,必须对其施以外力,并使其沿着这个外力的方向移动一段距离。所以,所施外力做的"功"是推拿作用的基本原理之一。

物理学还认为,一个物体能够对另一物体做功,那么后一个物体就获得一定的"能量",简称为"能"。"能",分为动能、势能、化学能、热能、电能、磁能、核能等。推拿时,所施的"静止的力",产生的是势能;"运动的力",产生的是动能;由运动而产生的摩擦,形成的是热能。这些"能"传入机体后转换成机体内有关系统所需的内能,从而调整了系统内的脏腑组织的功能。这是因为某一系统内能的失调,可导致该系统出现病变,而某一系统的病变必然引起该系统内能的异常。通过对失调的系统内能进行适当的调整,使其恢复正常,就能起到积极的治疗作用。

现代科学研究证明,当脏器发生病变时,有关的生物信息就会发生变化,而脏器生物信息的改变可影响整个系统乃至全身的功能平衡。通过信息传递系统输入到有关脏器,对失常的生物信息加以调整,从而起到对病变脏器的调整作用。

信息传递的途径有两条:一条是内脏到体表,一条是体表到内脏。这两条途径都要经过神经元、中枢神经和神经递质。

临床经常见到因某一部位解剖位置的失常而使其相应的脏腑发生病变,这是因为某一解剖位置的失常,必然会使有关组织的系统内能和生物信息发生变化,从而造成有关组织器官的病变。对这类病证的治疗就必须根据具体情况用纠正解剖位置的失常和调整信息相结合以及改变系统内能的方法。

总之,推拿治疗的基本原理不外乎是"力""能"和"信息"三方面的作用。

第三节 现代医学对推拿作用原理的研究

现代中医推拿学是以现代医学的神经、循环、内分泌、消化、运动等系统的解剖生理学为基础,结合中医学的经络、穴位、营卫气血等理论来指导手法操作治疗疾病的一门学科。

一、推拿疗法的物理基础

推拿是在中医学理论的指导下,应用手或肢体的其他部位,在患者体表特定的部位和穴位上,施以特定的技巧动作,达到防治疾病目的的一种方法。它是一种物理疗法。因为它不是依靠药物的内吸和外用,而是依靠各种手法作用于人体,引起人体生理、病理的变化而达到防治疾病的目的。因此,推拿治疗首先是机械力学作用,其次才是热力学作用以及生物电与生物场的综合作用。

推拿需要用力,在推拿手法中,按法用的是压力;推法、摩法使用的是摩擦力;振法用的是振动力;叩法用的是爆发力;拿法、捏法、抓法用的则是弹性力。推拿作用力的大小不同所产生的治疗效果也是不同的。当轻度用力时,作用于患者体表的皮肤或皮下组织患部,不发生变形,患者仅有轻微刺激感。经常施抚摩法,能促进局部祛瘀消肿,镇静止痛。当中度用力时,患者有较明显的刺激感或舒适感,温热感。当重度用力时,力量可达深部组织及内脏,患部组织明显变形,患者有强烈的酸、麻、胀、热感,称为"得气"。用力均匀、有节奏地给予轻刺激可镇痛,强刺激有兴奋神经的作用,中度刺激则有调节神经的作用。经研究,推拿手法的方向与血液循环和淋巴循环的方向关系密切。力的作用点的选择对于推拿疗法尤为重要,这是因为经络学说是中医学推拿的理论基础。推拿治疗如果不能循经取穴或取穴不准,都会降低疗效。

推拿过程可产热。根据《内经》中"按之则热气生,热气生则痛止矣"的论述,有人在青年人肩部三角肌按摩 5 分钟,发现被试验者该部皮肤温度推拿后比推拿前升高,最高达 4.6℃,可见推拿的热力学作用不可忽视,尤其是对虚寒病或寒邪凝滞所致疾病更为适宜。

推拿不仅能生热,而且还能产生生物电。有人对 3 名正常青年的肩部三角肌推拿 5 分钟,并对推拿前后皮肤电阻的测试结果进行了对比,经统计学处理后,发现有明显差异。说明推拿可以影响皮肤电阻,具有一定的电磁效应。总之,推拿的作用机制的物理因素较复杂,在力、热能、生物电、生物场的综合作用下,起到改善皮肤、肌肉血液循环,加强组织器官的新陈代谢,促进胃肠蠕动,兴奋和抑制神经,纠正错位、镇静、止痛、消炎、解痉及改善循环,调整人体功能和增强机体免疫功能等主要作用。

二、推拿治疗对皮肤、肌肉、关节及肌腱的作用

临床医师运用摩擦类手法直接接触患者的皮肤,可清除局部衰亡的上皮组织,改善皮肤的呼吸和毛细血管的循环,有益于汗腺和皮脂腺的分泌,并使皮肤内产生一种类组胺物质,这种物质能活跃皮肤的血管和神经,使皮肤的血管扩张,改善皮肤的营养,增强皮肤深层细胞的生命活力,从而使皮肤变得光泽美丽而富有弹性。

推拿可使肌肉的张力和弹性增强,使其收缩功能增强和肌力增加,因而有利于肌肉耐力的增强和工作能力的提高。临床上,有人通过一些因外伤所致的"失用性"肌肉萎缩病例的治疗观察,发现推拿不仅能防止或减轻肌肉萎缩,并且还能使其恢复到原有的形态和功能。

在紧张的活动后引起的肌肉水肿、僵硬、紧缩和疼痛,经推拿后,可很快地消除。由此可知,推拿能使肌肉中闭塞的毛细血管开放,因而被推拿的肌肉群能获得更多的血液和营养物质,增强和发挥肌肉的潜在能力。

推拿可使关节周围血液循环增强,使韧带的活动性与弹性增强,使关节滑液凝滞、淤积及关节囊肿胀、挛缩的现象消除。此外,推拿可使关节局部的温度上升,这可消除某些患者关节寒冷的感觉,还有利于因外伤而致的关节功能障碍的恢复。

三、推拿治疗对神经系统的作用

镇痛、镇静是推拿疗法最显著的治疗作用,对其镇痛、镇静机制的探讨,主要来自神经生理学和推拿后引起血液中部分生化成分变化的研究这两个方面。

前文所叙述的"闸门学说",就是指推拿能够引起神经传导阻滞,可一时性地减缓疼痛感觉,从而增强神经系统的自我调整和修复功能。

在 20 世纪 70 年代,有人提出大脑皮质中枢干扰学说,认为在中枢神经系统存在着抑制反射。当疼痛冲动传至大脑中央后回时,疼痛可被来自别处而到达大脑同一部位的第 2 个冲动所抑制。

在这个时期,有人把推拿麻醉应用于甲状腺手术时,发现部分病人手术后血液中的胆碱酯酶比术前增高。乙酰胆碱是致痛物质,而胆碱酯酶能起水解乙酰胆碱的作用。因此,推拿镇痛的效果,与推拿后血液中的胆碱酯酶增高有关。

推拿治疗失眠病人时,患者常常在推拿过程中处于昏昏欲睡状态,部分患者甚至可不时发出鼾声。推拿治疗嗜睡病人时,施术后病人常感头清目明,精力充沛。该现象与推拿手法对神经系统的抑制作用与兴奋作用分不开。不同的推拿手法对神经系统的作用也不同。缓慢而轻的推拿手法有镇静作用;快速而重的手法则起兴奋作用;弱的和短时间的手法可改善皮质的功能,并通过自主神经反射,调整疲劳肌肉的适应性和营养供求状况;长而强的推拿手法则起相反的效果。

四、推拿治疗对循环系统的作用

推拿对循环系统的影响,主要表现在推拿时被作用的体表部位或区域,血液循环呈反射性地增加。曾有人测定过患者推拿前后的皮肤温度,发现被推拿的局部以及未经推拿但有某些联系的远隔部位,皮肤温度均有升高,说明推拿可使周围血管开放,血流旺盛。有人对正常人一侧的委中穴施行推拿,并同时测定双腿推拿前后的血流量,发现推拿单侧穴位后,可引起双侧肢体血流量持续性增加。在进行微循环的研究中,发现推拿具有改善微循环障碍的作用。

推拿能加速血液循环,改善血管功能,因而可使心肌和脑组织的供氧状况得到改善。推拿治疗冠心病时心电图有明显改变。推拿对心律失常者也有一定疗效。有心绞痛发作的冠心病患者,在灵道穴进行推拿,治疗前心电图异常的患者,经治疗后恢复正常者占 33.3%。推拿时由于血管扩张,血流阻力减少,故可减轻心脏负担,心搏变得有力,心搏次数减少。因而,改善了心脏的功能。

推拿能降低血压早就得到国内外医学界的肯定。日本学者对高血压患者进行腹部推拿后,观察到收缩压下降 0.7～2.0 kPa,舒张压下降 2.8 kPa。病人经过多次推拿后,血压可恒定在一定水平。由此可见,对高血压患者进行推拿,是行之有效的。

五、推拿治疗对呼吸、消化、代谢的作用

推拿可以直接刺激胸壁并通过神经反射而使呼吸加深。推拿治疗消化系统疾病,疗效显著。如胃肠痉挛性疼痛,包括幽门痉挛、肠道痉挛、胃炎等。治疗时则用较重的刺激手法,按 T_6～T_{12} 旁的压痛点(持续刺激 2 分钟以上),则立即止痛。这是因为重刺激对中枢神经起兴奋作用,中枢在兴奋状态下交感神经处于优势,而且选取的部位又是支配病变脏器的脊髓节段,通过自主神经中枢反射,使胃肠交感神经兴奋性提高,从而解除症状。推拿对机体代谢的影响虽不甚显著,但据实验观察,在全身或腹部推拿后,能使氧的需要量增加 10%～15%,并且相应地增加二氧化碳的排出量;对疲劳的肌肉进行推拿,能增加尿液的排泄,但推拿未疲劳的肌肉则无此效果。

六、推拿治疗对血液和淋巴系统的作用

据文献报道,推拿后血液成分有明显的变化:白细胞总数增加,白细胞分类中淋巴细胞比例升高,而中性粒细胞的比例相对减少,白细胞的吞噬能力及血清中补体效价也有所增加,红细胞的总数在推拿后可少量增加。如有人对一些营养不良性贫血患儿进行捏脊一个疗程后,发现患者血红蛋白、血浆蛋白、血清中蛋白酶均有增加,认为捏脊有促进造血功能的作用。南京中医药大学针灸研究室,观察了推拿对急性软组织损伤病人血浆单胺类物质的影响,在推拿前和推拿后 30 分钟分别取血测定,结果表明,血浆中单胺类物质水平与推拿作用密切相关,血浆中 5-羟色胺(5-HT)含量比推拿前增加,儿茶酚胺(CA)含量比推拿前减少,且增加量比减少量越显著,则疗效越好。

推拿对淋巴循环系统的影响:在推拿过程中,可促进淋巴液回流,加快淋巴循环,有助于水肿的吸收。

第四节　推拿与营卫气血的关系

营卫气血是构成人体的基本物质,是组织器官进行新陈代谢的物质基础,是维持人体正常的生理活动的不可缺少的物质成分。

营即营气,是与血共行于脉中之气。营气富于营养,故又称"荣气"。营与血关系密切,可分而不可离,故常并称"营血"。营气,主要来自脾胃运化的水谷精气,由水谷精气中的精华部分所化生。营气是较清柔的部分,行于脉中,有化生血液和营养周身的作用。故《灵枢·邪客》说:"荣气者,泌其津液,注之于脉,化以为血,以荣四末,内注五脏六腑。"卫气,是运行于脉外之气。它是人体一切生命活动的物质基础和功能活力,与血相对而言则偏于阳气、功能的一面,

如《难经·八难》说："故气者,人之根本也。"血是在脉管中流动的红色液体,来源于中焦水谷精微,如《灵枢·决气》云："中焦受气取汁,变化而赤,是谓血。"《难经·二十二难》说："气主煦元,血主濡之。"

营卫气血的生成、运行和分布与五脏六腑的关系密切。气是维持人体生命活动的最基本物质,有先天之气与后天之气之分,先天之气即肾气,后天之气即脾胃之气及肺主呼吸之气,人体赖先天之气以蕴化,依后天之气以供养,故气与肾、脾、肺三脏不可须臾相离。肾藏精,精化血,心主血,肝藏血,脾统血,肺朝百脉,各司其职,气血与五脏功能有密切关系。总之,营卫气血的生成,运行和分布是脏腑生理活动的结果,只有脏腑功能协调旺盛,才能保持气血的正常化生和输布,若脏腑功能失调,则气血来源不足,运行就会失常。推拿作用于人体体表,通过调整内脏功能,来保证气血的生成和运行。

生命在于运动。气血也是在人体内不停地运动着,气的最基本的运动形式是升降出入,人体各个脏器都参与升降出入的运动。故《素问·六微旨大论》说："升降出入,无器不有。"如肝气郁结、胃气上逆、脾气下陷、肺气壅塞等均为升降失调所致。临床根据不同的表现,施以相应的手法,达到升降出入的目的。如肝郁气滞证,临床推拿由上向下搓摩两胁部,分推膻中、肘运环跳等,可疏肝理气,使之痊愈。气为血之帅,血为气之母,气行则血行,气滞则血瘀,血的运行受气的推动,气血运行全身营运各部,使筋骨劲强,关节滑利。而气血的运动又依赖经脉的运行作用。《灵枢·本脏》云："经脉者,所以行血气而营阴阳、濡筋骨、利关节者也。"《医宗金鉴·正骨心法要旨》又说："因跌仆闪失,以致骨缝开错,气血凝滞,为肿为痛,宜按摩法,按其经络,以通郁闭之气,摩其壅聚,以散瘀结之肿,其患可愈。"推拿可通经活络、补虚泻实、扶正祛邪,活血祛风、畅通气血,故用推拿方法常获得满意的疗效。

推拿能调节内脏,使营卫气血化生旺盛,使人精神倍增。这是因为气和血是神志活动的物质基础。《素问·八正神明论》指出："血气者,人之神。"气血充盈,才能神志清晰,精力充沛。故推拿与营卫气血有着密切的关系。

〔附〕经络是气血津液的运行通道

人体的气血津液来源于水谷,化生于中焦,并由经络系统运行到全身各处,内至脏腑,外达皮肉筋脉、四肢百骸,起到温煦濡润等作用,以维持人体的正常生命活动。《灵枢·营卫生会》云："人受气于谷,谷入于胃,以传于肺,五脏六腑皆以受气,其清者为营,浊者为卫,营在脉中,卫在脉外,营周不休",《素问·痹论》又云："荣(即营)者,水谷之精气也,和调于五藏,洒陈于六府,乃能入于脉也,故循脉上下,贯五藏,络六府也。卫者,水谷之悍气也,其气慓疾滑利,不能入于脉也,故循皮肤之中,分肉之间,熏于肓膜,散于胸腹。"

据以上论述,营血由中焦化生而成,入于血脉之中,随经络运行周身,贯通五脏,联络六腑,对全身各组织器官起到营养和滋润的作用。如《内经》云："肝受血而能视,足受血而能步,掌受血而能握,指受血而能摄""血脉和利,精神乃居。"

卫气慓悍而滑疾,不能入于血脉之中。关于它的运行,近年来人们通过对《内经》经文的研究,得出这样的理论:即卫气运行在间隙之中,所谓"皮肤之中,分肉之间"是指体表的分肉间隙,"肓膜""胸腹"是指体内的器官间隙、组织间隙,卫气在这些间隙中运行,起到"温分肉,充皮肤,肥腠理,司开阖"的作用。卫气循着间隙运行到哪,就对哪里的结缔组织、神经、血管、淋巴、组织液和器官、组织、细胞起到激发作用。这种激发作用,对人体的生理功能来说,便是推动、温煦、气化和防御的作用。通过这种激发作用,可以促进人体的新陈代谢。

关于津液，《素问·经脉别论》有这样的论述："饮入于胃，游溢精气，上输于脾，脾气散精，上归于肺，通调水道，下输膀胱，水精四布，五经并行。"水液入于胃后，经过脾的输转、肺的宣降，其水精可随经络四布，起到外濡皮毛、肢节、孔窍，内润脏腑骨髓的作用，《灵枢·决气》云："腠理发泄，汗出溱溱，是谓津。谷入，气满淖泽，注于骨，骨属曲伸，泄泽，补益脑髓，皮肤润泽，是谓液。"津液还有许多不同的表现形式，如《素问·宣明五气》曰："心为汗，肺为涕，肝为泪，脾为涎，肾为唾。"就是说，五脏心肺肝脾肾所化生的津液，分别以汗、涕、泪、涎、唾的不同物质形式表现出来，又各自完成其各自不同的生理功能。古书中还将津液称之为水。《素问·逆调论》说："夫水者，循津液而流也，肾者，水脏，主津液。"那么，津液到底是什么物质？关于它的研究，有这样的结论：认为它包括器官间液、组织间液、细胞间液、淋巴液、精液、前列腺液及女子带下等，此外，还有其他一些分泌物。这些液体物质都是津液的组成成分。

《内经》云："营行脉中，卫行脉外"，这里的"脉"指的是什么，是经脉还是血脉。若是血脉，而《灵枢·经水》为何又云："经脉者，受血而营之。"若是经脉，《灵枢·经水》却又曰："经脉十二者，外合于十二经水，而内属于五脏六腑，……夫经水者，受水而行之"，如是则经水（即津液）也行于经脉之中，若卫气独行于经脉之外，为何又有卫气"昼行于阳经，夜行于阴经"的说法呢？关于经络的现代研究作出了这样的回答：在十四经脉（包括任督二脉）和十五络脉之中，营血、卫气、津液各行其道，营血运行的通道是血管系统，沿这个系统它可以"循脉上下，贯五脏，络六腑"；卫气运行的通道是结缔组织，此系统中的卫气"循皮肤之中，分肉之间，熏于肓膜，散于胸腹"；津液运行的通道是淋巴系统。《灵枢·经水》曰："凡此五脏六腑十二经水者，外有源泉而内有所禀，此皆内外相贯，如环无端。"人体是一个结构复杂、功能齐全的有序整体。网络这个整体的是经络，运行于经络之内的气血津液，在功能活动方面，既相互促进，又相互制约，共同完成人体有序的生命活动。而经络以其独特的一阴一阳，相贯无端，周行不息的运行特点，以其内外脏腑无处不到的联络结构，形成了一个整体的、有规律的、运动的网络系统。这是一个具有信息传递和能量传递功能的网络系统，是一个可控制的网络系统。这个网络系统在体表的投影、感应、反射、体表反应、有序表现等，便是近年来兴起的"全息律穴位系统"学说的理论根据。

推拿施术的主要部位是经络和穴位。施术者将其气力结合的功作用于经络穴位上，可使经络内的气血津液的运行发生变化，卫气畅行则对体内组织细胞的激发作用增强，使人体新陈代谢旺盛，免疫力增加。古人云："气血冲和，万病不生"，推拿使气血运行通畅，可以使以疼痛为主的疾病得以缓解或治愈，譬如心绞痛、胃痛等；推拿经络使津液四布，能够缓解消渴，故推拿可以作为糖尿病的辅助疗法。另外，按摩会阴穴以及少腹、阴囊等部位，有壮阳作用，可使精液生成增多，性激素分泌增加，故对一些性功能低下的疾病有治疗作用；按摩中脘、足三里、脾俞、胃俞等穴，能增强胃肠蠕动，增加胃液分泌，促进消化吸收。在自我保健方面，以自己的手心（劳宫穴）摩足心（涌泉穴），可交通心肾，降低血压，加深睡眠，久而为之，则生精明目，延年益寿。

古人云："治病不明脏腑经络，开口动手便错。"脏腑经络不仅是内科杂病辨证论治的核心，而且也对推拿科疾病的临床治疗起着极其重要的作用，故作为一个好的推拿医生，不仅要明白脏腑与经络的关系，更重要的是要了解气血津液在经络内的运行规律。

第五节　推拿与筋骨节窍的关系

筋骨节窍是人体的运动器官和支撑结构。筋，即肌腱，分布在机体浅部，结聚于关节，联系于肌肉，约束骨骼，有利于关节的屈伸运动，正如《素问·痿论》所说："宗筋主束骨而利机关也。"骨,是指全身骨骼,属奇恒之腑,为人体的支架,有支撑形体,参与运动的功能。节窍,包括关节与关节腔,关节是骨与骨之间相互连接的组织;关节腔是关节间的腔隙,有津液充斥,能荣润滑利关节,使关节运动自如。

《灵枢·本脏》说:"人之血气精神者,所以奉生而周于性命者也。经脉者,所以行血气而营阴阳,濡筋骨,利关节者也……是故血和则经脉流行,营复阴阳,筋骨劲强,关节清利。"是故筋骨节窍依赖于气血滋养,气血充盈,经脉通利,则筋骨劲强,关节滑利。然而气血的充盈又依赖于脏腑的化生敷布。以上论述体现了筋骨节窍与五脏六腑、气血津液有密切的关系。推拿直接作用于人体体表,通过经络传导,调节内脏,使气血充盛,筋骨节窍得到营润和滋养。

《医宗金鉴·正骨心法要旨》曰:"盖一身之骨体既非一致,而十二筋之罗列序属又各不同,故必素知其体相,识其部位,一旦临证,机触于外,巧生于内,手随心转,法从手出。或拽之离而复合,或推之就而复位,或正其斜,或完其阙,则骨之截断、碎断、斜断,筋之弛纵卷挛,翻转离合,虽在肉里,以手扪之,自悉其情,法之所施,使患者不知其苦。"《伤科汇纂》云:"伤筋者,寒则拘紧,热则松弛。"《素问·生气通天论》云:"湿热不攘,大筋软短,小筋弛长,软短而拘,弛长为痿。"这充分说明筋骨之病,与外伤、六淫邪气有密切的关系。临床推拿要辨证施治。

〔附〕十二经筋

足太阳经筋

足太阳之筋,起于足小指,上结于踝,斜上结于膝,其下循足外踝,结于踵,上循跟,结于腘;其别者,结于腨外,上腘中内廉,与腘中并上结于臀,上挟脊上项;其支者,别入结于舌本;其直者,结于枕骨,上头,下颜,结于鼻;其支者,为目上纲,下结于頄;其支者,从腋后外廉,结于肩髃;其支者,入腋下,上出缺盆,上结于完骨;其支者,出缺盆,斜上出于頄(图2-15)。

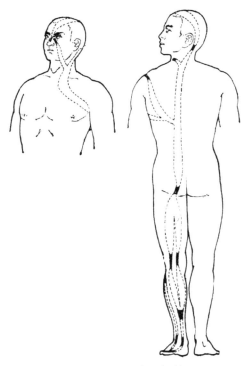

图2-15 足太阳经筋

足少阳经筋

足少阳之筋,起于小指次指,上结外踝,上循胫外廉,结于膝外廉;其支者,别起外辅骨,上走髀,前者结于伏兔之上,后者结于尻;其直者,上抄乘季胁,上走腋前廉,系于膺乳,结于缺盆;直者,上出腋,贯缺盆,出太阳之前,循耳后,上额角,交巅上,下走颌,上结于頄;支者,结于目眦为外维(图2-16)。

足阳明经筋

足阳明之筋,起于中三指,结于跗上,斜外加于辅骨,上结于膝外廉,直上结于髀枢,上循胁,属脊;其直者,上循骭,结于膝;其支者,结于外辅骨,合少阳;其直者,上循伏兔,上结于髀,聚于阴器,上腹而布,至缺盆而结,上颈,上挟口,合于頄,下结于鼻,上合于太阳,太阳为目上纲,阳明为目下纲;其支者,从颊结于耳前(图2-17)。

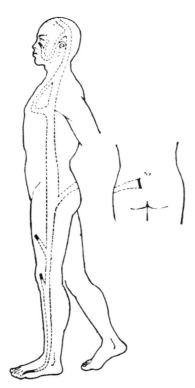

图2-16 足少阳经筋

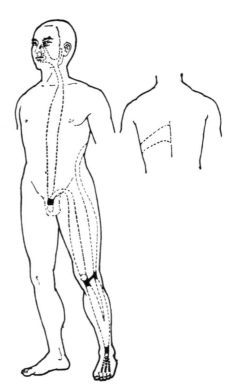

图2-17 足阳明经筋

足太阴经筋

足太阴之筋,起于大指之端内侧,上结于内踝;其直者,结于膝内辅骨,上循阴股,结于髀,聚于阴器,上腹,结于脐,循腹里,结于胁,散于胸中;其内者,著于脊(图2-18)。

足少阴经筋

足少阴之筋,起于小指之下,入足心并太阴之筋,斜走内踝之下,结于踵,与足太阳之筋合而上结于内辅骨之下,并太阴之筋而上循阴股,结于阴器,循脊内挟膂,上至项,结于枕骨,与足太阳之筋合(图2-19)。

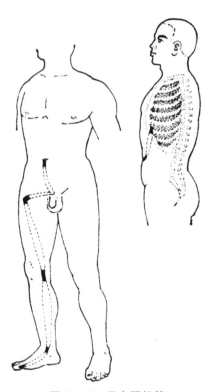

图 2 - 18　足太阴经筋

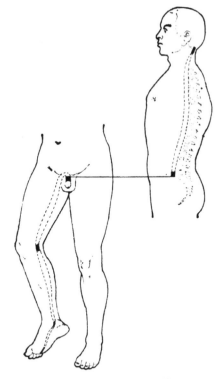

图 2 - 19　足少阴经筋

足厥阴经筋

足厥阴之筋,起于大指之上,上结于内踝之前,上循胫,上结内辅骨之下,上循阴股,结于阴器,络诸筋(图 2 - 20)。

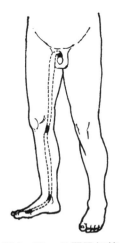

图 2 - 20　足厥阴经筋

手太阳经筋

手太阳之筋,起于小指之上,结于腕,上循臂内廉,结于肘内锐骨之后,弹之应小指之上,入结于腋下;其支者,后走腋后廉,上绕肩胛,循颈出足太阳之筋前,结于耳后完骨;其支者,入耳中;直者,出耳上,下结于颔,上属目外眦(图2-21)。

手少阳经筋

手少阳之筋,起于小指次指之端,结于腕,上循臂结于肘,上绕臑外廉,上肩走颈,合手太阳;其支者,当曲颊入系舌本;其支者,上曲牙,循耳前,属目外眦,上乘颔,结于角(图2-22)。

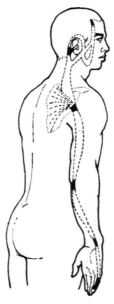 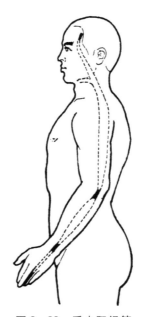

图2-21 手太阳经筋　　　　　图2-22 手少阳经筋

手阳明经筋

手阳明之筋,起于大指次指之端,结于腕,上循臂,上结于肘外,上臑,结于髃;其支者,绕肩胛,挟脊;直者,从肩髃上颈;其支者,上颊,结于颅;直者,上出手太阳之前,上左角,络头,下右颔(图2-23)。

手太阴经筋

手太阴之筋,起于大指之上,循指上行,结于鱼后,行寸口外侧,上循臂,结肘中,上臑内廉,入腋下,出缺盆,结肩前髃,上结缺盆,下结胸里,散贯贲,合贲下,抵季胁(图2-24)。

手厥阴经筋

手心主之筋,起于中指,与太阴之筋并行,结于肘内廉,上臂阴,结腋下,下散前后挟胁;其支者,入腋散胸中,结于贲(图2-25)。

手少阴经筋

手少阴之筋,起于小指之内侧,结于锐骨,上结肘后廉,上入腋,交太阴,挟乳里,结于胸中,循贲,下系于脐(图2-26)。

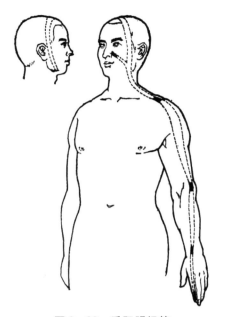

图2-23 手阳明经筋

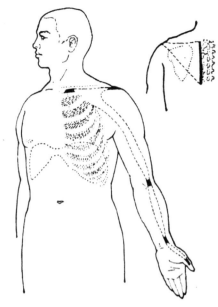

图2-24 手太阴经筋

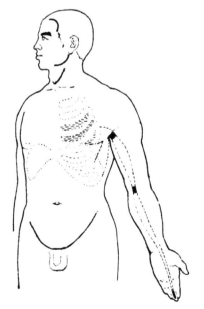

图2-25 手厥阴经筋

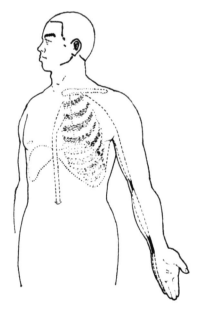

图2-26 手少阴经筋

第六节 推拿与辨证论治的关系

辨证论治是运用四诊八纲、脏腑、病因、病机等中医学基础理论对患者表现的症状、体征进行周密的综合分析,判断出其证候名称以及疾病的名称,进而拟定出相应的治疗措施,是将理、法、方、药运用于临床的过程,是指导中医学临床的理论基础。临证必须掌握四诊的基本原则与八纲辨证,才能得到正确的诊断。四诊是望、闻、问、切四种诊病方法的总称。是医生从整体观念出发,遵循"有诸内必形诸外"的理论,对疾病的临床表现进行详尽的认识、综合归纳的过程。《素问·阴阳应象大论》说:"善诊者,察色按脉,先别阴阳;审清浊而知部分;视喘息,听音声而知所苦;观权衡规矩而知病所主;按尺寸,观浮沉滑涩而知病所生。以治无过,以诊则不失矣。"临床运用四诊时,必须有机地结合起来,从望、闻、问、切不同的角度审察疾病,才能对疾病做出全面的正确的诊断,故称之四诊合参。这样,才能全面而系统地了解病情、做出正确的判断,以防临床治疗出现片面性或错误,产生不良后果。

八纲,即阴、阳、表、里、寒、热、虚、实,是辨证的八大基本纲领,是辨证论治的理论基础。它是通过四诊,掌握辨证资料之后,根据病位的深浅、病邪的性质及盛衰、人体正气的强弱等,加以综合分析,归纳为八类证候,称为八纲辨证。在临床应用时,八纲之间也有着密切的联系,辨表里必须结合寒热、虚实,辨寒热必须结合虚实、表里,辨虚实必须结合表里、寒热,而阴阳则是统摄其他六纲的总纲。临床推拿,必须掌握每一纲所概括的特定内容,以及它们之间的复杂关系,才能做出正确的诊断。

辨证,就是分析、辨认疾病的证候。证候不同于症状,症是一个一个症状;而证是证候,它是机体在疾病发展过程中某一阶段出现的各种症状的概括。因此,辨证过程实际上就是以脏腑、经络、病因及病机等基本理论,对通过四诊所取得的症状、体征等临床资料进行综合分析,辨明其内在联系和各种病变间的相互关系,从而做出诊断的过程。辨证论治必须以临床实践为基础。因此,推拿必须在辨证论治理论指导下,辨别证候,审明病因、部位和性质,抓住主要矛盾,分清标本缓急,然后有针对性地进行推拿。疾病既有阴、阳、表、里、寒、热、虚、实的不同表现,临床就有滋阴、壮阳、解表、攻里、散寒、清热、补虚、泻实等不同法则。如出现头痛、项强、恶寒发热、苔白脉浮等外感风寒表实症状,根据泻实和解表的原则,选用开天门,运太阳,揉拿风池,点揉大椎,拿曲池、合谷等手法,以发汗解表,使邪随汗出。另外,治宜因人因时因地制宜。

推拿与辨证论治有着密切的关系。推拿医生必须全面掌握中医学辨证论治的理论体系,领会中医学精髓,灵活地运用于推拿临床。

第七节　推拿与美容的关系

推拿是保持皮肤健康与活力的最有效的美容法。推拿是一种强弱适宜的刺激,它可促进血液循环,使皮脂和汗液分泌正常,增强皮下组织的功能,使皮肤具有活力,并适当地补给肌肤必要的油分及水分,使皮脂的功能活泼而产生滑润感。同时也能使肌肤更柔韧、富抗力,让皮肤产生张力和弹力,预防小皱纹、青春痘及发红现象。所以,在解除皮肤疲劳、预防皮肤老化方面有很理想的效果。同时,按摩后,皮肤松软,毛孔张开。由此可见,推拿与美容关系十分密切。

美容推拿,又称美容按摩。是以推拿手法作用于患病部位(或易衰老部位)及穴位,用于防治某些常见的影响容貌美的疾病和早衰现象的一种特殊推拿疗法。美容推拿又分为保健美容和治疗美容两大部分。前者是无病防衰防老,通过保健推拿而使形体容颜更健美;后者属于治疗学内容。下面从中医学和现代医学以及研究成果等三方面来探讨推拿的美容原理。

中医学理论认为:"有诸内必形诸外。"五脏气血的盛衰、功能的正常与否,直接关系到面容荣枯,故有人把面部皮肤看作是"五脏的一面镜子"。

五脏气血的盛衰可直接影响人的外观。《素问·痿论》云:"肺主身之皮毛,心主身之血脉,肝主身之筋膜,脾主身之肌肉,肾主身之骨髓。"《素问·五脏生成》又云:"心之合脉也,其荣色也,肺之合皮也,其荣毛也,肝之合筋也,其荣爪也,脾之合肉也,其荣唇也,肾之合骨也,其荣发也。"若人体的五脏气血旺盛,则皮毛、血脉、筋膜、肌肉、骨髓皆得其养,那么人的面色、毛发、爪甲、口唇就会光亮而润泽。人就会精神焕发,身体轻强,气色光华,媚好如童。反之,若五脏气衰,荣血不畅,气血凝滞,人则会大失其色。如《素问·痿论》中论:"肺热者,色白而毛败;心热者,色赤而络脉溢;肝热者,色黄而爪枯;脾热者,色黄而肉蠕动;肾热者,色黑而齿槁。"推拿疗法以其独特的调和阴阳、宣畅营卫、行气活血、运行津液、化瘀散结的功能,可间接地使人体的气血旺盛,五脏强盛。如此皮毛筋脉皆得所养,必然使之美颜悦色。

现代医学理论认为:推拿疗法把治疗信息(适宜地刺激经络,按摩穴位等)作为物理刺激因子,通过神经节段性反射、躯体内脏反射或扩散和反馈等,引起一系列应答性的反射,直接作用于或通过神经系统作用于内分泌器官,调节人体的神经、体液及内分泌器官的功能,使之处于良好的水平。自我健美信息,通过神经系统反射的机制,促使组织内不活动的组胺释放出活动性组胺、乙酰胆碱,进而加强血液循环,增强淋巴循环,加强新陈代谢。推拿疗法对人体的健美有明显的影响;它对血液动力也有影响,可引起一时性血液的再分配,而且能增加血液中的红细胞、白细胞、血小板、血红蛋白的数量以及白细胞的吞噬细菌能力和血清中补体的效价,还可增强机体免疫能力,使机体协调统一,达到人体的自我健美。推拿可消除忧虑及悲观情绪,增强战胜和克服困难的勇气和信心。实践证明,情绪的确能影响人体的健康与健美。"生命在于运动",要想有一个健康和健美的身体,就必须全面掌握健美知识,坚持锻炼。"用进废退"是生物学中的一条基本规律。故在练习时要循序渐进,坚持不懈,以达到健美的目的。

总之,推拿与美容有着密切的关系。推拿美容应充分调动人体自身的积极因素,深入细致地分析病情及各种致病因素,灵活选择相应的手法,这样才能得到真正的美容效果。

第八节 推拿与药物的关系

推拿是在中医学理论的指导下,应用手或肢体的其他部位,在患者体表特定的部位和穴位上,施以特定的技巧动作,达到防治疾病目的的方法,属外治法范畴内的物理疗法。药物是用于治疗、预防和诊断疾病的物质,它不论是内服还是外用都是通过药物的化学作用达到治疗目的的,以药物作介质进行按摩,称为药摩。故推拿与药物之间有着千丝万缕的关联。

推拿与药物的关系在古籍中已有记载。如《周礼疏》中说:"扁鹊过虢境,见虢太子尸厥,使子明炊汤,子仪脉神,子游按摩。"充分说明对同一病人、同一病种分别施以药物和推拿治疗的记载。又如《素问·血气形志篇》说:"岐伯曰:'形数惊恐,经络不通,病生于不仁,治之以按摩醪药'。"《圣济总录·卷四》中说:"若疗伤寒以白膏摩体,手当千遍,药力乃行,则摩之用药,又不可不知也。"以上记载足以证明按摩和药物的关系。再如《幼科铁镜·推拿代药赋》曰:"前人忽略推拿,卓溪今来一赋。寒热温平药之四性,推拿揉掐性与药同;用推即是用药,不明何可乱推? 推上三关,代却麻黄肉桂;退下六腑,替来滑石羚羊;水底捞月,便是黄连犀角;天河引水,还同芩柏连翘。大指脾面旋推,味似人参白术,泻之则为灶土石膏。……病知表里虚实,推合重症能生;不谙推拿揉掐,乱用便添一死。代药五十八言,自古无人道及,虽无格致之功,却也透宗之赋。"以上记载再次明确了推拿与药物的关系和推拿的治疗作用。《推拿捷径》曰:"推拿纯凭手法,施治须察病情,宜按宜摩,寓有寒热温平之妙。或揉或运,同一攻补汗下之功;推上三关,温能发表,退下六腑,凉为除烦;推五经则补泻兼,施运八卦则水火既济,开气机以防气闭。……宜左宜右,能重能轻,掌手之劳,可回春于顷刻;得心之处,调气息于临时。与其用药有偏,或益此而损彼,何如按经施求,俾兼顾而并筹,即无虑肌肉筋骨之伤,便可免针灸刀圭之险。可以平厥逆,定抽搐,原凭手上功夫。非惟止吐,醒昏迷,不费囊中药石。"

推拿与药物的配合形式:可以药物配制的药膏为介质,治疗前先涂以药膏,然后再施术;在施推拿手法时,可将配伍好的药物煎汤熏洗;推拿后,患处可敷以膏药。伤及内脏或内脏疾患需要按摩者,根据病情的轻重,或者先服汤药,或者后服汤药。

总之,推拿虽有显著的疗效,但对某些疾病的治疗并非唯一的方法。临床应根据不同情况,配以适当的药物,则疗效更佳。

第九节 推拿与气功的关系

推拿与气功是两门不同的学科,彼此有着密切的联系。推拿是在中医学理论的指导下,应用手或肢体的其他部位,在患者体表特定的部位和穴位上,施以特定的技巧动作,达到防治疾病目的的方法。气功是培育和运用真气的功夫,是以"三调"为手段,以开发人体潜能为目的的技能技巧。

古代医家对气功的论述甚多。如《素问·异法方宜论》曰:"其地平以湿,……故导引按跷者也从中央出也。"《汉书·艺文志·扁鹊仓公列传》记述:"上古之时,医有俞跗,治病不以汤液醴酒、镵石、挢引、案扤、毒熨……"《周礼疏》曰:"扁鹊过虢境,见虢太子尸厥,使子明炊汤,子仪脉神,子游按摩。"说明气功与推拿就是针对病因病理发展而来的治疗方法,那时候为他人按摩或接受他人按摩以及气功,已经广泛应用于临床。

推拿与气功相互结合,其形式归纳为4种:自我保健按摩、医师练功按摩、医师按摩与患者呼吸相结合、气功按摩。推拿与气功的结合,充分发挥临床推拿的作用,利用了气功的特殊效应,使疗效更佳。

推拿与气功的适应证基本相同:推拿多用于骨伤、筋伤,气功重用于内、妇科疾病。推拿与气功为何关系密切,这是因为人的生命活动是人体内的内环境与人体外的外环境相互协调的结果。这种协调是通过高级神经活动完成的,而高级神经活动又是通过体表到内脏、内脏到体表两条通道加以调节的。从体表到内脏通道是人体接受外界信息以影响内脏及相关系统功能的信息传递途径;内脏到体表通道是内脏及相关系统发现信息,由体表加以反应的信息传递途径。这两条通道相互作用,相互调节,使人体与外界保持着相对的协调。

推拿与气功在强化、激活、调整、改善内脏及相关系统的功能方面相同,但信息接受、传递过程和方式是不同的。推拿操作时的施力,所具备的各种能转化成良性信息(酸、麻、胀、痛等),由载体沿体表——内脏的通道传递内脏和相关系统的组织,从而调整和改善了内脏及相关系统的功能;气功是人体在高级活动调节,向内脏及相关系统发出的良性信息,强化或激活该内脏及相关系统组织的功能活动,产生生物信息,以人体内的生物电能、磁能、热能、化学能为载体,沿着内脏—体表的通道传递到体表,在体表反映出来。

总之,推拿与气功有着密切的关系,两者相互结合,相互补充,相互促进,密不可分。

因此,必须全面地、熟练地掌握两者的关系,才能灵活地运用于推拿临床。

第十节　推拿与针灸的关系

　　针灸与推拿是中医学形成初期的两门不同的学科。推拿是外治法范畴内的物理疗法,依靠的是推拿的力、功、能量和信息,通过几方面的作用达到治疗疾病的目的;针灸是"针"与"灸"两种治疗方法的合称,是通过针刺和艾灸人体体表上特定的部位,以调整脏腑、组织、器官的功能,从而达到防治疾病的目的。针灸与推拿都是以中医学的经络、俞穴学说为基础,在脏腑学说、治疗原则的指导下形成的物理疗法,都属中医学的外治法。

　　推拿与针灸都是中医学形成初期的主要治疗方法。如《素问·调经论》曰:"按摩勿释,著针勿斥,移气于不足,神气乃得复。"又如《灵枢·九针十二原》中说:"排阳得针,邪气得泄,按而引针是谓内温。"以上论述了针灸与推拿的相互结合;推拿与针灸都是通过刺激体表的特定的部位(或穴位),沿体表到内脏的通道传递信息,从而达到治病防病的目的。针灸是通过针的机械性刺激,产生酸、麻、胀、痛等生物信息,传至中枢神经,然后转换成新的冲动,从而调节内脏功能。艾灸是通过艾绒所产生的热能对穴位进行艾灼,产生热的信息,传递到内脏。由此可见,推拿与针灸的原理是相同的;从针灸和推拿的治疗效果看,针灸取效速而短暂,推拿取效缓而持久。分而言之曰针灸,曰推拿,合而言之,则针灸不能离开推拿,推拿不能背离针灸。两者兼施,只在于病证的临床表现。可先针灸后按摩,也可先按摩后针灸。先针灸后按摩者,按摩可继行针灸已得之气,使针灸的效果更速;反之,推拿可活动经气,而使针灸的效果倍增。

　　推拿与针灸的机制及治疗范围:推拿既有信息的传递,又有能量的转换和做功,故推拿适应于内、外、妇、儿、五官、伤科及骨科等疾患;针灸是一种机械性刺激,它可以产生酸、麻、胀、痛的生物信息,但其功能作用只是信息传递,并无能量转换和做功。艾灸虽有能量的转换,但无做功。故针灸适用于内、外、妇、儿等科,而不能用于伤科的肌腱滑脱、关节脱位、骨折等疾病。

　　综上,推拿与针灸相互结合,相互促进,相互补充,对中医学的发展起了积极的推动作用,至今仍有效地指导着临床实践。我们只有系统地掌握针灸和推拿的关系,使两者结合起来,才能对临床治疗和医疗保健事业的发展起到积极的推动作用。

第三章　推拿的治疗原则及治法

第一节　推拿的治疗原则

治疗原则又称治疗法则，是在整体观念和辨证论治精神指导下，对临床病证制订具有指导意义的治疗规则。治疗原则与具体的治疗方法不能等同。这是因为任何具体的治疗方法，总是由治疗原则所决定，并从属于一定的治疗原则。推拿治疗的原则与中医学整体治疗的原则是一致的，只是有其自己的特点而已。

疾病的证候表现多种多样，病理变化极为复杂，且病情又有轻重缓急的差别，不同的时间、地点，不同的个体，其病理变化和病情转化不尽相同。因此，只有从复杂多变的疾病现象中，抓住病变的本质，治病求本，采取相应的措施，扶正祛邪，调整阴阳，并针对病变轻重缓急，以及病变个体和时间、地点的不同，治有先后，因人、因时、因地制宜，才能获取满意的治疗效果。

一、调整阴阳

疾病的发生，从根本上说是阴阳的相对平衡遭到破坏，即阴阳的偏盛偏衰代替了正常的阴阳消长。故调整阴阳是其治疗原则之一。

阴阳偏盛，即阴或阳的过盛有余。阳盛则阴病，阴盛则阳病，治疗时应采用"损其有余"的方法。阴阳偏衰，即阴或阳的虚损不足，或为阴虚，或为阳虚。阴虚则不能制阳，常表现为阴虚阳亢的虚热证；阳虚则不能制阴，多表现为阳虚阴盛的虚寒证。例如，颈椎病因风寒之邪而诱发者，骨质的退行性改变即为正虚，感受风寒即为邪实。盛者，损其有余；虚者，补其不足。所以颈椎病的治疗手法中有点、按、揉及拿等手法，以驱其邪，损其有余；拔伸、端提等手法以扶正，补其不足。

在调整阴阳时，还应注意"阴中求阳""阳中求阴"。所谓"阴中求阳"是指补阴时也应注意温阳。这是因为阴得阳升而源泉不竭之故。"阳中求阴"是指温阳时要注意滋阴，这是由于阳得阴助而生化无穷之故。

二、治病求本

"治病必求其本"是中医学推拿辨证施治的基本原则之一。求本，是指治疗要了解疾病的本质，了解疾病的主要矛盾，针对其根本的病因病理进行治疗。

本，是指病的本质，疾病的主要矛盾和矛盾的主要方面。求本，即是针对最本质的病因病理进行治疗而言。"标"和"本"的含义有多种，两者是相对而言的，主要是用来说明病变过程中各种矛盾的主次关系。如从正邪双方来说，正气是本，邪气是标；从病因与症状来说，病因是本，症状是标；从病变部位来说，内脏是本，体表是标；从疾病先后来说，旧病是本，新病是标；原发病是本，继发病是标，等等。

疾病的发生、发展，是通过若干症状显示出来的，这些症状只是疾病的现象，并不完全反映疾病的本质，有的甚至是假象。临床只有全面地了解疾病的各个方面，包括症状表现在内的全部情况的前提下，通过综合分析，才能透过现象看到疾病的本质，找出病之所在，确定正确的治疗方案。

治病求本这一原则在临床运用时，还应正确处理"正治与反治""治标与治本"之间的关系。

（1）正治与反治：正治，是指针对疾病的本质而采取的治疗方法，属正常治疗方法。如寒者热之，热者寒之，虚者补之，实者泻之等。临床推拿时，虚寒者，多采用摆、摩、压等手法以增加内能和热能，手法缓慢而柔和；对实热者，用推、摩、捏、拿等手法以泻之。

反治，治疗的方法与症状表现相同的方法，属"不正常"的治疗。虽治疗方法与症状表现相同，但其治疗仍然是针对疾病的本质。临床上之所以采取反治法，是因为症状的表现与病因不符，出现假象的缘故。

（2）治标与治本：在复杂多变的病证中，临床医生应分清标本主次，先后缓急。

一般情况下，治本是根本原则，但在某些情况下，标症甚急，不及时解决可危及病人生命。因此，应当遵循"急则治标，缓则治本"的原则，先治其标，后治其本。如大出血的患者，不管属于哪种出血，应采取应急措施止血，待病情缓和后再治其本。总之，治标只是在应急情况下或是为治本创造必要的条件时的权宜之计，而治本才是治病的根本目的。

标本的关系并不是绝对的、一成不变的，而是在一定条件下可以相互转化。所以，临证必须掌握标本相互转化的规律，抓住疾病的主要矛盾，做到治病求本。

三、扶正祛邪

疾病的整个过程，在某种意义上可以说是正气与邪气矛盾双方相互斗争的过程，邪胜于正则病进，正胜于邪则病退。

正，即正气，指的是人体的本质和抗病的能力。邪，即邪气，指的是致病的因素。疾病的发生、发展与变化，取决于邪正双方的力量对比。正气充盛则邪不易入，既入也易愈；邪气盛实则易入人体，且易消耗正气。扶正即是扶助正气，祛邪即是驱逐邪气。扶正利于祛邪，祛邪是为了扶正。推拿临证，须多采用这个原则。在运用时应注意邪正双方的消长情况以及邪正所占的主导地位，以决定扶正祛邪的主次。

四、因时、因地、因人制宜

因时、因地、因人制宜，是指治疗疾病要根据季节、地区以及人的体质、年龄等不同而采取相应的治疗方法。推拿时要注意时间、地区、个体的差异，这是推拿时的一项重要原则。例如，春夏少用擦法，秋冬多用摩法；皮肤娇嫩者手法宜轻，皮肉粗壮者手法宜重；北方多用重按，南方多用轻而柔和的刺激。故临证时要因时、因地、因人制宜。

第二节 推拿的基本治法

推拿是中医学外治法，它不同于针灸和药物，但其基本治法，也以中医学基础理论为依据，不外乎补虚泻实、扶正祛邪、调和阴阳,使气血复归于平衡,达到治病的目的。《内经》云:"寒者热之,热者寒之,坚者削之,客者除之,劳者温之,结者散之,散者收之,损者益之。"又提出:"治病必求其本"的治疗原则。

推拿是用手法作用于患者体表的特定部位或穴位来治病的一种疗法。其治疗作用取决于两个方面:①手法作用的性质和量;②被刺激的部位和穴位的特异性。因此,临床上衡量其治疗效果,不能单纯地以手法和量或者以部位和穴位衡量和确定。

根据手法的性质和作用量,结合治疗部位,推拿治疗作用也有"温、补、通、泻、汗、和、散、清"八法,分述如下。

一、温法

温法适用于脾、胃、肾的虚寒证。它使用摆动、摩擦、挤压等手法,用较缓慢而柔和的节律性操作,在每一治疗部位或穴位上连续作用,时间稍长,病人有较深沉的温热等刺激感。温法有补益阳气的作用,适用于阴寒虚冷的病证。如在腹部的中脘、气海、关元和背部的肾俞、命门、脾俞、胃俞施以按、摩、揉、擦诸法,以缓慢、柔和、有节律的动作治之,有温经散寒的作用。治疗后患者会感到脏腑、治疗的部位有温暖舒适的感觉。

二、通法

通法有祛除病邪壅滞的作用。即行气血,通气机,适应于经络不通之病。《素问·血气形志》:"形数惊恐,经络不通,病生于不仁,治之以按摩醪药。"指出了按摩能治疗经络不通所引起的病证。临床治疗时,手法要刚柔兼施。《厘正按摩要术》上说:"按能通血脉。"又曰:"按亦最能通气。"故经络不通之病,宜用通法。

三、补法

补法具有健脾和胃、补中益气、培补元气、强壮肾阳的作用,多用来治疗脾胃虚弱、气血虚亏、阴阳失调、精气失固、肾气不足而引起的疾患。《素问·调经论》云:"按摩勿释,着针勿斥,移气于不足,神气乃得复。"说明了因气不足而致病者可用推拿的方法补气,使精神得复。如脾胃虚弱,气血双亏者选用腹部的中脘、气海、关元、天枢及背部的脾俞、胃俞等部位和穴位;肾气不足治疗时,可在命门、肾俞、志室用一指禅推法或擦法,再用摩法、揉法、按法治疗腹部的关元、气海,从而起到培补元气,以壮命门之火的作用。

四、泻法

泻法多用于下焦实证。因结滞引起下腹胀满和胀痛、食积火盛、二便不通等。均可用本法治疗。临床可选用腹部的神阙、天枢、尾骨部的长强等部位和穴位,用一指禅推法,摩法等。施术力量稍重,频率由慢渐快。阴虚火旺,津液不足,大便秘结者用摩法顺时针方向在腹部轻柔地摩擦,起到通便而不伤阴的作用。

五、汗法

汗法是发汗、发散之意,使病邪从表而解。通过手法作用后,达到发汗解表、祛风散邪的目的与效果。《素问》云:"其在皮者,汗而发之。"又云:"体若燔炭,汗出而散。"

汗法大致适用于风寒外感和风热外感两类病证。对风寒外感,治疗的部位和穴位是颈项部的风池、风府、大椎,肩部的肩井,背部的风门、肺俞,手部的合谷、外关。施术手法挤压类、摆动类手法中的一指禅,按、拿、揉等法。刺激性质先轻后重,用力先小后大,逐渐加强刺激。风热外感则轻松柔和,频率加快。施术时,病人感觉汗毛竖起,周身舒适,肌表微汗潮润,贼邪自散,病体则自愈。故金代张从正把推拿列为汗法之一。

六、和法

和法有调经脉,和气血,扶正气,驱客邪的作用,适用于气血不和,枢机不利,经络不畅的肝胃气滞、月经不调、脾胃不和、周身胀痛等半表半里证。治疗时通过手法和经络穴位等的作用,可达到气血调和,表里舒通,阴阳平衡的目的,恢复人体正常的生理状态。在临床应用中"和"法又可分和气血,和脾胃,疏肝气等三方面。和气血的方法有四肢及背部的㨰、推、按、揉、搓等或用轻柔的拿法治疗肩井等方法;和脾胃,疏肝气则用推、摩、搓、揉等手法在两胁部的章门、期门、腹部的上脘、中脘,背部的肝俞、脾俞进行治疗。

七、散法

散法的主要功能是活血散瘀、消肿散结,行气导滞。它适用于外科痈肿、气滞胀痛、癥瘕积聚等证。临床多选用发病的部位,以推、摩、揉、搓、缠等法治之。《内经》曰:"坚者消之,结者散之。"因此,对脏腑之结聚,气血之瘀滞,痰食之积滞,应用散法可使气血得以疏通,结聚得以消散。临床气郁胀满,则施以轻柔的推、摩之法;有形的凝滞积聚,可用推、摩、揉、搓等法,频率由慢转快,可消结散瘀。

八、清法

清法能清解邪热,用于热实证、虚热证。临床选取背部督脉、腰部和阳经,施以轻重并用,快慢相兼的推法和擦法,达到清热除烦的目的。《内经》云:"热者清之",这是热性病的治则。病在表者,当治以清热解表;在里且属气分大热者,当清其气分之邪热;在血分者当治以清热凉血;虚则滋阴清火,实则清泻实热。

第三节　推拿的诊断方法

正确的诊断来自正确的病史和检查。要得到正确的病史和检查结果,临床医师必须对人体的解剖、生理功能及该部位各种创伤和疾病的临床表现有深刻的了解,能正确地掌握和运用各种检查方法,并能将取得的正确的病史和检查结果作出综合的分析和判断,这样方得正确的诊断。

推拿疗法适应范围广泛,涉及骨伤、外科、妇科、内科、儿科及五官科等疾病。现代中医学推拿诊断,不仅运用中医学的望、闻、问、切四诊合参,而且运用了现代医学的影像学、实验室等物理检查方法,以全面了解患者的生理、病理状况。故推拿医生应以中医学诊断为基础,参以现代医学诊断法,方可不失偏颇。

一、现代医学诊断法

(一)病史的采集
询问病史首先询问来诊者的主要病痛,引起病痛的原因和疼痛的持续时间,然后要患者详述从发病到就诊时刻的疾病发展过程。

1. 外伤史

多数患者没有严重的外伤史,但可有"扭腰"、腰部撞伤、扛抬、搬重物时伤腰等主诉。这些患者多半是腰、背部的软组织(筋膜、韧带、关节囊)等处的损伤和劳损。对严重外伤史的患者,除软组织损伤外,还要考虑有无骨折的可能。老年患者应考虑与脊柱关节椎体的增生、退变有关,并且可以没有任何的外伤史。

2. 疼痛的描述

疼痛是患者的主要表现,应当详细询问,对疼痛描述主要包括以下内容。

(1)疼痛的性质和程度:疼痛有胀痛、酸痛、麻痛、刺痛、牵拉痛、绞痛、灼痛、刀割样痛、重痛、冷痛及隐痛等几种。其中酸痛、胀痛及麻痛常见于软组织的慢性劳损和陈旧性损伤,也可见于风湿、类风湿病变;刀割样痛、刺痛多见于关节的急性损伤;灼痛、牵拉痛常见于神经根的刺激;绞痛应考虑脏器的疾病。

疼痛的程度难以正确地描述。这是因为不同的人对疼痛耐受性和痛阈的高低不同的缘故。目前,我们还没有用来测试疼痛程度的仪器,所以临床只能根据患者的主诉来判断。临床常用的术语有:难以忍受的剧烈疼痛;剧痛;严重疼痛;中度疼痛;轻痛及微痛。

(2)疼痛的部位与放射范围:让患者用一个手指指出疼痛部位往往比单纯的口述要准确得多。若有放射痛,也应指出其部位。通常颈部病变引起的疼痛可放射到项背部、肩部、直至上肢手部;腰椎间盘突出的疼痛,常自腰部沿大腿后侧牵引踝、足外侧;髋关节痛,常沿大腿内侧牵引膝部。

(3)疼痛与活动:多数患者减少活动与卧床休息能使疼痛明显好转,但也有少数患者卧床休息反使疼痛加重。如增生性关节炎疼痛,常在卧床休息时作痛,活动时减轻;再如严重的椎间盘突出、椎管内占位性病变等,因病变对神经根的挤压较重,站立及活动时患者可自行适当调整体位、减轻病变对神经根的挤压而使疼痛减轻;若卧床体位不适,则疼痛加重。

(4)疼痛与治疗:临床医生应询问患者对疼痛是否进行过治疗,治疗的具体方法,其疗效如何,这对推断病变的性质和部位有很大帮助,在治疗过程中求诊断是临床医师常用的方法,了解过去的治疗史对于后来的正确诊断,可起到极其重要的作用。

(二)临床检查方法

1. 一般检查方法

视诊、触诊是临床推拿常用的检查方法,在此详细介绍视诊、触诊的内容,而叩诊、听诊等不再叙述。

1)头面部

(1)视诊:视头面部形态。若额骨及颞骨双侧凸出,顶部扁平,呈方形,俗称方头,多见于佝偻病患者。不自主的头部震颤,可见于帕金森病患者或老年人。头轻度前倾位,姿势牵强,多为落枕、颈椎病。小儿头倾向患侧,颜面转向健侧,呈倾斜状态,大多见于小儿肌性斜颈。一侧不能闭眼,额部皱纹变浅或消失,作露齿动作时口角斜向健侧,鼻唇沟变浅或消失,多为周围性面神经麻痹(如中枢性的面神经麻痹主要表现在面下半部瘫痪,口角歪向病侧)。颞下颌关节强直,如发生于单侧,则颈部偏斜于患侧,面部不对称,患侧丰满,健侧扁平;若病发于双侧,自幼得病者,则整个下颌骨发育不良,颏部后缩,形成下颌畸形;成年得病,畸形不显著,而张口困难。

(2)触诊:医生用手按摩病人体表的一定部位,辨别寒热润燥,肿胀和疼痛,观察病人对按压的反应。如对婴儿囟门的检查,医生两手掌分别置于左右颞部,拇指按在额部,用中指和示指(俗称"示指")检查囟门。正常的前囟门可触及与脉搏一般的跳动,囟门与颅骨平齐,稍有紧张感,一般闭合是在出生后的 12～18 个月。当前囟门隆起(排除小儿哭闹),多见于高热,颅内出血和颅内压增高的疾病。若前囟凹陷,临床多见于吐泻后津液大伤的患儿。囟门迟闭见于佝偻病。成年人的落枕或患有颈椎病时,常可在颈项部触摸到肌肉强硬痉挛。

2)胸腹部

(1)视诊:胸腹部视诊应当注意胸腹壁有无皮肤发红、肿胀、包块和皮下青筋暴露和胸腹的异态,如乳房红肿变硬且有明显压痛,伴有发热的,多见于乳腺炎患者。腹部青筋暴露,并伴有腹水、脾肿大者,临床多为肝病所致的门静脉高压症。小儿骨瘦如柴,腹大如鼓,且见青筋暴露,多为疳积。若胸廓表现高度扩大,形如桶状,称桶状胸,多见于肺气肿和支气管哮喘患者。若胸骨明显前突,胸廓前后位扩大,横向缩小,即称鸡胸,临床见于佝偻病。脊柱畸形也可引起胸廓变化,如脊椎结核或老年驼背,造成脊柱后凸,使胸部变短,肋骨互相重叠或接近,胸廓牵向脊柱。若发育畸形,脊柱突起的一侧胸廓膨隆,肋间隙加宽,而另一侧胸廓下陷,肋骨相重叠或接近,两肩不等高。站立时,如见上腹凹陷,而脐部及下腹部隆起,多见于胃下垂。正常腹部不能见到蠕动波(极度消瘦者,因腹壁较薄,可能看到),在幽门梗阻或肠梗阻时,可出现明显的胃和肠的蠕动波,且伴有肠型或胃型。

(2)触诊:胸腹部触诊要注意压痛点。一般来说,按照该脏器的解剖位置,其病变在相应的体表上会有疼痛反应和压痛。如胸部压胸试验,检查肋骨是否骨折。检查方法是患者坐位或站立位,检查者将一手掌按住其背部正中,另一手掌按住胸骨,然后两手轻轻对压,如有肋骨骨折,则骨折部位出现疼痛,有时可闻及骨擦音。胸壁有皮下气肿时,用手按压,可有握雪或捻发感。这是由于胸部外伤,使肺或气管破裂,气体溢于皮下所致。

胆囊炎在胆囊点(右季肋缘与腹直肌右缘的交角处)有压痛。检查时用四指或拇指压住胆囊点。当患者深吸气时,胆囊下移,因碰到手指感到剧痛而突然屏气,即为胆囊压痛试验阳性。胆道蛔虫症,可在剑突下二指,再向右旁开二指处有明显压痛,此点可称为胆总管压痛点。阑尾点,位于右髂前上棘至脐部所引直线的外 1/3 与内 2/3 交界处。阑尾炎患者此点常有压痛。腹部的神经反射检查法是患者取仰卧位,下肢屈曲,腹肌放松。医生用钝尖物轻快地划其两侧季肋部、脐平面和髂部腹壁皮肤。划的方向是由外向内,正常者可见腹肌收缩。上腹部的反射中心在胸椎第 7～8 神经节,中腹部的反射中心在胸椎第 9～10 神经节,下腹部的反射中心在胸椎第 11～12 神经节。一侧反射消失为锥体束损害。某一水平面反射消失,提示周围相应的神经和脊髓损害。

3)脊柱部

(1)视诊:首先要注意脊柱生理弯曲是否改变,有无畸形。正常人脊柱有 4 个生理弯曲,即颈椎前凸、胸椎后凸、腰椎前凸和骶尾椎后凸。检查时一般取站位和坐位,首先观察姿势有无异常,如脊柱侧弯或倾斜、驼背、腰前凸增大或减小、骨盆歪斜。若脊柱前凸畸形多因姿势不良或脊髓灰质炎(小儿麻痹症)。若脊柱后凸畸形表现为成角如驼峰状,临床多见于小儿佝偻病和脊柱结核;后凸畸形为圆弧状,姿势强直,多见于强直性脊柱炎。老年人后凸畸形多在胸椎一段。若脊柱侧突畸形大多由于姿势不良、下肢不等长、肩部畸形、腰椎间盘纤维环破裂症、小儿麻痹症以及慢性胸腔或胸廓病变。若姿势不良引起的侧突畸形,平卧和弯腰时可消失。脊柱部视诊时,还要注意皮肤颜色、汗毛和局部软组织肿胀情况。如背腰部有不同形状的咖啡色斑点,反映了神经纤维瘤或纤维异样增殖综合征的存在。先天性骶椎裂,可见腰骶部肤色深、汗毛过长。若硬脊膜膨出,可见于腰部中线软组织肿胀。一侧腰三角区肿胀,多为流注脓肿。

（2）触诊：检查取站位或卧位，沿棘突、棘间、椎旁寻找压痛点。首先要了解脊柱的正常生理位置。肩胛骨内上角相当第2胸椎平面。肩胛骨下角相当第7胸椎平面。髂嵴最高点的连线相当第4腰椎棘突。髂后上棘连线，相当腰骶关节。骶髂关节在髂后上棘下方，相当第2骶椎平面。

检查脊柱部压痛点，要分别采用浅、深压痛和间接压痛法。浅压痛表示浅部病变，如棘上、棘间韧带的软组织劳损。此法大多能在病变部位找到肌痉挛和压痛。如棘间韧带劳损在棘突之间有压痛。棘上韧带劳损在棘上有压痛。腰筋膜劳损多在第3腰椎横突旁有压痛和肥厚感，或见肌痉挛，或见索状结节，腰背肌劳损时，该肌可有痉挛、压痛。颈腰椎间盘纤维环破裂症，在病变椎间盘的棘突间及两旁有深压痛和放射痛。若腰部只有酸痛，压痛点不明确，或根本没有压痛点，用拳叩击腰背反觉舒适，往往是子宫后倾、肾下垂、神经衰弱等症状性腰痛。心脏疾患可在左侧心俞处有压痛。肝、胆病患也可在右侧肝、胆俞处有压痛。故腰背部的压痛点，就应注意区别是否为内脏疾病在腰背部的反射性疼痛点。

（3）活动检查：正常脊柱有前屈、后伸、左右侧屈及旋转的功能。颈椎和腰椎的正常活动幅度见图3-1和图3-2。若发生病变，在其做主动或被动前屈、后伸、侧屈、旋转时，可因疼痛等原因而使运动受限，检查时做好记录。

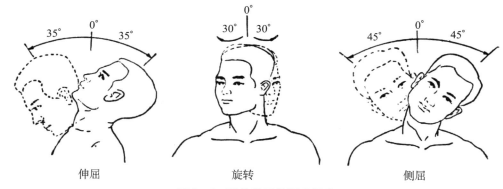

伸屈　　　　　　　　旋转　　　　　　　　侧屈

图3-1　颈椎的正常活动幅度

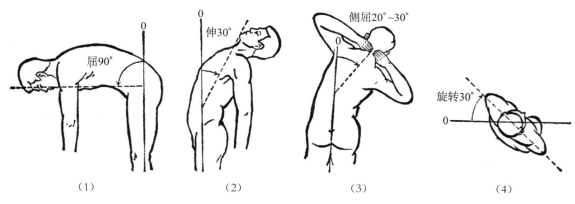

（1）　　　　　　　（2）　　　　　　　（3）　　　　　　　（4）

图3-2　腰部活动范围

4）上肢部

（1）肩部：①视诊。肩部的视诊首先是两侧的对比检查。检查时，两肩要裸露，对比其两肩是否等高,并检查外观及颜色情况,视肩部有无畸形、肿胀、窦道和肿块及静脉怒张,对比两侧三角肌的发育及锁骨上、下窝的深浅是否对称,肌肉有无萎缩。然后检查背部,对比两肩胛骨高低是否一致,肩胛冈的上下肌肉有无萎缩。②触诊。肩部触诊首先要了解肩部的正常解剖结构、活动幅度及其骨性标志。肩峰在肩外侧骨性突出的最高点;它的下方的骨性突出有肱骨大结节;肩峰的前内侧方与锁骨外端相接;锁骨的中 1/3 与外 1/3 交界处,下行一横指肱骨头内上方为喙突。肩部触诊时,用拇指详细地按压检查,寻找压痛点,并注意关节结构是否正常,活动时有无异常状态及摩擦音等,并应注意排除骨折。对肩部压痛点,须和肩关节功能检查相结合,来判断病变部位。③活动检查。病人活动检查时,取站立位或坐位,先做主动运动。检查时应注意运动方式、幅度,有无疼痛、受限,尤其注意其肩胛骨的动态。必要时应固定肩胛骨下角,避免肩胛骨一起参与活动造成假象。因上臂上举动作不仅仅是肩关节的运动,而是肩关节屈曲或外旋到最大幅度(90°)的基础上,再加上肩胛骨旋转的结果。肩关节被动检查的方式、幅度、病人体位等与检查其主动运动相同,仅是病人自己不用力,由检查者扶其上臂做肩部的各项活动,检查时应固定其肩胛骨。肩关节的正常活动,见图 3-3。

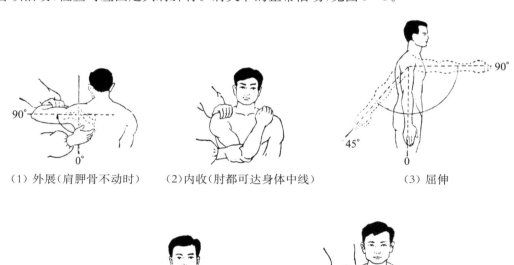

(1) 外展(肩胛骨不动时)　(2)内收(肘都可达身体中线)　(3) 屈伸

(4)内旋　　　　　　　　　　(5) 外旋

图 3-3　肩关节的正常活动幅度

(2) 肘部:①视诊。需两肘裸出,两侧对比检查。要观察肘关节的轮廓有无肿胀和变形。轻度肿胀时,仅见鹰嘴窝鼓起;严重肿胀时,整个肘部粗大,甚至肘横纹消失。正常肘关节伸直位时,有 5°~7°的携带角,女性一般比男性度数稍大。携带角增大为肘外翻,减小或前臂尺偏则为肘内翻。肘关节的形态如有改变,应注意有否骨折和脱位。如果患肢处于半屈肘位时,则提示肘关节脱位或髁上骨折;鹰嘴后突明显时,则是肱骨髁上伸直型骨折或肘关节后方脱位。②触诊。首先要掌握肘关节的骨性标志。肱骨内上髁、外上髁和尺骨鹰嘴是肘关节重要的骨性标志。此三点所构成的"肘直线"和"肘三角"有无改变,对鉴别肘关节脱位和骨折十分重要。触诊时要注意压痛点的位置。肱骨外上髁压痛明显时提示有病灶;鹰嘴部压痛时,提示有骨折或滑囊炎;尺神经位于肘后尺侧,如有压痛和麻木现象,则提示尺神经病变;肱骨外上髁、内上髁、桡骨小头和鹰嘴的部位如有压痛并触到骨摩擦感和异常活动时,则提示该部位骨折;若前臂外展或内收活动受限,则表示内、外侧前臂屈、伸肌起点或侧副韧带的损伤,或内、外上髁撕脱骨折;肘关节如有异常的外展和内收活动,则有脱位或骨折病变。③活动检查。肘关节以屈伸为主,活动的关节主要在肱尺关节。前臂的旋转则依赖于尺桡上、下关节和骨间膜的相互活动。肱桡关节虽参与屈伸和旋转活动,但处于次要位置。肘伸直位无侧方活动,但当侧副韧带损伤时,会出现异常的侧方活动。肘关节的正常活动幅度见图3-4。

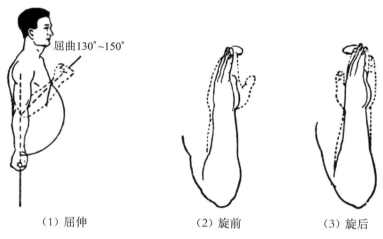

（1）屈伸 （2）旋前 （3）旋后

图3-4 肘关节的正常活动幅度

（3）腕掌指部:①视诊。手的自然体位(休息位)是自然半握拳状态,犹如握茶杯姿势,各组拮抗肌张力相互平衡。腕关节背屈10°～15°并轻度尺偏。拇指处于对掌位,轻度外展,指腹接近或触及示指远侧指间关节的桡侧缘。其他各指的掌指关节和指间关节均呈半屈位,示指屈曲较小,越向小指屈曲越大。示指轻度向尺侧倾斜,小指轻度向桡侧倾斜。当手部损伤,由于肌力不平衡,即可出现手部功能位异常。腕掌指部的视诊要注意两侧对比检查,观察骨的轮廓有无畸形、软组织有无肿胀及肌萎缩等。注意非急性损伤引起的畸形多为神经血管损伤所致。腕下垂则是桡神经损伤。拇指不能做对掌、外展动作,拇指和示指不能弯曲,也不能过伸,大鱼际萎缩,呈猿手状畸形,则是正中神经损伤。拇指不能内收,其余四指不能做内收和外展运动,第四、五手指指掌关节不能屈曲,远端指间关节不能伸直,骨间肌及小鱼际肌萎缩,呈爪形手,乃尺神经损伤所致。临床视诊应注意软组织肿胀的部位和范围。鼻烟窝处饱满多为舟状骨骨折。两侧腕及近侧指间关节呈对称性梭形肿胀,多为类风湿关节炎。腱鞘炎或腱周围炎,多表现为沿肌腱的肿块。腕部局限性肿块,稍能顺肌腱的垂直方向移动,但不能与其平行移动,通常多为腱鞘囊肿。整个手指呈杵状指,多为肺源性心脏病、支气管扩张或发绀型先天性心脏病。异常动作:手足搐搦多因缺钙引起,手指震颤多见于甲状腺功能亢进、帕金森病、慢性酒精中毒等疾病。②触诊。注意压痛点、肿块和叩击痛。掌侧腕横纹中央区压痛,伴手指放射痛和麻木感,为腕管综合征,提示正中神经受压;下尺桡关节处压痛,尺骨茎突高凸且有松弛感,为下尺桡关节分离;远侧和近侧指关节侧方压痛或伴有侧向活动,为侧副韧带损伤。鼻烟窝肿胀和压痛,提示舟状骨骨折。桡骨茎突处压痛,多为拇短肌、拇长展肌腱鞘炎;掌指关节掌侧处压痛,多见于第一至第四指腱鞘炎。③活动检查。腕关节有内收、外展、背伸、掌屈等功能,腕关节的正常活动幅度见图3-5。

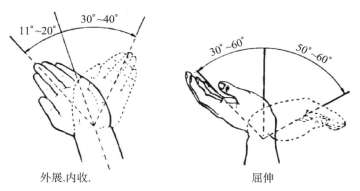

外展.内收.   屈伸

图3-5 腕关节的正常活动幅度

5)下肢部

(1)髋部:①视诊。令患者脱去外衣行走。先从前面观察,注意两侧髂前上棘是否在同一水平,两侧髋部是否对称。然后观察下肢有无过度内收、外展和短缩等畸形。侧面观察大腿有无屈曲畸形,特别是有无腰椎过度前凸。若不注意腰椎过度前凸,就很容易忽视髋关节轻度前屈畸形。视后面时,先嘱患者健侧下肢负重,另一侧下肢屈曲抬起。正常情况下,由于负重侧的髋外展肌群的收缩,使另一侧骨盆向上倾斜高于负重侧。臀中肌麻痹或髋关节脱位(陈旧性)时,当患侧下肢负重,健侧下肢屈曲抬起时,不但不能使健侧骨盆向上倾斜,反而低于负重侧,称站立屈髋屈膝试验阳性,见图3-6。临床视诊还应注意肿块和肿胀。如腹股沟饱满,则说明髋关节肿胀。臀部异常丰满,常是髂骨本身病变;髋关节外上方突起,多因先天性脱位或半脱位所致;外下方肿胀多属股骨大转子病变或因腰骶部感染脓液流注引起。②触诊。患者仰卧,检查者两拇指用同样力量触压两腹股沟韧带中点下2 cm处,观察病人的反应,或用拳击

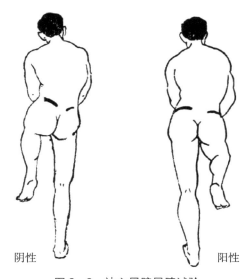

阴性   阳性

图3-6 站立屈髋屈膝试验

大转子或足跟,观察病人的反应,若引起髋关节痛,说明髋关节有病变。外侧大转子浅表压痛,则提示大转子滑囊炎。对髋关节的活动痛要仔细检查,判定其疼痛的位置。其检查方法一是髋关节伸直旋转试验,以检查关节面摩擦痛;二是髋关节屈曲旋转试验,髋关节屈曲位时,髂腰肌松弛,如有轻微旋转即出现疼痛,则为关节面摩擦痛,可排除髂腰肌的牵扯痛;如小幅度旋转无疼痛,幅度增大可出现疼痛,提示髂腰肌等软组织的病变。③活动检查。髋关节有屈曲、后伸、内收、外展、内旋和外旋的活动功能。髋关节的正常活动幅度见图3-7。

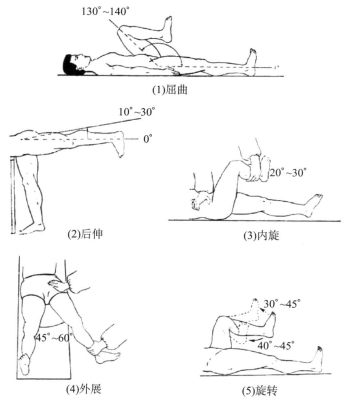

(1)屈曲

(2)后伸

(3)内旋

(4)外展

(5)旋转

图3-7 髋关节的正常活动幅度

(2)膝部:①视诊。观察膝部有无畸形。正常膝关节仅有5°的过伸,过伸超过5°为后翻畸形(或膝反张),不能伸直则为屈曲畸形。正常情况下,大腿和小腿有5°~8°的轻度外翻,如外翻超过或小于5°~8°则为外翻或内翻畸形。另外要观察膝关节是否肿胀。轻度肿胀表现为两侧膝眼饱满,严重肿胀时髌上滑囊及整个膝周均隆起肿大。髌上滑囊区的肿块可能是滑囊炎、关节积液。胫骨和股骨髁部及干骺端的肿大可能是骨肿瘤。腘窝肿块一般为腘窝囊肿。观察肌肉有无萎缩及肌张力状态,特别是股四头肌内侧头。由于股四头肌内侧头力量最强,是完成伸膝动作最后10°~15°的主要肌肉,任何膝关节疾患,只要引起膝关节运动障碍,股四头肌内侧头便很快萎缩。故肌萎缩与否对判断膝关节有无病变有较大意义。此外,还需注意小腿有无静脉曲张和浮肿。②触诊。常见压痛点如图3-8所示。若髌骨边缘有压痛,则是髌骨软化症;髌韧带两侧有压痛,则是髌下脂肪垫损伤;关节间隙有压痛,是半月板损伤;胫骨结节有压痛,是胫骨结节软骨炎;髌骨下极有压痛,是髌下韧带病;侧副韧带附着点有压痛,是侧副韧带损伤。临床检查肿块也是触诊的重要内容。检查时应进一步鉴别其性质、压痛、有无波动感、乒乓球感等。骨折时局部压痛明显,能触及断端异常活动和闻及骨擦音。③活动检查。膝关节有伸展、屈曲功能。检查时应先查自动运动,后查被动运动,并对比两侧幅度。如有疼痛,应当注意疼痛出现的角度和部位。膝关节正常活动幅度见图 3-9。

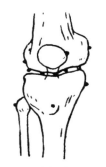

图 3-8 膝部常见压痛点

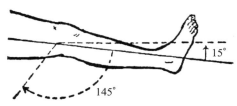

图 3-9 膝关节活动范围

(3) 踝部:①视诊。观察有无足下垂(马蹄足)、跟足(仰趾足)、内翻足、外翻足、扁平足和高弓足等畸形;有无肿胀、皮下淤血等。若内、外翻足处肿胀、背屈剧痛可能是踝骨骨折;如踝下凹陷消失,兼有波动感,可能为关节内积液或血肿。肿胀局限于一侧,临床多见于侧副韧带损伤。足后部肿胀多属跟腱炎、滑囊炎或骨质增生。②触诊。踝部软组织较薄,往往压痛点就是病灶位置,根据压痛点位置,推断疼痛在某一组织,尔后做自动和被动运动检查,再结合运动检查所引起的疼痛,基本上确定疼痛发生的部位。如压痛点在外踝,踝内翻时外踝部疼痛,而外翻时不痛,则病变在外踝的韧带上;若压痛点在跟腱上,可能是跟腱本身或腱旁膜的病变;压痛点在跟腱的止点处,可能是跟腱后滑囊炎;跟骨的跖面正中偏后处有压痛,可能是跟骨棘或脂肪垫的病证;靠前部可能是跖腱膜的病证;压痛点在跟骨两侧靠内、外踝的直下方,则可能是距下关节病变。肿胀一般多伴有压痛,检查时应注意有无波动感和实质感。软性肿块常属滑膜、腱鞘病变,硬性肿块常为骨病变。另外,足背和胫后动脉的触诊对了解血液循环情况有重要的临床意义。③活动检查。踝关节有背屈和跖屈的功能。跖屈时尚有内翻和外翻活动。踝关节的正常活动幅度见图 3-10。

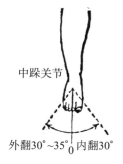

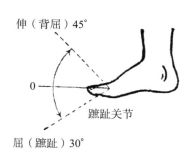

图 3-10 踝关节活动

2. 特殊检查方法

1) 上肢部

(1) 杜加试验(搭肩试验):正常人手搭在对侧肩部时,肘关节可以靠紧胸壁,而该试验阳性时,可见到当手搭在对侧肩部时,肘关节不能靠紧胸壁。或肘关节紧靠胸壁时,手不能搭在对侧肩部。或手搭肩和肘靠胸壁均不能。搭肩试验阳性者可能为肩关节脱位,见图 3-11。

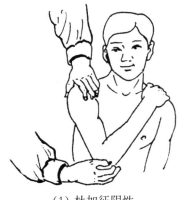
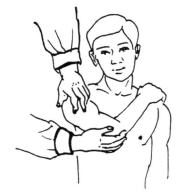

（1）杜加征阴性　　　　　　　　　（2）杜加征阳性,右肘不能贴住胸壁

图 3-11　搭肩试验

（2）骨性三角检查：大结节、喙突和肩峰三点组成三角形。脱位时,因大结节位置变动,所以所形成的三角形与对侧不同。

（3）肩关节外展试验：病人站立,检查者立于对面,双手按在其肩上,监视其肩胛骨的代偿情况;而后,病人肩关节从中立位起,主动做外展运动,直至上举过头,并及时说明外展过程中什么时候开始肩痛,什么时候停止疼痛。检查者应注意患者疼痛时的外展角度,见图 3-12。假如肩关节只能轻微外展,同时引起剧痛者,可能为肩关节脱位或骨折;假如外展到上举过程中都有疼痛,那么可能为肩关节周围炎;假如外展开始时不痛,越接近水平位时肩越痛,那么可能为肩关节粘连;假如外展动作小心翼翼,同时伴有突然疼痛者,可能锁骨骨折;假如外展过程中疼痛,上举时反而不痛,可能为三角肌下滑囊炎;假如从外展到上举 $60°\sim120°$ 范围内有疼痛,超越此范围时反而不痛,可能为冈上肌肌腱炎。

（4）肱二头肌长头腱试验：病人屈肘至 $90°$ 检查者用力前旋病人前臂,嘱病人抗阻力后旋前臂,此时如在肱骨结节间沟部出现疼痛,即为阳性,提示肱二头肌长头腱在结节间沟部有肌腱炎或腱鞘炎。

（5）直尺试验：正常人肩峰和肱骨外髁不能同时与一根直尺相接触,因为肱骨大结节在肩峰与肱骨外髁连线之外。如果直尺两端同时能接触肩峰与肱骨外上髁,就为阳性,这说明肱骨上端向内移位,可能肩关节脱位或肩胛骨颈部骨折,见图 3-13。

（6）上臂外展外旋试验：病人主动做上臂外展外旋活动,在肱骨结节间沟部出现疼痛,即为阳性,可能肱二头肌长腱在结节间沟部有肌腱炎或腱鞘炎。

（7）伸肘试验：将患侧手放在头顶上,令病人主动伸直肘关节,不能自动伸直者是阳性,说明鹰嘴骨折,见图 3-14。

（8）握拳试验：患者握拳,主动或被动向尺侧屈腕,引起桡骨茎突处疼痛为阳性,可能桡骨茎突部狭窄性腱鞘炎,见图 3-15。

（9）屈腕试验：将患者腕关节极度屈曲,引起手指麻痛者为阳性,可能是腕管综合征,见图 3-16。

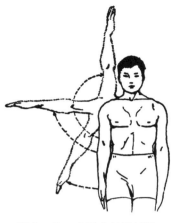

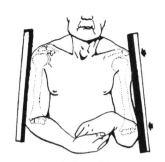

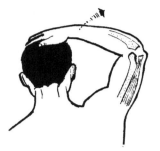

图 3 - 12　肩关节外展试验　　　图 3 - 13　直尺试验(左侧阳性,右侧阴性)　　　图 3 - 14　伸肘试验

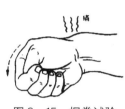

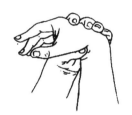

图 3 - 15　握拳试验　　　　　　　图 3 - 16　屈腕试验

2)下肢部

(1)足内、外翻试验:检查者一手固定小腿,另一手握住足,将踝关节极度内翻或外翻;假如同侧疼痛,那么可能是副韧带损伤。

(2)膝关节旋转试验:患者仰卧,检查者一手扶膝部,将膝关节做被动屈伸活动,同时外展内旋或内收外旋,引起响声或疼痛时为阳性,可能是半月板损伤,见图 3 - 17。

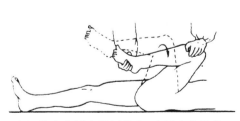

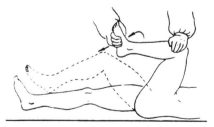

(1)检查内侧半月板损伤,小腿内收外旋,　　　　　(2)检查外侧半月板损伤,小腿外展内旋,
　　　再伸直膝关节　　　　　　　　　　　　　　　　　　　再伸直膝关节

图 3 - 17　膝关节旋转试验

(3)掌跟试验:患者仰卧,下肢伸直,足跟放在检查者的掌面上。正常情况下,足可直竖在掌面上;假如足尖向外侧呈外旋位,那么为阳性,可能是股骨颈骨折、髋关节脱位或截瘫患者髋关节松弛,见图 3 - 18。

(4)跟腱偏斜症:正常站立位,跟腱长轴应与下肢长轴平行;扁平足时,跟腱长轴向外偏斜。

（5）浮髌试验：病者平卧，患肢伸直放松。检查者一手将髌上囊内液体向下挤入关节腔。另一手示指按压髌骨，一压一放，反复数次。假若有波动感，就表示关节腔内有积液。如果有明显的浮动感，提示关节腔内积液较多，见图3-19。

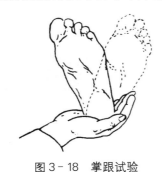

图3-18　掌跟试验

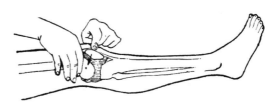

图3-19　浮髌试验

（6）屈髋挛缩试验：病人仰卧，尽力屈曲健侧大腿到腹壁，腰椎紧贴床上，并固定其骨盆；患髋若不能伸直即为阳性，可能该髋有屈曲挛缩畸形，见图3-20。

（7）梨状肌紧张试验：患者俯卧，两下肢伸直；医生用力使患肢做髋内旋，病人做对抗外旋，臀部出现疼痛即为阳性，见图3-21。

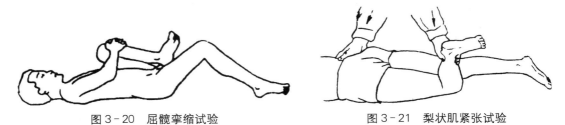

图3-20　屈髋挛缩试验

图3-21　梨状肌紧张试验

（8）屈膝屈髋分腿试验：病人两下肢屈曲外旋，两足底对紧，自动将两下肢外展外旋。如果大腿不易完全分开，被动分开就产生疼痛者，为阳性，可能是股内收肌痉挛，见图3-22。

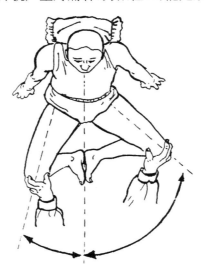

图3-22　屈膝屈髋分腿试验

（9）抽屉试验：病人仰卧，患膝屈曲90°，肌肉放松。检查时固定其足不使移动，并先将小腿上端放在正常的位置，然后再检查，否则可能产生与前后抽屉征完全相反的结论。检查者双手握小腿上端将其向前和向后反复推拉；正常情况不活动，如果活动则为胫骨发生前后脱位，为阳性；如果小腿上端能向前拉动，为前抽屉征阳性，可能是前交叉韧带断裂；如果小腿上端能向后推移，为后抽屉征阳性，可能是后交叉韧带断裂，见图3-23。

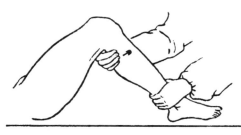 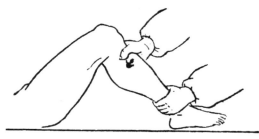

（1）检查前交叉韧带扭伤　　　　　　（2）检查后交叉带扭伤

图3-23　抽屉试验

（10）足跟叩击试验：患者仰卧，两下肢伸直。检查者一手将患肢抬高30°左右，另一手用拳击其足跟。假如髋关节发生疼痛，为阳性，可能是髋关节病变，见图3-24。

（11）刮髌试验：也称指甲试验。髌骨骨折时，用拇指甲背面，在髌骨表面从上向下划过，可触及缩小的骨折间隙，这种试验也可用于其他皮下骨的骨折线检查；可是如果局部明显肿胀，那么骨折线就不易触及，见图3-25。

（12）半蹲试验：患者用患足站立并逐渐下蹲，假如出现膝痛、膝软的感觉，为阳性，可能是髌骨软骨病，见图3-26。

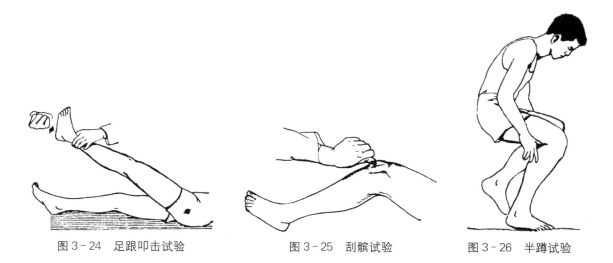

图3-24　足跟叩击试验　　　　　图3-25　刮髌试验　　　　　图3-26　半蹲试验

3）脊柱部

（1）深呼吸试验：病人正坐位，两手放在膝上，深吸气后屏住呼吸，仰头并将下颏转至患侧；同时医生一手下压患侧肩部，另一手测定患肢桡动脉搏动情况。如果桡动脉搏动减弱或消失，且疼痛增加，为阳性，说明是前斜角肌综合征。

（2）仰卧挺腹试验：病者仰卧，将腹部挺起，腰部及骨盆离开床面，同时咳嗽一声，假如引起腰腿痛为阳性，说明腰脊神经根受压，见图3-27。

（3）击顶试验：又称颈椎间接叩击试验。病人正坐位。检查者左手掌紧贴于病人头顶上，用右手叩击左手手背，如果引起病人颈部疼痛或伴有上肢放射痛，为阳性。检查者必须注意：病人颈、胸、腰椎均要挺直，勿与病人讲话，嘱病人牙齿咬紧。阳性者可能是颈椎间盘、颈椎后关节或颈椎骨病变，见图3-28。

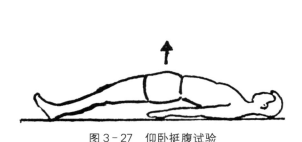

图3-27　仰卧挺腹试验　　　　图3-28　颈椎间接叩击试验

（4）双膝双髋屈曲试验：病人仰卧，检查者将患者屈曲的两下肢同时压向腹部，假如有活动受限并发生疼痛者，为阳性，说明腰骶关节或椎间关节有病变；双髋屈曲90°以下，发生疼痛者，病变在髋部；屈曲90°以上120°以下，发生疼痛，那么病变在骶髂关节，见图3-29。

（5）桡骨膜反射检查法：嘱病人肘关节半屈曲，前臂略外旋，腕关节自然垂下，检查者以叩诊锤叩击桡骨茎突上方；正常反应为前臂旋前及肘关节屈曲，此反射弧中枢在颈髓第5～8节，见图3-30。

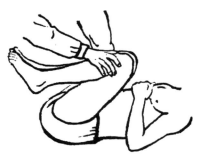
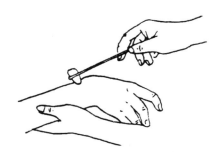

图3-29　髋膝屈曲试验　　　　图3-30　桡骨膜反射检查法

（6）直腿抬高加强试验：直腿抬高到出现腰腿痛的角度时，放低5°～10°，然后背屈踝关节，又引起疼痛者，即可排除股后肌群紧张或挛缩引起的直腿抬高阳性，并进一步证明腰骶部神经根的损害，见图3-31。

（7）弹趾试验：轻叩足趾的基底部或用手将足趾向背面挑动，假如足趾跖屈表现为阳性，则说明可能有锥体束损害，见图3-32。

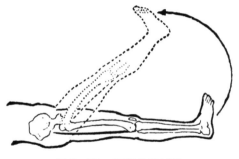

图 3-31 直腿抬高试验

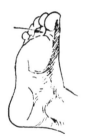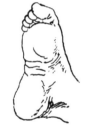

图 3-32 弹趾试验

（8）跟臀试验：病人俯卧，两下肢伸直，肌肉放松。检查者握其足部，使足跟触到臀部。假如骶髂关节有病变，就引起腰骶部疼痛，骨盆甚至腰部也随着抬起，见图 3-33。

（9）巴宾斯基征：又称划足底试验。检查时医生用钝尖物轻划患者足底外缘，由后向前；阳性者踇趾缓缓背屈，其他各趾轻度外展，说明有锥体束损害，见图 3-34。

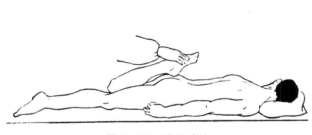

图 3-33 跟臀试验

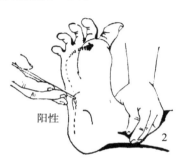

阳性

图 3-34 划足底试验

（10）压顶试验：又称颈椎间孔挤压试验。病人正坐位，头稍向上仰且偏向患侧。医生用手在头顶向下做垂直按压，引起病人颈部及上肢放射性疼痛者为阳性，提示可能是颈椎病，见图 3-35。

（11）斜扳试验：病人侧卧，检查者一手握扶患腿使之屈膝屈髋，并强使该侧髋关节屈曲内收。另一手扶住患侧肩部，以稳定上身不动。这时由于臀肌牵拉和大腿向内侧挤压骨盆，使骨盆纵轴产生旋转压力，如果骶髂关节不稳则产生疼痛，见图 3-36。

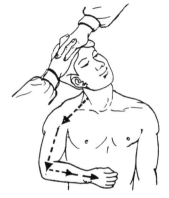

图 3-35 侧屈颈椎间孔挤压试验

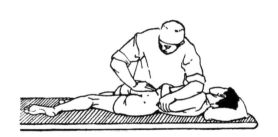

图 3-36 斜扳试验

（12）臂丛神经牵拉试验：患者坐位或站位，头向健侧侧屈，医生用一手抵住患侧头部，另一手握患肢腕部，反方向牵拉，患肢有疼痛或麻木感为阳性，提示臂丛神经根受压，可能是颈椎病或颈椎间盘病变，见图3－37。

（13）膝腱反射检查法：坐位检查时，患者坐在床沿，双小腿自然悬挂，在卧位时病人仰卧，检查者用左手托起其膝部，使其稍屈曲，呈20°～30°角，然后轻叩膝下股四头肌肌腱。正常反应为小腿有伸展动作，此反射的反射弧中枢在腰髓第2～4节，冲动沿股神经传导，见图3－38。

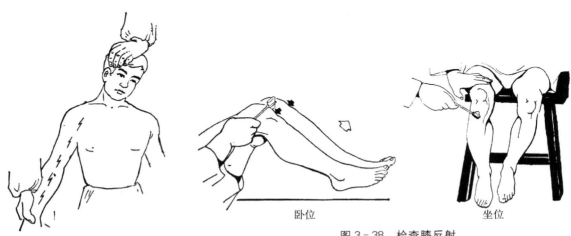

图3－37　臂丛神经牵拉试验

卧位　　　坐位

图3－38　检查膝反射

（14）骨盆挤压或分离试验：病人仰卧，检查者用手分别压在两侧髂骨翼上，并用力向外按（分离）或向内挤压。有疼痛者为阳性，说明骶髂关节有病变，或者有骨盆骨折等。

（15）霍夫曼试验：病人前臂旋前，掌面向下。检查者左手握住病人前臂近腕关节处，右手示指和中指夹住病人的中指，并向前上方提拉，再用拇指的指甲急速弹刮病人中指的指甲。假如有拇指屈曲内收，其余手指末节有屈曲动作时，为阳性反应，说明椎体束在第5、第6颈髓以上受损；可是此征有时在反射活跃的正常人也可出现，应引起注意，见图3－39。

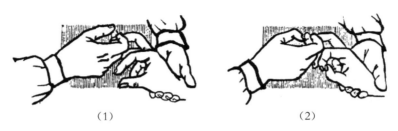

（1）　　　　　　　　　　　　　（2）

图3－39　霍夫曼试验

（16）床边试验：病人仰卧于床边，患侧下肢悬垂于床外边，另一侧下肢髋与膝部尽力屈曲，病人用双手抱住膝部，以固定脊柱。检查者一手按住屈曲的膝部，另一手按住悬于床边的大腿下端，此时骶髂关节受到旋转力的作用，如果发生疼痛，为阳性，说明骶髂关节有病变。需要注意的是，本试验必须在排除髋关节病变的基础上进行才有效，见图3－40。

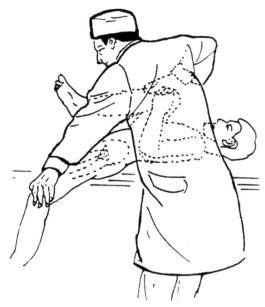

图 3－40　床边试验

（三）X 线检查法

阅读 X 线片,要注意宏观的改变和细致的变化;既要观察主要部分,也不可忽视相关的部位;既要重视骨与关节,又不可忽视软组织。为防止顾此失彼,避免误诊和漏诊,故阅片时一定要按一定顺序进行读片,养成良好的读片习惯。

1. 软组织

阅片时要从软组织观察起,骨与关节的疾患常可导致软组织肿胀、破溃、萎缩、钙化等改变。而软组织病变也可波及骨与关节组织,引起骨质破坏或增生。尤其是急性骨髓炎,其 X 线变化出现较晚,而软组织变化于发病后 2 小时至数日内出现。X 线片上显示皮下组织与肌肉间的正常分界变得模糊起来,肌肉间隙阴影消失,并可见皮下增厚和皮下脂肪间隙呈辐射状线条阴影。如果病变波及关节,那么关节邻近的脂肪阴影模糊、变形或消失。若能发现和掌握这些改变,即可获得早期诊断。所以在阅读 X 线片时,一定要重视对病变部位软组织的观察。软组织正常 X 线的表现为:其密度比软骨组织低,皮肤、皮下脂肪、肌肉、肌间隙、肌间脂肪的正常 X 线征象可形成自然对比,当软组织有病时,正常的密度关系就会发生改变。

2. 关节

1）关节的组成

（1）关节腔:构成关节诸骨间的密度减低区,它包括 X 线平片不显影的关节面软骨、关节间纤维软骨,以及较狭窄的关节固有间隙,在 X 线诊断中统称为关节腔,其宽度与年龄及部位有关,如有增宽或变狭窄,均表示异常。

（2）关节面:软骨下由骨皮质覆盖,外缘光滑平整。

（3）滑膜及关节囊:正常时不显影,但当积液肿胀时,因其本身密度增加,在周围脂肪垫的衬托对比下,显示出致密的膨隆阴影。

（4）韧带:通常不显影,有时在大关节附近可见。创伤和炎症后,影像模糊,有助于早期的诊断。

（5）关节附近脂肪：关节附近的脂肪阴影，位于关节囊外的脂肪垫和位于软组织间的脂肪线，均呈透明性密度减低区。若发现阴影变形、模糊、移位或消失，即为异常表现。

2）关节 X 线片的分析

关节的疾病很多，X 线表现较复杂，同一种病变可有不同的 X 线所见，而不同的病变又可具有相似的 X 线表现，故仅笼统地观察形态，或机械地背诵疾病的变化，都会导致误诊。

（1）软组织肿胀：多见于炎症、水肿、出血、脓肿和肿瘤。炎症、出血及水肿的 X 线表现为组织结构影像模糊，甚至消失。脓肿、血肿和肿瘤，可见软组织中的肿物阴影，边界清晰，邻近组织有压迫和移位影像。

（2）软组织内的气体：为密度减低的阴影，弥散或积聚于软组织中，可见于外伤引起的气胸、伤口厌氧菌感染或缝合口残存气体。

（3）软组织钙化：可见密度高，形态不一的钙化迹。

（4）软组织异物：可见密度增高的异物阴影。

（5）软组织溃疡和瘘管：有密度减低的透亮区，多见于慢性感染性疾患。

3）关节疾患的 X 线表现

关节周围软组织肿胀：X 线表现软组织肿胀、层次模糊、组织间隙消失及软组织内脂肪层移位、消失。多见于关节外伤出血、感染或积液。

（1）关节及关节周围软组织萎缩：X 线的表现是关节腔狭窄、骨骼变细、骨端变形、骨纹理粗大、周围软组织薄弱和肢体变细，临床常见于失用性关节疾患。

（2）关节腔增宽：多见于关节积液或积血。

（3）关节腔狭窄：临床有两种诱因。一种是软骨退变：关节软骨发生退行性改变，分裂溶解，弹力消失代之以纤维组织，导致关节腔狭窄，同时常伴有骨质增生。临床见于大骨节病、骨关节病、外伤性关节炎。另一种是软骨破坏：由关节软骨破坏而引起。常见于感染性关节炎、类风湿关节炎、血友病、痛风等。若病变侵犯骨质，可见关节面骨质破坏。

（4）关节脱位：关节面失去正常的解剖关系，临床见于先天性畸形和外伤，也可见于肿瘤、大骨节病、骨关节病及血友病等。

（5）关节骨质增生和硬化：X 线示为关节面有唇样变、骨刺形成、附着韧带钙化或骨化、关节面下骨松质硬化等改变。临床可见于骨关节病、血友病、神经关节病、大骨节病晚期、外伤性关节炎以及老年骨质退行性病变。

（6）关节强直：分关节性强直和纤维性强直两种。前者关节腔消失，骨小梁贯穿其间；后者因纤维组织不显影，故关节腔不消失，关节周围软组织增厚，伴有强直后畸形。临床可见于慢性关节炎后期和血友病。

（7）关节内游离体：又称关节鼠，系由碎裂的关节软骨、关节面脱落的碎块或脱落的滑膜形成。临床见于关节软骨瘤病、创伤性关节炎、骨软骨炎、夏科关节病等。

（四）超声诊断法

1. 简况

超声诊断是一门新兴的科学，迄今为止仅有数十年的历史。1942 年，奥地利的 Dussik 率先使用 A 型超声波装置探测颅脑，了解骨质变化。1949 年，Dussik 成功地探测头部并获得了含脑室在内的超声波波形图。1956 年，有人用 A 型超声诊断仪来诊断脑肿瘤、脑出血、胆结石、乳腺肿瘤及肾肿瘤而获得成功。1958 年，芬兰的 A. Okasala 首次报道用超声诊断眼科视网膜剥离获得成功。1959 年，日本和贺井等报道临床诊断子宫肌瘤、早期妊娠等成功的病例。

1958 年,我国上海第六人民医院用超声诊断肝、胃、子宫颈癌及乳腺等疾病获得成功。

2. 基本原理

听觉可感到的声波叫可闻声波,可闻声波频率范围在 20～20 000 Hz,高于 20 000 Hz 的称为超声波。超声波在介质传播的过程中,遇到不同的声阻抗的界面,声能就发生反射折回,超声仪将这种声的机械能转变为电能,再将这种电信号处理放大,在荧光屏上显示出来。将回声转换成的电信号显示为振幅高低不同的波型时,即 A 型诊断法(A 超声示波);显示为光点扫描时,即 M 型超声诊断法(M 超声光点扫描);显示超声的多普勒(Doppler)效应所产生的差频时,即 D 型超声诊断法(D 超声频移);显示为灰度不同的光点,进而组成图像的,即 B 型超声诊断法(B 超声显像)。

3. 临床应用

(1) 超声示波诊断法:临床多用于颅脑外伤引起的颅内血肿,以及颅内占位性病变;也可用于胆结石、子宫颈癌、子宫肌瘤、早期妊娠及乳腺肿瘤等病。

(2) 超声光点扫描:1954 年,瑞典 Edler 首先用超声光点扫描法诊断心脏疾病,尔后,欧美等国有人用 M 型超声诊断心血管疾病,并称此法为超声心脏图或回声心脏图。

(3) 超声显像诊断法:1952 年,美国 D. H. Howry 从超声示波法发展至超声显像诊断法(B 超)用来探测肝、颈和四肢。现几乎可探测全身各器官,且能实时成像,即可观察脏器的动态情况。

该法用于脊柱的探测,可清晰地显示出椎管和周围组织的关系,也可用于四肢骨和软组织的肿瘤或损伤的诊断。尤其是对椎管的肿瘤、黄韧带肥厚、腰椎间盘突出症等病的诊断是很有价值的。因为超声诊断法对人体无损害,所以它已被广泛地应用于临床。

(五) 肌电图

1. 简况

从前将直流电和感应电用于临床治疗,而软组织损伤和神经肌肉的损伤,多采取临床一般检查法,这种诊法不甚精确。近年来,用电生理检查法来检测神经肌肉的功能情况。随着技术的进步,相继产生了直流感应电检查法、时值的测定、时间强度曲线的测定、肌电图、神经传导速度的测定和诱发电位检查法。

2. 基本原理

用特制的皮肤电极或针电极,把肌肉的动作电位引出,尤其是针电极,它的记录面积较小($0.015～0.07\,mm^2$),可以记录单个或几个动作电位(运动单位)。经肌电仪的放大、储存、计算等处理,对动作电位的时限、波幅、波形和频率等参数的分析,结合被检者的放松、小力收缩和最大力收缩三个时象的表现,协助判断神经肌肉的功能状态,有利于临床的正确诊断。

3. 临床应用

1) 病损种类和程度

(1) 部分神经元性损害:插入电位延长或无明显延长,放松时出现自发电位,轻度收缩时,出现动作电位时限延长,大于正常值 20 以上,多项波的比率增高或正常,强力收缩时,则出现干扰相至单纯相间的不同运动相的表现。

(2) 完全性神经元性损害:插入电位延长明显,出现自发电位,轻度收缩和强力收缩时,没有动作电位出现。

2) 骨科疾病

(1) 腰椎间盘突出症:多发于腰 4～5 或腰 5～骶 1,检查时,先查腰 3～4、腰 4～5、腰5～骶1的腰回旋肌、股内侧肌、胫骨前肌及腓肠肌内侧头的肌电图。当腰4～5回旋肌、胫前肌有异常肌电图征,而腰3～4、腰5～骶1回旋肌、股内侧肌及腓肠肌内侧头表现基本正常时,其结果表明腰4神经受累,其所见符合腰4～5椎间盘突出症。若双侧表现异常时,临床多为中央型腰椎间盘突出;若单侧表现异常时,多为腰椎间盘侧突型。

（2）颈椎病:根型颈椎病可压迫双侧,临床表现多为单侧发病;脊髓型颈椎病涉及双上肢;临床若外展小指肌有异常肌电图,而外展拇短肌正常,临床有尺神经受累现象,应考虑下位颈椎的病变。

（六）CT 检查

1. 简况

自 1895 年伦琴发现 X 射线以来,X 射线就为人类健康事业作出了重要贡献。1969 年,英国工程师 G. N. Hounsfield 设计计算机横断体层摄影装置,以后由神经放射诊断学家 Ambrose 应用于临床,诊断效果极为满意。1972 年,在英国放射学年会上发表了这一成果。1979 年,Hounsfield 等获诺贝尔医学或生理学奖。其诊断方法初期仅用于头部诊断,1974 年,Ledley 设计成功了全身 CT 诊断装置,对全身各部位的病变均可进行断层扫描检查。

2. 基本原理

CT 是以 X 线束从多个方向对身体被检查的某一断层层面进行投照,计算机将测得的透过人体的 X 线量转变成数据,数字化后,再经计算得出这一断层层面各个单位容积的吸收系数,电子计算机又复将这些数据和系数重建转换成图像。因正常组织和病变组织两者 X 线吸收系数不同,作了定量分析后,将不同的吸收系数转换成图像。由于装置密度分辨率高,故能清楚地反映异常病变的图像,使病变的检出率和诊断确诊率显著提高。

3. 临床应用

骨科疾病用 X 线片检查,就能满足诊断的需要。遇到疑难病,X 线片未能明确诊断的,可运用 CT 检查来进行诊断。

1）骨科疾病的诊断

CT 可从横断面来了解脊椎、骨盆、四肢骨关节的病变,它不受骨阴影重叠或肠内容物遮盖的干扰。因为 CT 具有较高密度分辨率的性能,所以对脊椎的小关节突、椎管侧隐窝、骨盆及长骨骨髓腔等处的微小改变,尤其是对诸如后韧带骨化症、椎板增厚、小关节突肥大、椎间盘突出等病所引起的椎管狭窄,有较高的分辨率,是理想的检查方法。

2）脏器的诊断

（1）肝脏:肝脏与胆总管、胆囊、胰腺、十二指肠、门静脉在解剖上关系密切。故肝脏患病,或其他邻脏器有病,均可相互影响。临床运用肝的 CT 扫描,同时观察到同一水平面的数个器官有无变化,即可得出正确的诊断。

（2）胆系:能检出肿瘤、炎症、结石等病变,影像表现胆系受压或堵塞引起的胆管或胆囊的扩大,以及占位性病变的图像。

其他:CT 可诊断妇科、泌尿系统疾病,对肾脏、子宫、卵巢病变的诊断更有意义。

（七）磁共振成像（MRI）

1. 简况

磁共振成像技术使机体组织的成像从比较单纯的解剖显像发展到解剖学、组织生物化学和物理特性变化相结合,它可使临床医生探测到许多早期病变。

2. 基本原理

Lauerbur 在 1973 年提出了核磁共振的概念。他是根据在物质的原子核内具有单数的质子和中子,而质子在特定的磁场内进行着自旋运动,若外加一个与其频率相同的射频脉冲,则此脉冲可激发质子,使其自旋方向发生改变,质子从外加的射频脉冲中获得能量,从稳定状态跃至高能状态,受激发的原子核(质子)将发生"共振效应",以共振频率将能量放至周围环境,这种能量可被检测出,称为 NMR 信号。信号的强弱在人体各部分根据质子的不同差数而有差异,这包括活动质子的密度、质子的分子环境、温度与黏稠度等因素在内。核磁共振器利用生物体内存有可被测量出的微量磁力质子或中子,如 ^1H、^{17}O、^{23}Na 和 ^{31}P,而人体内 H 核(质子)被选定为做 NMR 检查的物质。当这些磁力强弱不同和各组织器官内同一原子核数量不同,核磁共振器中的电子计算机有重组图像的技术,可将脏器原子核分布的一维、二维及三维图像显示出来,从而得到脏器显示出来的各种不同的图像。根据不同的组织在 NMR 图像上可显示出不同的灰阶,其顺序如下:最暗的是空气;最亮的为脂肪组织,其次是骨髓、脑及脊髓、内脏、肌肉、充满液体的体腔、韧带、肌腱、血流迅速的血管及密质骨。

3. 临床应用

临床多用来探查肿瘤,也可检查骨关节和软组织的病变。其应用范围与 CT 相同,也因设备昂贵,未能普遍使用,一般用 X 线检查法未能解决的疾病诊断问题,才求助于 MRI 了。

二、中医学诊断法

(一)望诊

望诊是医生通过视觉观察病人的精神、面色、形体、动态、局部情况、舌象和分泌物,以及排泄物色、质、量的变化来观察疾病的方法。

望诊的内容包括望整体情况、望局部情况、望舌象、望排出物及望小儿指纹等。

1. 望全身情况

(1)望神:神的表现可分为有神、无神、假神和精神错乱 4 种。①有神:表现为神志清楚,两目精彩,呼吸平稳,语言清晰,面色荣润,肌肉不削,动作自如,反应灵敏。说明精气充足,体健神旺;或虽病而正气未伤,精神未衰,属病轻。②无神:表现为精神萎靡,两目晦暗,呼吸气微或喘促,面无光泽,肌肉瘦削,动作艰难,反应迟钝,甚则神昏谵语,循衣摸床,撮空理线。说明正气大伤,精气亏虚,属病重。③假神:是病情危重时出现的精神暂时好转的假象。古人将这种现象比做"回光返照",又比做"残灯复明"。④精神错乱:可见于癫、狂及痫等证。

(2)望色:望色,是观察病人面部的颜色和光泽以诊察疾病的一种方法。①皮肤光泽:凡面色荣润光泽者,说明脏腑精气充足,为无病或病轻。凡面色晦暗枯槁者,说明脏腑精气已衰,为病重,或病危。②面色:面色发白主气虚证和血虚证。面色发黄主虚证、湿证。面色发红多主热证,满面通红,属实热证,两颧发红,属虚热证。面色发青主寒证、痛证、瘀血、惊风。面色发黑主肾虚证、水饮证、血瘀证。

(3)望形体:是观察病人体形的强弱胖瘦和头背腰膝骨等形体表现以诊察内在病变的方法。①望形体的强弱胖瘦:人的形体内合五脏(肺合皮毛,脾合肉,心合脉,肝合筋,肾合骨),体形的强弱胖瘦内与脏腑气血的盛衰相应,故望形体可以测知内脏的虚实、气血的盛衰和邪正的消长。体强表现为骨骼粗大、胸廓宽厚、肌肉充实、皮肤润泽,是内脏坚实、气血旺盛的表现。体弱表现为骨骼细小、胸廓狭窄、肌肉消瘦、皮肤枯槁,是内脏脆弱、气血不足的表现。形胖气虚表现为形体肥胖、肤白无华、精神不振、乏力气短,属阳气不足,多湿多痰。形瘦阴虚表现为形体消瘦、胸廓狭窄、面色苍黄、皮肤干焦,属阴血不足,内有虚火。大骨枯槁、大肉陷下表现为骨瘦如柴、眼窝深陷、卧床不起、动转艰难,是久病、重病脏腑精气衰竭的危重表现。②望头背腰膝骨的异常表现:五脏是身体强壮的根本,而头背腰膝骨五者内与脏腑关系密切,故观察头背腰膝骨等处的异常表现和功能障碍,可以判断内在脏腑病变的程度和预后。如头垂不抬,目陷无光,是精神衰惫之象。背弯肩垂,是胸中脏器衰惫之象(畸形者例外)。腰酸软疼痛不能转动,是肾脏衰惫之象。膝屈伸不利,行则俯身,是筋将衰惫之象。不能久立,行则振摇不稳,是髓不养骨,骨将衰惫之象。

(4)望姿态:望姿态,是观察病人形体的动静姿态和异常动作以测知内在病变的诊病方法。①望动静姿态:身体躁动,掀去衣被,面常向外者属阳、热、实证。身体静卧,喜加衣被,面常向里者属阴、寒、虚证。坐而仰首,喘粗痰多者多属肺实证。坐而俯首,少气懒言者,属肺虚证。咳逆倚息不得卧,每发于冬者是内有痰饮。心悸浮肿、卧则气逆者是心阳不足,水气凌心。②望异常动作:四肢抽搐、角弓反张者见于肝风内动。脸、唇、指(趾)不时颤动,是血虚筋脉失养,或为动风先兆。手足软弱,运动不灵者见于痿证。关节疼痛、屈伸不利者见于痹证。半身不遂,语言謇涩者见于中风证。

2. 望局部情况

1)望头与发

(1)望头:小儿头形过大或过小,伴有智力发育不全者是先天不足,肾精亏损。头形过大见于脑积水,也可见于呆小病、先天性伸舌样痴呆等。而头形过小则可见于大脑发育不良及先天性尖颅畸形,后者往往由囟门早闭所引起。小儿囟门突起,又称为"囟填",为温病火邪上攻,或脑髓有病,但在小儿哭泣时囟门暂时凸起者为正常。小儿囟门凹陷,见于吐泻伤津及气血不足的患儿,但在6个月以内囟门微陷属正常。头摇,不论成人、小儿,多为肝风内动之兆,或为老年气血虚弱、头失所养所致。

(2)望发:青壮年脱发,头发稀疏易落者多属肾虚或血热。突然成片脱发者为血虚受风,又称为"斑秃"症。青年发白,伴有健忘,腰膝痿软等症状者属肾虚,如无病理症状者不属病态。小儿发结如穗,见于疳积病。

2)望目

目赤肿痛多属实热证。白睛发黄为黄疸病,但需与中年以上人的结膜部脂肪沉着相鉴别,后者为黄色稍隆起的斑块,在眼睑部最明显,而黄疸的黄色均匀无隆起,在眼球周围明显,越近黑睛越浅。目眦淡白属血虚。目胞浮肿为水肿病。眼窝凹陷多为伤津或气血不足。瞳孔缩小多由肝胆火炽所致,也可见于中毒。瞳孔散大为肾精耗竭,见于危证病人,是濒死前的一个征象,瞳孔完全散大是临床死亡的标志之一,但肝胆风火上扰的肝风内障和某些中毒的病人(如曼陀罗中毒)也可见瞳孔散大。两目上视或斜视为肝风内动。小儿睡时露睛为脾虚、气血不足。

3)望耳

耳轮厚大红润,多为肾气充足,形体强壮。耳轮干枯焦黑,是肾精亏损、精不上荣的重证。耳内流脓水为聤耳或耳疮。小儿耳根发凉,耳背有红络,为出麻疹的先兆。

4)望鼻

鼻孔干燥或黑,见于阳明热盛伤津或阳毒热深;鼻翼扇动,见于肺热或喘证。

5)望唇

一方面望唇色,如口唇淡白为血虚,口唇深红属热盛,口唇青紫见血瘀。一方面望唇的形态,如口唇干裂是津液损伤,口唇糜烂是脾胃积热,口角流涎是脾虚湿盛,多见于小儿,口角撑动是肝风内动或脾虚生风。口歪斜为中风。

6）望齿、龈

牙齿润泽，是津液未伤、能够上充之象。牙齿干燥，是热病伤津，常见有齿垢、口臭等。

望牙龈，如龈色淡属血虚。牙龈红肿或兼出血，是胃火上炎。龈淡不肿而出血者，为脾虚不能摄血所致。牙龈不红不肿而牙齿稀疏松动、齿根外露者，属肾阴不足，虚火上炎。

7）望咽喉

咽部色红娇嫩、肿痛不甚者是肾阴亏虚、虚火上炎所致。咽部两侧红肿，或溃烂有黄白色脓点者为乳蛾。咽部有灰白色假膜，擦之不去，见于白喉。

8）望颈项

颈前部生长肿物和瘤者为瘿瘤。颈侧颌下肿起结块如豆，累累如串珠者，为瘰疬。颈脉跳动明显者，为水肿病。

9）望皮肤

望皮肤，主要是观察皮肤的色泽形态和反应于皮肤的病变。①望皮肤色泽：与前文望色同。②望皮肤形态：以荣泽为正常。若干瘪枯槁，是津液不足或阴血亏虚之象。若皮肤虚浮肿胀、按有压痕，是水肿病。③望皮肤病变：主要是观察有无痘、疹、斑、瘩、痈、疽、疔、疖及其形态的变化。

3. 望舌

望舌时应注意排除因食物或药物染苔所致的假象，还要注意其他因素对舌的影响。望舌主要是望舌质与舌苔。正常舌象是舌质淡红润泽，柔软灵活，舌苔薄白均匀，干湿适中，称为"淡红舌，薄白苔"。

1）望舌质

（1）望舌色：舌淡白瘦薄，是气血两亏不能上荣于舌所致。舌淡白胖嫩、湿润多津、边有齿痕，是阳虚寒湿内停，气血不能上荣于舌所致。舌红干燥，舌面有芒刺裂纹者，属实热证。舌色鲜红，苔少或无，属虚热证（阴虚证）。舌绛少津，苔少或无，是阴虚火旺。舌淡紫湿润，是阴寒内盛，血脉凝涩，舌体脉络血行郁滞所致。舌青紫而暗或有紫色斑点，是血瘀证。

（2）望舌形：舌体纹理细腻，形质娇嫩，主虚寒证。舌体纹理粗糙，形质苍老干燥，主实热证。舌体瘦小而薄，色淡者为气血不足，红绛者为阴虚火旺。舌体肿胀胖大，色淡白者为脾肾阳虚痰湿内停，色红者为心脾热盛，湿热内蕴。舌面有不同形状的裂沟，色红绛者为热盛伤津，色淡者为血虚不润。舌边有齿印，为脾肾阳虚，水湿内停。

（3）望舌态：舌歪斜见于中风病。舌痿软质淡者为气血两虚。舌颤动为气血两虚筋脉失养或热盛肝风内动。舌吐弄多为小儿智力发育不良，也可见于心脾热盛。舌短缩，如舌淡或青者为寒凝筋脉，舌红绛干者为热极伤阴，舌胖滑腻者为痰湿内阻、正气虚损。

2）望舌苔

（1）望苔色：白苔主表证、寒证、湿证，黄苔主里热证，灰、黑苔主热极津枯和阳虚寒盛之证。

（2）望苔质：薄苔说明病邪轻浅，厚苔说明病邪深重。润苔是津液未伤，或水湿内停的表现。腻苔是痰湿内盛，阳为湿遏的表现。腐苔是内有食浊而阳气未衰，能蒸化胃中浊腐上现于舌面的表现。舌苔有根，剥之不去，是有胃气的表现，见于实证、热证；舌苔无根，刮之即去，是胃气大伤的表现，见于虚证、寒证。

舌质和舌苔在反映病情上各有侧重。一般来说，察舌质重在辨脏腑之虚实，察舌苔重在辨六淫之邪的浅深和胃气的存亡。在临床上要舌质与舌苔相结合，才能体现望舌的意义。

4. 望排出物

(1) 望痰：痰黄稠有块者属热痰,痰清稀或有灰黑点者属寒痰,痰清稀多泡沫、眩晕胸闷者属风痰,痰少而黏、难于咳出者属燥痰,痰白滑量多、易于咯出者属湿痰,咳吐脓血痰、味腥臭者为肺痈。

(2) 望呕吐物：吐物清稀,无酸臭者是胃气虚寒。吐物秽浊,有酸臭味者是胃有实热。吐不消化食物,味酸腐者是伤食。吐物色黄味苦者是肝胆郁热。吐血鲜红或紫暗,挟有食物残渣者是胃有积热或肝火犯胃。

(3) 望大便：大便清稀,完谷不化,或有便溏者,是寒湿困脾,或脾胃气虚。大便深黄如糜,有恶臭者属湿热。大便如黏冻,挟有脓血者为痢疾。大便干如羊粪者一般见于噎膈病。先便后血,血色紫暗者为远血(属上消化道出血),可见于肠内伤劳倦;先血后便,血色鲜红者为近血(属肛门或结肠出血),可见于肠风下血和痔疮、肛裂出血等。

(4) 望小便：小便清长量多者属寒证,小便短少黄赤者多属热证。尿中带血而排尿不痛见于下焦有热或脾胃两虚,尿中带血且排尿困难而痛见于血淋。尿有砂石,排尿困难而痛者见于石淋。尿如脂膏,排尿困难而痛者见于膏淋,多由于湿热蕴结下焦所致。

5. 望小儿指纹

望小儿指纹,是观察小儿示指掌侧前缘的浅表脉络变化来诊断疾病的方法,适用于 3 岁以下的小儿。

(1) 望指纹的方法：将小儿示指按指节分成三关—靠近手掌的为第一节是风关,中间的为第二节是气关,远离手掌最末端的一节为第三节是命关。检查时让家属抱小儿朝光,医生用左手拇指、示指握住小儿示指末端,再以右手拇指在小儿示指掌侧前缘从指尖向指根部推擦几次,用力要适中,指纹就可显见,就可在三关的部位上观察脉络的变化。

正常指纹是红黄隐隐,不超出风关,非此即为病态。

(2) 病理指纹及主病：指纹浮显者为病邪在表,指纹沉隐者为病邪在里。指纹紫红者多属里热证。淡黄者为脾虚。紫黑者为血络郁闭,病属危重。色青者多见于惊风证和痛证。指纹色淡不泽者多属虚证。色深暗滞者多属实证。指纹仅见于风关者为病轻邪浅,透于气关者为邪深病重,透于命关者为病情危重,如一直伸到甲端,称为"透关射甲",则病情更属凶险。

(二) 闻诊

闻诊,是医生听取病人发出的声音的异常变化和嗅病人发出的气味的异常变化以诊断疾病的方法。

1. 听声音

(1) 语声：包括语声改变和语言错乱两个方面。语声改变如语声洪亮多言者多属实证、热证。语声低微懒言者多属虚证、寒证。语声重浊,见于外感风寒,或湿邪内困。呻吟惊呼,多见于疼痛、胀滞之证。新病音哑属实证,久病失音为虚证。语言错乱如狂言见于狂证。独语见于癫证。谵语和郑声见于神志不清或恍惚,但前者多属实证,后者多属虚证。

(2) 呼吸声：呼吸气微属虚证、寒证,呼吸气粗属实证、热证。喘为呼吸急促,甚则张口抬肩,鼻翼扇动,是呼吸困难的表现。实喘者发作急骤,声高气粗,唯以呼出为快,为外邪犯肺所致;虚喘者发作徐缓,声低气短,但得引一长息为快,是肺肾气虚,气失摄纳所致。喘有痰鸣为哮,可见于支气管哮喘的病人。少气是气虚不足,身体虚弱的表现。短气多为肺气虚或胸中有留饮所致。叹息属气郁,为情志不舒、肝气郁结所致。

(3) 咳嗽声：咳声重浊,鼻塞流涕,属实证,见于外感咳嗽。咳声低微,息短气怯,属虚证,见于内伤咳嗽。咳有痰声,痰多易出,是痰湿咳嗽。干咳声短,痰少或无,为肺阴虚或燥邪犯肺的燥咳。咳嗽阵发,连声不断,咳止时带吸吼音,是顿咳(百日咳),为儿童易患的传染病。咳声嘶哑,呼吸困难,为喉风(如急性咽炎),喉风重则可出现窒息,临床上应高度注意。

(4)呕吐声:凡吐势徐缓,声低无力者,属虚寒证。凡吐势较猛,声高有力者,属实热证。

(5)呃逆声与嗳气声:呃声高亢,短而有力者,属实热,为胃气上冲所致。呃声低微,气弱无力者,属虚寒,是脾胃阳虚、虚气上逆所致。久病出现呃逆不止者,是胃气衰败的危候。嗳气,俗称"打饱嗝",可见于宿食内停、消化不良及年老体弱、胃虚气逆的病人。

2. 嗅气味

嗅气味包括嗅病体味、嗅口气味、嗅排出物气味三方面。假如病体有腐臭味,见于瘟疫病,或身有溃腐的疮疡;假如病体有汗臭味,可见于湿温、热痹的病人。假如病体有血腥味,可见于吐血、咯血、经崩、产后失血等大失血的病人;假如病人口气有臭秽味,是胃热、龋齿或口腔不清洁所致;假如口气酸臭并有胃脘胀闷者,是伤食;假如口气腥臭,并咳吐脓血者,为肺痈症。病人排出物凡气味酸腐臭秽者多属实热证;凡气味微有腥臭者多属虚寒证。

(三)问诊

问诊,是医生询问病人或陪诊者,了解疾病的发生、发展、治疗经过、现在症状和其他与疾病有关的情况以诊察疾病的方法,重点是询问与中医学辨证关系密切的方面。

1. 问诊的一般内容

包括问一般情况、问主诉、问现病史、问既往史、问个人生活史及问家族史。

2. 问现在症状

1)问饮食与口味

口不渴属寒证,口大渴喜冷饮兼有热象,属实热证;大渴引饮,小便量多,兼见能食消瘦者,为消渴病;渴不多饮见于阴虚、湿热、痰饮、瘀血等证。食欲减退见于脾胃气虚、湿邪困脾、肝胆湿热等证。厌食多见于食滞内停;多食易饥兼见热象,属胃火亢盛;多食易饥兼见大便溏泻者,属胃强脾弱;饥不欲食可见于胃阴不足的病人,口淡乏味属脾胃气虚,口甜或黏腻属脾胃湿热,口中泛酸属肝胃蕴热,口中酸馊属伤食,口苦属热证,口咸多属肾病及寒证。

2)问寒热

恶寒发热可见于外感表证。但热不寒可见于里热证。但寒不热可见于里寒证。寒热往来可见于少阳病和疟疾。

3)问耳目

暴聋者为气火上冲,久聋耳中如蝉鸣者为肾虚。目痛多为肝胆风热或外感风热之邪所致;目眩多为肾阴亏虚或肝阳上亢、痰湿内蕴所致;目昏多为肝血或肾精亏耗所致。

4)问头身

(1)问头部:头痛,假如前头痛连眉棱骨痛,属阳明经头痛;侧头痛连两侧太阳穴痛,属少阳经头痛;后头痛连项痛,属太阳经头痛;巅顶痛,属厥阴经头痛。头晕可由肝阳上亢、痰湿困扰、气血两亏或肾精亏虚等原因所引起。

(2)问周身:身痛多见于外感风寒、风湿之邪的表证。身重多见于感受湿邪或脾气亏虚的患者。四肢痛多见于痹证,为外感风寒湿邪所致。腰痛可有肾虚腰痛、寒湿腰痛、湿热腰痛、瘀血腰痛。

5)问睡眠

可有失眠与嗜睡两类病证。失眠假如是不易入睡并兼有心烦、多梦、潮热、盗汗、腰膝酸软者,属心肾不交。睡后易醒并兼有心悸、纳少乏力、舌淡脉虚者,属心脾两虚。时时惊醒并见眩晕胸闷、胆怯心烦、口苦恶心者,属胆郁痰扰。夜卧不安且兼见脘闷嗳气、腹胀不舒、舌苔厚腻者,属食滞内停。嗜睡如是困倦易睡,兼见头目昏沉、身重脘闷、苔腻脉濡者属痰湿困脾。饭后神疲困倦易睡,兼见形体衰弱、食少纳呆、少气乏力者,属脾气虚弱。

6)问汗

表证无汗属表实证,表证有汗属表虚证。

里证有汗可分为阳虚自汗、阴虚盗汗、实热证或亡阳证为大汗。局部辨汗如头汗多因上焦邪热或中焦湿热上蒸或病危虚阳上越所致;半身出汗可见于中风、痿证、截瘫等病人;手足心汗多与阴虚或中焦湿热有关。

7)问二便

(1)问大便:里热实证出现便秘为热秘,阴寒内结出现便秘是冷秘。此外,气虚、气阴两亏均可引起便秘;泄泻可因脾虚、肾阳虚、伤食、肝郁乘脾而引起。大便若完谷不化,多见于脾虚泄泻和肾虚泄泻;溏结不调,多见于肝郁乘脾或脾胃虚弱。排便时如肛门灼热见于暑泻;排便不爽属肝郁乘脾或湿热蕴结大肠。里急后重见于痢疾。滑泻失禁属脾肾阳虚。肛门下坠属脾虚中气下陷。

(2)问小便:尿量增多可见于虚寒证或消渴病;尿量减少可见于实热证或水肿病。尿频数急迫而痛者,见于淋证。夜尿增多,小便清长,余沥不尽,多见于老年人,属肾气虚弱而致。尿失禁多属肾气虚膀胱失约,也可见于神态昏迷的危重病人。遗尿多属肾气不足,膀胱虚寒。

8)问胸胁脘腹

(1)问胸部:胸痛憋闷、痛引肩臂者为胸痹;胸背彻痛剧烈、面色青灰、手足青至节者,为真心痛。壮热面赤、喘促鼻煽而见胸痛者为肺实热证。胸闷咳喘、痰白量多者为痰湿犯肺;胸痛身热、咳吐脓血痰、味腥臭者属肺痈;胸胀痛走窜、太息易怒者,属气滞为病;胸部刺痛、固定不移者,属血瘀为病。

(2)问胁部:胁胀痛、太息易怒者,为肝气郁结、情志不畅;胁肋灼痛、面红目赤者,为火灼胁部脉络;胁肋胀痛、身目发黄,为黄疸病;胁部刺痛、固定不移为血瘀。

(3)问胃脘部:胃脘冷痛剧烈、得热痛减者,为寒邪犯胃;胃脘灼热疼痛、消谷善饥、口臭便秘者,为胃火炽盛;胃脘胀痛、嗳气、郁怒则痛甚者,为胃腑气滞;胃脘刺痛,痛有定处,为胃腑血瘀;胃脘隐痛、喜暖喜按、呕吐清水者,为胃阳虚;胃脘灼痛嘈杂、饥不欲食、舌红少苔者,为胃阴虚。

9)问妇女

首先要问月经的期、量、色、质。月经先期可有血热、气虚之别;月经后期可有血虚、血瘀、寒凝之分;月经先后不定期,假如兼见气郁症状,就属气郁;假如兼见脾肾虚损症状,就属脾肾虚损。行经腹痛,假如是经前作痛,多因气滞血瘀,属实证;假如是经后小腹隐痛,多因气血不足或肾虚,属虚证。闭经的原因很多,可因血瘀、肝气郁结、虚劳病引起。凡崩漏经色深红有块者,多属热证。经色淡红无块者,多为冲任损伤,或中气下陷、脾虚不能统血所致。其次要问带下,黄带属湿热,赤带多因情志不舒、肝郁化热、损伤胞络所致。

10)问小儿

要问小儿出生前后情况,预防接种、传染病史和传染病接触史,更要问小儿致病原因。

(四)切诊

切诊分脉诊和按诊两部分,两者同是运用双手对病员体表进行触、摸、按压,从而获得重要辨证资料的一种诊察方法。

1. 脉诊

（1）正常脉象：三部有脉，不浮不沉，不快不慢，节律均匀，和缓有力。

（2）病理脉象：凡脉象异于常脉或正常变异（包括气候、活动等变异脉）之脉，均属病脉。近代临床所用的病脉有 28 种。28 脉主病以及常见相兼脉主病见表 3-1、表 3-2。

表 3-1　二十八脉主病简表

脉纲	特点	脉名	脉　象	主　病
浮脉类	轻取即得	浮脉	举之有余，按之不足	表证
		洪脉	脉体阔大，来盛去衰	热盛
		濡脉	浮细而软	主虚、主湿
		散脉	浮大无根，至数不齐	元气耗散，脏气欲绝
		芤脉	浮大中空，如按葱管	失血伤阴
		革脉	浮而搏指，中空边坚	亡血、失精、崩漏、虚寒
沉脉类	重按始得	沉脉	轻取不应，重按始得	里证、郁证、水证
		伏脉	推筋着骨，始得其形	厥证、邪闭、痛极
		弱脉	极软极细	气血两虚
		牢脉	沉实有力，形大而长	阴寒内实，疝气癥瘕
迟脉类	一息不足四至	迟脉	一息脉来，不足四至	寒证
		缓脉	一息四至，脉来怠缓	湿证、脾虚
		涩脉	往来艰涩，如雨沾沙	精伤、血少、气滞、血瘀
		结脉	脉来缓慢，时见一止，止无定数	阴盛气结、寒痰瘀血
数脉类	一息五至以上	数脉	一息脉来，五～六至	热证
		促脉	脉来急数，时见一止，止无定数	阳热尤盛，气滞血瘀，痰食停积
		疾脉	脉来急疾，一息八至以上	阳极阴竭，元气将脱
		动脉	脉短如豆，滑数有力	痛证、惊证
虚脉类	应指无力	虚脉	举按无力，软而空豁	气血两虚
		细脉	脉体细小，应指明显	血虚、阴虚、湿证、劳损
		微脉	极细极软，似有似无	阴阳气血诸虚，阳气暴脱危证
		代脉	动而中止，良久自还，止有定数	脏气衰微、风证、痛证、跌扑损伤
		短脉	首尾俱短，不及本位	有力主气郁，无力主气损
实脉类	应指有力	实脉	举按皆得，应指有力	实证、热结
		滑脉	往来流利，如盘滚珠	痰、食、热实证
		紧脉	脉来绷急，状如转索	寒证、痛证、宿食
		弦脉	首尾短直，如按琴弦	肝胆病、痛证、气滞
		长脉	端直而长，超过本位	阳盛、热证

表 3-2　常见相兼脉主病简表

脉名	主　病
浮紧	表寒证、风寒痹证
浮数	表热证
浮缓	表虚证

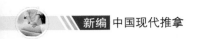

（续表）

脉名	主病
浮滑	表证挟痰或风痰
沉迟	里寒证（有力为实寒，无力为虚寒）、寒湿痹证
沉数	里热证（有力为实热，无力为虚热）
沉缓	脾肾阳虚，水湿停留
沉弦	肝郁气滞，水饮内结、痛证
沉涩	阳虚、血瘀
沉细	气血俱虚，脾肾阳虚
弦紧	寒痛诸证（多见于寒滞肝脉、寒积腹痛等）
弦数	肝郁化火，肝胆（肝经）湿热
弦滑	肝火挟痰，痰饮，风阳、风痰上扰等病证
弦缓	肝气郁结，肝郁脾弱
滑数	痰热、痰火、实热
洪数	气分热盛、里实热证
细涩	血虚挟瘀、气虚挟瘀
沉细数	阴虚（肝肾阴虚）、血虚发热
弦数细	肝肾阴虚、阴虚肝郁、肝郁脾虚等证
浮数滑实	素有痰饮，复感风热，或外邪化热，热与痰结

2. 按诊

（1）按肌肤：初按皮肤热甚，久按热反轻者，多表热证；初按皮肤有热，久按热更甚者，多为里热证；手足心热而全身无热感者，多为内伤发热；手足背热甚而身有热者，多为外感发热。皮肤润滑，多为有汗而津液未伤，或水湿溢表；皮肤干燥，或甲错者，多为无汗而津液已伤，或内有瘀血。按之凹陷而抬手不随之即起者为水肿，按之凹陷而手举随之即起者多为气肿。

（2）按手足：主要探明寒热。病人手足俱冷的多属阳虚阴盛；手足俱热多属阳盛热炽；身热手足寒多为热厥证，身凉手足寒多为寒厥证。

（3）按胸腹："心下"按之硬痛，多为结胸实证；"心下"满，按之软而不痛，多为痞证；"心下"坚硬如盘，边如旋杯而不痛者，多为水饮。右胁下按之有块而痛，多为肝血瘀结；左胁下有块，按之不散，多为疟母。腹胀叩之如鼓，按之无凹陷，小便自利者，为气胀；腹胀满，按之如水囊，凹陷不起，小便不利者，为水膨；腹内肿块，按之坚硬，推之不移，痛有定处，为癥为积，多属血瘀；肿块时聚时散，按之柔软或无形，痛无定处，为瘕为聚，多属气滞。左下腹部，按之有块累累，可能是燥屎内结；腹痛喜按，按之痛减，多为虚证；腹痛拒按，按时痛甚，多为实证。

（4）按俞穴：是按压身体上某些特定穴位，以了解这些穴位的变化与反应，从而推断内脏的某些疾病。如有压痛点，出现结节或条索状物等。如胃病可在胃俞穴处有压痛，肾病可在肾俞穴处有压痛。

第四章 推拿练功

　　练功是我国古代劳动人民所创造的一种锻炼身体、增强体质的方法，一直流传至今。推拿学中所说的练功，一是指手法的练习，二是指推拿之外的武术拳操，气功导引等功法和全身各部的功能锻炼。前者是掌握推拿必不可少的基础训练。至于气功与推拿，自古至今就密不可分，学习推拿，应当了解气功导引的有关术式，这也是学习和掌握推拿疗法的基本功之一。

　　推拿与练功的关系十分密切。在先秦推拿又称为挢引、案杌、按跷，其中挢、杌、跷就是指的练功（医疗体育）方法。《史记索隐》注云："跷者，谓按摩之法，夭挢引身，如熊顾、鸟伸也；扤者玩，亦谓按摩而玩弄身体使调也。"唐代王冰在注《内经》时说："跷，谓捷举手足。"唐代释慧琳在《一切经音义》中指出："凡人自摩自捏，伸缩手足，除劳去烦，名曰导引。"唐代孙思邈在《备急千金要方》中写的"老子按摩法""天竺国按摩法"以及宋代《圣济总录》中的"太上混元按摩法"就是以医疗体育为主的练功方法。

　　练功可以调动病人的主观能动性，尤其是对久病久治不愈患者，应在推拿治疗的基础上结合练功，则必能获效。人是万物之灵，非自我谁能主宰？如能有效地发挥自身能动作用，从绵绵常病的痛苦深渊中觉醒，振作精神，自勉自励，恰如其分地进行锻炼，则恐没有疾病不可治者。

　　练功对一个推拿医生来说是必不可少的，这是因为推拿手法的基本要求除了要通过手法练习来实现外，还需通过练功使推拿医生具备较好的体质、耐力和手法技巧。由此可见，推拿医生的练功，有益于自身的健康和患者的康复。

第一节 练功的手型和步型

　　练功中对各部的姿势和要求一定要规范，否则失去了推拿练功的意义。这里着重介绍一下练功中常用的手型和步型。

一、练功的手型

　　1. 立掌

　　五指并拢伸直，指尖向上，掌心向内。

　　2. 垂掌

　　腕关节伸直，五指并拢伸直，指尖向下。

3. 正掌

五指并拢伸直、指尖向上、掌心朝前,见图 4-1。

4. 俯掌

掌心朝下,手指并拢伸直。

5. 仰掌

掌心向上,手指并拢伸直,见图 4-2。

6. 反掌

拇指向下,其余四指并拢伸直,手掌侧立。

7. 侧掌

拇指向上,其余四指并拢伸直,手掌侧立。

8. 瓦楞掌

拇指伸直,其余四指并拢微屈。

9. 柳叶掌

拇指内收紧贴于虎口,其余四指并拢伸直,见图 4-3。

 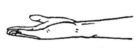 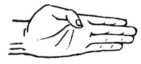

图 4-1 正掌　　　　图 4-2 仰掌　　　　图 4-3 柳叶掌

10. 展掌

虎口张开,拇指挺直向外用力,其余四指伸直微张,小指侧掌略牵张用力,掌心自然成凹。注意防止成平掌型,见图 4-4。

11. 勾手

手指第一节捏拢,屈腕成钩型。又称"鹤顶手",见图 4-5。

12. 剑指

示、中指并拢,挺伸,勿弯曲。余指蜷握,成剑指状,见图 4-6。

13. 握拳

示、中、环、小指自然蜷握,拇指上节贴于示、中指第 2 指间关节部,成拳状。手背面须与腕臂部相平,见图 4-7。

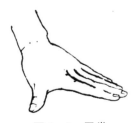 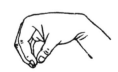 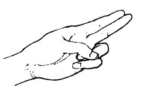 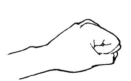

图 4-4 展掌　　　图 4-5 勾手　　　图 4-6 剑指　　　图 4-7 握拳

二、练功的步型

1. 正步

身体端立,头正目平,两足并站,脚尖向前,重心落于双脚。

2. 丁字步

头身正位或稍偏,双脚直立,一脚跟紧靠另脚内侧,如"丁"字形,重心在双脚,见图4-8。右脚在前称为右丁字步,头身可略偏向左侧。反之为左丁字步。也有双脚间距大者,足尖略向旁开,又称横丁字步。

3. 马步

是常用的站桩练功步态。即两脚平行,与肩同宽,此为平步。脚尖向内微扣,腰正身直,目视正前方,膝略屈曲,小腿垂直不动,见图4-9。

4. 弓步

是丁字步的一种发展变形。一腿旁伸屈弓,另腿绷紧,弓腿屈膝成略大于90°角,另腿勿屈,勿翘脚跟,身直肩平,头向可变,见图4-10。

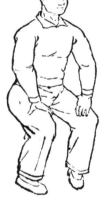
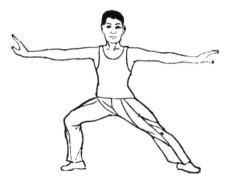

图4-8 丁字步　　图4-9 马步　　　　　　图4-10 弓步

5. 小八字步

头身正位,双腿直立,两脚跟相靠,脚尖斜向前方如"八"字形,重心在两脚,见图4-11。

6. 大八字步

两脚跟间距约15cm,其他同小八字步,见图4-12。

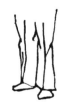
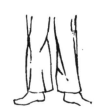

图4-11 小八字步　　　　图4-12 大八字步

7. 踏步

两腿交叉,膝内侧相贴,前腿伸直,后腿略屈,双脚交错,前脚跟与后脚尖在一横线上,重心落在前脚,后脚虚踏,身体微偏,目视前侧,见图4-13。根据不同动作,脚距、方向适当变化。

8. 一字步

头身正位,两脚后跟相贴,双腿相近,两脚成"一"字式,重心在两脚,见图4-14。若两脚跟间距约一脚半或稍大,方向不变,也称大一字步,见图4-15。

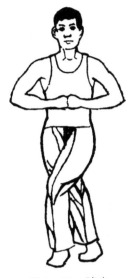
图4-13 踏步

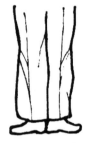
图4-14 一字步

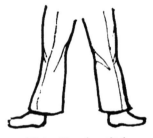
图4-15 大一字步

以上站位姿势,均要身正腰直,松静自然,脚如生根,稳健大方。

第二节 练功的要求

正确地使用练功疗法,掌握练功动作的要领是取得良好疗效的关键。因此,在练功过程中要注意以下事项。

1. 勤学苦练

练功可以强体魄、壮筋骨,而要练好功却非一朝一夕之事。俗话说,要"冬练三九,夏练三伏",不勤学苦练,是练不出真功的。

2. 持之以恒

练功要持之以恒,通过坚持不懈的努力,才能使功夫不断提高和加深,达到出神入化的境界。

3. 循序渐进

练功要从简到繁,由浅入深,即使掌握了基础要领,还要在练意、练气等方面下功夫。练功中的同一个姿势,开始时,时间宜短,逐渐延长,不断增加功力。

4. 注意事项

练功不宜穿得过紧、过多,使活动不方便。练功之前宜稍进食,不可过饥、过饱时练功,可在饮食后稍休息再练。应注意选择空气流通、安静无干扰的环境练功,以早晨为最好。注意练功前做些行走、自我推拿、活动关节等整理功,使身体放松。

第三节　健身气功八段锦

　　健身气功八段锦的起源可以追溯到远古时代的导引术。4000～5000年前,中国中原大地洪水泛滥,百姓深受雨水潮湿的侵害,筋骨多萎缩而不健壮,气血多瘀滞而不行。有贤能者发明了"舞",用来摆脱这些病痛。这种祛病健身的"舞"后来就演变成导引术。导引者,导气令和,引体令柔;导引术就是通过自身的特殊锻炼方式,使机体气机流畅,骨正筋柔;可以很好地激发自身调理能力,消除病痛,增进健康,延缓衰老。

　　健身气功八段锦当初是由一些治病保健的单式动作发展组合起来的。因此,八段锦每一式都有其独自的功效,既可选择单式或几式练习,也可以整套练习。下面就来详细介绍一下八段锦各式的健身气功动作要领。

第一式　两手托天理三焦
　　自然站立,两足平开,与肩同宽,含胸收腹,腰脊放松。正头平视,口齿轻闭,宁神调息,气沉丹田,马步保持片刻,双手十指交叉胸前反掌,徐徐举至头顶,掌心向上,用力向上托举,反复做7～9次后,双手转掌心朝下,沿体侧缓缓按至小腹,还原,见图4-16。

　　作用:调理三焦,按摩脏器,特别是对肠胃虚弱的人效果尤佳。

　　动作要点:两手伸直,掌心向上托,眼睛看着手。

　　三焦:上焦心肺,中焦脾胃,下焦肝肾。

第二式　左右弯弓似射雕
　　自然站立,左脚向左侧横开一步,身体下蹲成骑马步,双手虚握于两髋之外侧,随后自胸前向上划弧提于与乳平高处。右手向右拉至与右乳平高,置于云门穴,意如拉紧弓弦,开弓如满月;左手捏剑诀,向左侧伸出,顺势转头向左,视线通过左手示指凝视远方,意如弓剑在手,等机而射。稍作停顿后,随即将身体上起,顺势将两手向下划弧收回胸前,并同时收回左腿,还原成自然站立。此为左式,右式反之。左右调换练习7～9次,见图4-17。

　　作用:锻炼肺气,增加肺活量,改善胸椎与颈部的血液循环。

　　动作要点:向前推出的示指向上,拇指斜向上,做法正确会有麻胀的感觉。

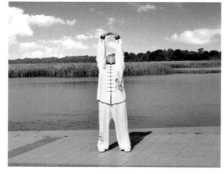　　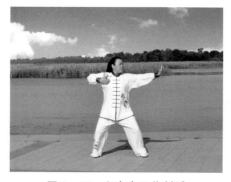

图4-16　两手托天理三焦　　　　　　图4-17　左右弯弓似射雕

第三式　调理脾胃须单举

自然站立,左手缓缓自体侧上举至头,翻转掌心向上,并向左外方用力举托,同时右手下按呼应。举按稍停后,左手沿体前缓缓下落,还原至体侧。右手举按动作同左手,惟方向相反,重复7～9次,见图4-18。

作用:调理脾胃,促进胃肠蠕动,增强消化功能。

动作要点:手在上举之时稍用力,胁部稍有拉升的感觉,上举吸气,下落呼气。

脾胃:后天之本,脾主升清,胃主降浊。

第四式　五劳七伤往后瞧

自然站立,双脚与肩同宽,双手自然下垂,宁神调息,气沉丹田。头部微微向左转动,两眼目视左后下方,稍停顿后,缓缓转正,再缓缓转向右侧,目视右后下方稍停顿,转正。如此7～9次,见图4-19。

作用:舒缓情志,调节气血,改善头颈部的血液循环,解除中枢神经系统的疲劳,对于防治颈椎病有良效。

动作要点:上半身可以转动,下半身不动,眼睛尽量向后看。

五劳:指心、肝、脾、肺、肾因劳逸不当,活动失调而引起的五脏受损。

七伤:指喜(心)、怒(肝)、思忧(脾)、悲(肺)、恐惊(肾)等情绪对内脏的伤害。

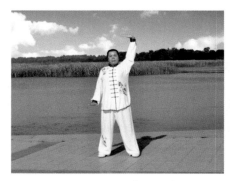 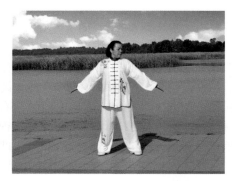

图4-18　调理脾胃须单举　　　　　图4-19　五劳七伤往后瞧

第五式　摇头摆尾去心火

两足横开,双膝下蹲,成"骑马步"。上体正下,稍向前探,两目平视,双手反按在膝盖上,双肘外撑。以腰为轴,头脊要正,将躯干划弧摇转至左前方,左臂弯曲,右臂绷直,肘臂外撑,头与左膝呈一垂线,臀部向右下方撑劲,目视右足尖;稍停顿后,随即向相反方向,划弧摇至右前方。反复7～9次,见图4-20。

作用:使心肾相交,疏泄心火,安神定志。

动作要点:动作要柔和,向左右看的时候一条腿弯曲,另一条腿伸直。

心火:为虚火上炎、烦躁不安的症状。

第六式　两手攀足固肾腰

松静站立,两足平开,与肩同宽。两臂平举自体侧缓缓抬起至头顶上方转掌心朝上,向上作托举劲。稍停顿,两腿绷直,以腰为轴,身体前俯,双手顺势攀足,稍作停顿,将身体缓缓直起,双手右势起于头顶之上,两臂伸直,掌心向前,再自身体两侧缓缓下落于体侧反复做7～9

次,见图 4 - 21。

作用:强腰壮肾,醒脑明目,有效防治腰椎间盘突出。

动作要点:双手尽量往下靠,以双手扶在脚面上为佳。

腰为肾之府,肾为先天之本。

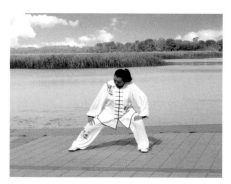
图 4 - 20　摇头摆尾去心火

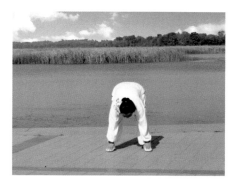
图 4 - 21　两手攀足固肾腰

第七式　攒拳怒目增气力

两足横开,两膝下蹲,呈"骑马步"。双手握拳,拳眼向下。左拳向前方击出,顺势头稍向左转,两眼通过左拳凝视远方,右拳置于章门穴。随后,收回左拳,击出右拳,要领同前。反复 7～9 次,见图 4 - 22。

作用:补肝肾,壮肾腰,练内气。

动作要点:两拳握紧,两脚跗趾用力抓地,瞪眼怒目,手臂要用力,拳头转着出去,其余不用力,收缩全身肌肉,以利于气血运行。

肝在窍为目,在体为筋,在志为怒,在变动为握。

第八式　背后七颠百病消

两足并拢,两腿直立,身体放松,两手臂自然下垂,手指并拢,掌指向下。顺势将两脚跟向上提起,稍作停顿,将两脚跟下落着地。反复练习7～9次,见图 4 - 23。

作用:震动脊柱和督脉,激荡气血,对各段椎骨的疾病和扁平足有防治作用。

动作要点:脚趾抓地,提肛。

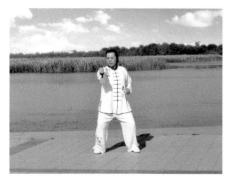
图 4 - 22　攒拳怒目增气力

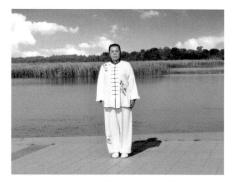
图 4 - 23　背后七颠百病消

督脉统摄诸阳,循达于体表则可卫外御邪;通达于内则可温通经脉,温煦脏腑。

第四节 健身气功六字诀

六字诀,即六字诀养生法,是我国古代流传下来的一种养生方法,为吐纳法。它的最大特点是可强化人体内部的组织功能,通过呼吸导引,充分诱发和调动脏腑的潜在能力来抵抗疾病的侵袭,防止随着人的年龄增长而出现的过早衰老。

历代文献对此有不少论述,战国末期的《吕氏春秋》中就有关于用导引呼吸治病的论述。《庄子·刻意》中说:"吹呴呼吸,吐故纳新,熊经鸟申,为寿而已矣。"在西汉时期的《王褒传》一书中,亦有"呵嘘呼吸如矫松"的记载。南北朝时代陶弘景发明长息法。他在《养性延命录》一书中说:"凡行气,以鼻纳气,以口吐气,微而行之名曰长息。纳气有一,吐气有六。纳气一者谓吸也,吐气六者谓吹、呼、嘻、呵、嘘、呬,皆为长息吐气之法。时寒可吹,时温可呼,委曲治病,吹以去风,呼以去热,嘻以去烦,呵以下气,嘘以散滞,呬以解极。"隋代天台高僧智顗大法师,在他所著的《修习止观坐禅法要》一书中,亦提出了六字诀治病方法。他谈道,但观心想,用六种气治病者,即是观能治病。何谓六种气,一吹、二呼、三嘻、四呵、五嘘、六呬。此六种息皆于唇口中,想心方便,转侧而坐,绵微而用。颂曰:"心配属呵肾属吹,脾呼肺呬圣皆知,肝脏热来嘘字治,三焦壅处但言嘻。"传至唐代名医孙思邈,按五行相生之顺序,配合四时之季节,编写了卫生歌,奠定了六字诀治病之基础。

一、起势

(1)预备势:自然站立,头正身直,两脚分开与肩同宽,两膝微微弯曲,两臂自然下垂,提肛收腹,含胸拔背,舌抵上腭,面带微笑,两眼看前下方,默想全身放松,站立至呼吸自然平稳。放松时,可意想从头到脚逐一放松。呼吸微微绵绵如安睡状态,再开始练功。

(2)调息:全身放松后,曲肘,两手从体侧内收,手心向上,十指相对,徐徐托起至胸部(约与两乳同高);两掌内翻,掌心向下,缓缓向下按至两臂自然伸直,再曲肘,两手收拢至肚脐前,虎口交叉相握,右手在内(女左手在内),轻捂肚脐,虎口交叉按于肚脐(抱太极),呼吸自然,静养一会儿,也可意守丹田(脐下三寸),或吸气意想气入丹田以补元气。

起势可调动气机,进入练功态。

二、嘘字功 调治肝胆

(1)发音:嘘,音虚(xū),为牙音。口型为两唇微合,嘴角后引,舌后部稍抬起,上下槽牙间有微缝,槽牙与舌头两边也留有微缝,呼气吐字时,气主要从上下槽牙的两边与舌头的缝隙间缓缓吐出。

(2)气流振动源:在上下槽牙处。

(3)动作及意念:接上势,吸气,微屈膝下蹲,两臂自然下垂,两手手背相对置于大腿前,手指自然伸直。然后两脚大趾抓地,吐气发嘘字,两眼圆睁,两手上提至胸部,同时稍加意念,意想真气从足大趾趾甲后内侧进入肝经,随两手上提之势进入肝脏。继续呼气吐字,两臂向上及左右展开,两手伸直,肝及肝经中的病气随两手展开之势向外排出;呼气尽,闭眼,缓缓吸气,两臂内收,两手向下捋胸部至小腹部,再两臂自然下垂,微屈膝下蹲,两手手背相对置于大腿前。重复上述动作,做六次。收势自两臂自然下垂后,两手收回脐部,抱太极按于肚脐,稍事休息。呼吸自然,也可意守丹田,或吸气意想气入丹田以补元气。可做六次呼吸后,再练下一式。

松手转身脚不动,单臂押展眼圆睁,配合口吐嘘字音,嘴角后引圆口型。动作缓慢不出声,调理气机经络通,呼吸均匀深长细,疏肝明目身轻松。

（4）动作特点:肝属木,喜升发、条达,故嘘字功动作向上、舒展。

（5）作用:嘘字功可以疏通肝气,治疗肝病、目疾、胸胁胀闷、食欲不振、头目眩晕等,并可治疗生殖系统及妇科疾患,见图4-24。

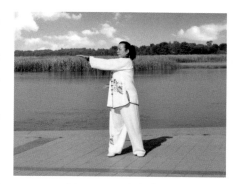

图4-24 嘘字功

三、呵字功 养心降火

（1）发音:呵,音喝(hē),为舌音。口型为两唇张开,舌尖抵两齿,舌体抬起,呼气吐字时气从上腭和舌面间缓缓吐出。

（2）气流振动源:在舌根部。

（3）动作及意念:接上势,呼气,屈膝下蹲,两掌外分、再靠拢(两掌小指、环指相靠),掌心向上呈捧掌(如捧物状),两掌高约与肚脐相平。再吸气,两膝缓缓伸直,同时曲肘,两掌捧至胸前。接着两掌转成掌心向内,指尖向上,两中指尖约与下颌同高,再两肘外展至约与肩同高,两掌内翻,掌指朝下,指背相靠。然后两掌缓缓下插,同时吐气发呵字。两掌下插至约与肚脐平时微屈膝下蹲,吸气,旋掌使掌心向上,同时两掌外分,再收回腰间。重复上述动作,做六次。收势自两手下按、外分后收至脐前抱太极,稍事休息。

提掌斜插手并拢,屈肘缓慢捧至胸,转掌下插吐呵音,拨掌屈膝息莫停。屈伸旋转常运动,上肢关节增柔性,舌体上拱泄浊气,调理心肾强功能。

（4）动作特点:心属火,因心火宜降不宜升,且手少阴心经出于心中而下行,故呵字功的特点是两手捧掌上提至胸后即翻掌下按,使心肾相交,心火下降温补肾水。

（5）作用:呵字功降心火,治心悸、心绞痛、失眠、健忘、盗汗、口舌糜烂等心经疾患,见图4-25。

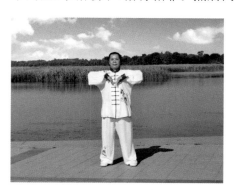

图4-25 呵字功

四、呼字功 调整脾胃

（1）发音:呼,音乎(hū),为喉音。口型为撮口如管状,舌体放在中央稍微下沉,呼气吐字时气流从喉部经撮圆的唇部呼出。

（2）气流振动源:在喉部。

（3）动作及意念:接上势,吸气,两臂自然下垂,两手下落置于两腿前,手心向内。然后两脚大趾抓地,起身呼气发呼音,两手上提至腹上部(脾),同时稍加意念,意想真气从足大趾端进入脾经,随两手上提之势进入脾脏。然后左手缓缓上举至头顶,用力上举,右手下按附应(注意力始终在左手),脾中病气随两手上举下按而排出;而后舌抵上腭吸气,左手下落、右手上提至腹部,同时翻掌心向上。再两臂自然下垂,两手置于腿前,手心向内。然后吐字起身,两手上

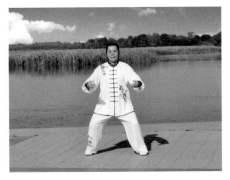

图 4-26 呼字功

提,再右手上举、左手下按附应,要领与前相同,只是两手上举下按方向相反。如此左右交替练习,共做六次。做完后抱太极稍事休息。

转掌向内与脐平,掌对肚脐慢收拢,两手外展吐呼字,口唇轻撮成圆形。掌心对脐距相等,开合自然促涌动,气从喉出健脾胃,消食导滞病不生。

(4)动作特点:因脾气宜升不宜降,胃气宜降不宜升,而脾气升为主导,脾气升则胃气降,故呼字功的特点是一手用力上举,一手下按附应。

(5)作用:呼字功治腹胀腹泻、四肢疲乏、食欲不振、肌肉萎缩、皮肤水肿等脾经疾患,见图 4-26。

五、呬字功 润肺化痰

(1)发音:呬,普通话读音为戏,俗音读丝,粤语读嘿,吴语读戏,唐韵也读戏,六字诀标准读音(正宗读音)为戏,本六字诀读为戏(xì),为齿音。口型为两唇和牙齿稍微张开,舌抵下腭,呼气吐字时气从门牙缝隙间吐出。呬为六字诀中唯一一个降调发音的字,因练六字诀呼气发音要拉长,故练习时呬发戏音时实际发出的音介于戏和谢之间,所以有的六字诀认为呬发谢音。谢音、丝音也为齿音,故发谢音、丝音对肺也有保健治疗作用。

(2)气流振动源:在上下门牙。

(3)动作及意念:接上势,吸气,两腿伸直,两臂上提外展至两臂侧平举,再用力扩胸展臂,两手自然伸直,深吸气;而后呼气发呬音,两臂前摆内收至前平举,两手自然弯曲。肺及肺经中病气随呼气吐字、摆臂而排出。再吸气,两臂外展至侧平举。重复上述动作,做六次。收势自两臂内收至前平举后收回腹前,两手抱太极,稍事休息。

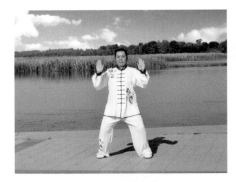

图 4-27 呬字功

两掌上托至膻中,顺势立掌展肩胸,藏头缩项依次做,推掌伸项肩放松。口吐呬字掌推平,门牙对齐留狭缝,亮掌旋腕收双臂,清肺壮筋全身轻。

(4)作用:呬字功可以清肺,治疗呼吸系统疾病,见图 4-27。

六、吹字功 补肾益脑

(1)发音:吹,音炊(chuī),为唇音。呼气吐字时两唇先稍撮口,舌尖轻抵上齿内侧,再变至轻抵下齿内侧,两唇稍后缩,舌微上翘并微后收。

(2)气流振动源:在两唇。

(3)动作及意念:接上势,吸气,两臂自然伸直移至股后,手心向外,同时屈膝。然后起身,足五趾抓地,呼气发吹音,两手经身后上提内收,沿脊柱上提至肾部,同时稍加意念,意想真气从足小趾下进入肾经,穿过脚底从腿内侧进入股后沿脊柱上行入肾。两手再沿肋部前移上提至胸前,掌心向下,接着两手下按至下腹部;而后吸气,两手沿腰部后移,手背向内按于两肾,再屈膝,两臂在股后自然伸直,手背向内。重复上式,做六次。收势自呼气发吹音后,两手收于脐部抱太极,稍事休息。

松腕摆臂一字平,掌贴腰眼下滑行,口吐吹字手前摆,掌心向内与脐平。吹字与肾相对应,动作自然莫僵硬,两手对腰摩腹部,预防衰老等功能。

(4)动作特点:肾属水,宜补不宜泄。故吹字功的特点是导引动作由身后而至身前,由下而至胸部,使肾水上升而滋补心阴,涵养心阳;导引动作再由胸部下按,使心火下降而温补肾水,滋阴扶阳。

(5)作用:吹字功可治腰膝酸软、盗汗遗精、阳痿、早泄、子宫虚寒等肾经疾患,见图4-28。

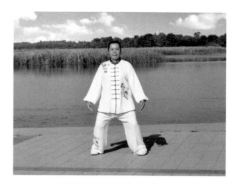

图4-28 吹字功

七、嘻字功 理气通络

(1)发音:嘻,音西(xī),为半舌音。口型为两唇及两齿先张开,舌体抬起使舌居中,发音时两唇及两齿闭合呈微张,两唇后缩,气流经舌尖到门牙后排出。

(2)气流振动源:在舌尖和门牙之间。

(3)动作及意念:接上势,吸气,同时微屈膝下蹲,两手自然下落于体前,掌背相对,掌心向外,指尖向下。接着两膝缓缓伸直,同时提肘带手,经体前上提至胸,两手继续上提至面前,分掌、外开、上举,两臂呈弧形,掌心斜向上。然后呼气吐嘻字,曲肘,两手经面前收至胸前,两手与肩同高,指尖相对,掌心向下。接着屈膝下蹲,同时两掌缓缓下按至肚脐前。两掌继续向下,向左右外分至左右胯旁,掌心向外,指尖向下。呼嘻字的同时稍加意念,意想真气从手环指端进入三焦经,随两手内收、下按之势经过臂、肩部进入胸部,再向下到达下腹部。如此重复上述动作,做六次。收势自两手下落、向左右外分至左右胯旁后,两手收至胸部,相叠按于脐部抱太极,稍事休息。

掌背相对提至胸,外开上举成弧形,屈肘下按吐嘻字,气出槽牙边隙中。提肘带手要轻松,配合吐音做降升,嘻对三焦做调整,调和全身气血通。

(4)动作特点:三焦实为脏腑的总和,有的观点还认为三焦还包括头部及四肢。故嘻字功的特点是动作幅度大,双手上举、下按,全身舒展。

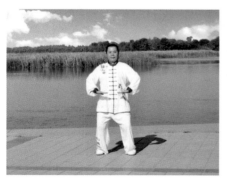

图4-29 嘻字功

(5)作用:嘻字功通手少阳三焦经,而手少阳三焦经又交于足少阳胆经。因此,嘻字功不仅可以调理三焦,而且还可以调治胆经及胆囊疾病。此外,中医学认为"少阳为枢",通少阳即可调理全身气机,三焦的作用正是通行全身诸气,因而嘻字功还可调理全身之气。嘻字功可治口苦胸闷、恶心呕吐、腹满膨胀、气短声微、腹痛肠鸣、腹泻不利或泄不止、小便清长或遗尿等少阳经疾病,见图4-29。

八、收功

默念收功后,轻柔肚脐,顺时针转六圈;两手里外位置交换,再逆时针转六圈。然后两臂外展、上举,再内收、下按,同时慢慢睁开双眼。再两脚尖分别点地,脚以脚尖为中心顺时针转六圈、逆时针转六圈,收功。

收势可进一步调理气机,从练功态恢复到自然状态。

转掌内收身放松,虎口交叉按脐中,轻浮肚脐做静养,深长呼吸作调整。形松意充心清静,练完定要收好功,引气归元揉按腹,顺逆旋转六圈停。

第五节 健身气功易筋经十二式

易筋经气感强,收效快,尤其是内外兼修,身心同养,性命双修,具有御邪疗疾,延年益寿,开发潜能的功效。从中医学研究的角度看,易筋经以中医经络走向和气血运行来指导气息的升降,在身体曲折旋转和手足推挽开合过程中,人体气血流通,关窍通利,从而达到祛病强身的目的。而按现代医学观点来看,修习易筋经,会使人体血液循环加强,从而改善人体的内脏功能,推迟衰老。

预备式:两腿开立,头端平,目前视,口微闭,调呼吸。含胸,直腰,蓄腹,松肩,全身自然放松。

第一式 韦驮献杵第一式

两臂曲肘,徐徐平举至胸前成抱球势,屈腕立掌,指头向上,掌心相对,掌根距膻中10厘米左右。此动作要求肩、肘、腕在同一平面上,配合呼吸,酌情做8～20次,见图4-30。

口诀:立身期正下,环拱手当胸,气定神皆敛,心澄貌亦恭。

第二式 韦驮献杵第二式

两足分开,与肩同宽,足掌踏实,两膝微松;两手自胸前徐徐外展,至两侧平举;立掌,掌心向外;两目视前下方;吸气时胸部扩张,臂向后挺;呼气时,指尖内翘,掌向外撑。反复进行8～20次,见图4-31。

口诀:脚踏实地,两手平开,心平气静,目瞪口呆。

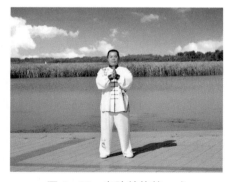
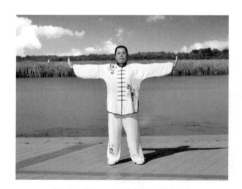

图4-30 韦驮献杵第一式　　　　图4-31 韦驮献杵第二式

第三式 韦驮献杵第三式

两脚开立,足尖着地,足跟提起;双手上举高过头顶,掌心向上,沉肩曲肘,目视前下方。舌抵上腭,鼻息调匀。吸气时,两手用暗劲尽力上托,两腿同时用力下蹬;呼气时,全身放松,两掌向前下翻。收势时,两掌变拳,拳背向前,上肢用力将两拳缓缓收至腰部,拳心向上,脚跟着地。反复8～20次,见图4-32。

口诀：

掌托天门目上观，足尖着地立身端。

力周腿胁浑如植，咬紧牙关不放宽。

舌可生津将腭抵，鼻能调息觉心安。

两拳缓缓收回处，用力还将挟重看。

第四式　摘星换斗式

右脚稍向右前方移步，与左脚形成斜微内八字，随势向左微侧；屈膝，提右脚跟，身向下沉，右虚步。右手高举伸直，掌心向下，头微右斜，双目仰视右手心；左臂曲肘，自然置于背后。吸气时，头往上顶，双肩后挺；呼气时，全身放松，再左右两侧交换姿势锻炼。连续 5～10 次，见图 4 - 33。

口诀：

只手擎天掌覆头，更从掌内注双眸。

鼻端吸气频调息，用力回收左右眸。

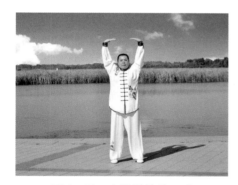 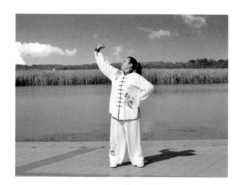

图 4 - 32　韦驮献杵第三式　　　　　图 4 - 33　摘星换斗式

第五式　倒拽九牛尾式

右脚前跨一步，屈膝成右弓步。右手握拳，举至前上方，双目观拳；左手握拳；左臂屈肘，斜垂于背后。吸气时，两拳紧握内收，右拳收至右肩，左拳垂至背后；呼气时，两拳两臂放松还原为本势预备动作。再身体后转，成左弓步，左右手交替进行。随呼吸反复 5～10 次，见图 4 - 34。

口诀：

两腿后伸前屈，小腹运气放松；用力在于两膀，观拳须注双瞳。

第六式　出爪亮翅式

两脚开立，与肩同宽。胸前立掌，展肩扩胸，两臂前平举，掌心向前，十指用力分开，虎口相对，两目平视前方。吸气时，两掌用暗劲伸探，手指向后翘；呼气时，臂掌放松。连续 8～12 次，见图 4 - 35。

口诀：

挺身兼怒目，推手向当前；用力收回处，功须七次全。

第七式　九鬼拔马刀式

两脚自然站立，与肩同宽，两臂向前成叉掌立于胸前。左手屈肘经下往后，成勾手置于身后，指尖向上；右手由肩上屈肘后伸，示指中指环指，按拉住左耳外耳轮。足趾抓地，身体前倾，如拔刀一样。吸气时,双手用力拉紧,呼气时放松。左右交换。反复5~10次,见图4-36。

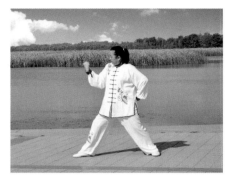

图4-34 倒拽九牛尾式

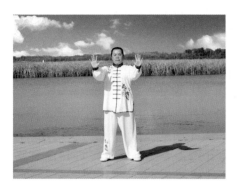

图4-35 出爪亮翅式

口诀:

侧首弯肱,抱顶及颈;自头收回,弗嫌力猛;左右相轮,身直气静。

第八式 三盘落地式

左脚向左横跨一步,屈膝下蹲成马步。上体挺直,屈肘翻掌向上,小臂平举如托重物状;稍停片刻,两手翻掌向下,小臂伸直放松,如放下重物状。动作随呼吸进行,吸气时,如托物状;呼气时,如放物状,反复5~10次。收功时,两脚徐徐伸直,左脚收回,两足并拢,成直立状,见图4-37。

口诀:

上腭坚撑舌,张眸意注牙;足开蹲似踞,手按猛如拿;

两掌各翻起,千斤重有加;瞪目兼闭口,起立足无斜。

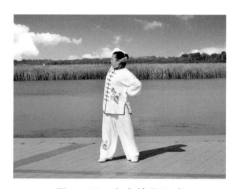

图4-36 九鬼拔马刀式

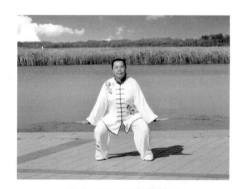

图4-37 三盘落地式

第九式 青龙探爪式

两脚开立,两手成仰拳护腰。右手向左前方伸探,五指捏成勾手,上体左转。腰部自左向右转动,右手也随之自左向右水平划圈,手划至前上方时,上体前倾,同时呼气;划至身体左侧时,上体伸直,同时吸气。左右交换,动作相反。连续5~10次,见图4-38。

口诀:

青龙探爪,左从右出;修士效之,掌平气实;

力周肩背,围收过膝;两目平注,息调心谧。

第十式 卧虎扑食式

右脚向右跨一大步,屈右膝下蹲,成右弓左仆腿势;上体前倾,双手撑地,头微抬起,目注前下方。吸气时,同时两臂伸直,上体抬高并尽量前探,重心前移;呼气时,同时屈肘,胸部下落,上体后收,重心后移,蓄势待发。如此反复,随呼吸而两臂屈伸,上体起伏,前探后收,如猛虎扑食。动作连续5～10次后,换左弓右仆腿势进行,动作如前,见图4-39。

口诀:

两足分蹲身似倾,屈伸左右腿相更;昂头胸作探前势,偃背腰还似砥平;

鼻息调运均出入,指尖着地赖支撑;降龙伏虎神仙事,学得真形亦卫生。

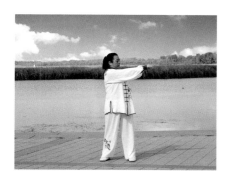

图4-38 青龙探爪式

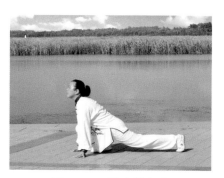

图4-39 卧虎扑食式

第十一式 打躬式

两脚开立,与肩同宽。双手仰掌缓缓向左右而上,用力合抱头后部,手指弹敲小脑后片刻,配合呼吸做屈体动作。吸气时,身体挺直,目向前视,头如顶物;呼气时,直膝俯身弯腰,两手用力使头探于膝间作打躬状,勿使脚跟离地。根据体力反复8～20次,见图4-40。

口诀:

两手齐持脑,垂腰至膝间;头唯探胯下,口更齿牙关;

掩耳聪教塞,调元气自闲;舌尖还抵腭,力在肘双弯。

第十二式 掉尾式

两腿开立,双手仰掌由胸前徐徐上举至头顶,目视掌而移,身立正直,勿挺胸凸腹;十指交叉,旋腕反掌上托,掌心向上,仰身,腰向后弯,目上视;然后上体前屈,双臂下垂,推掌至地,塌腰扭臀,头颈缓缓左转抬高,目视臀尾。呼气时,屈体下弯,脚跟稍微离地;吸气时,上身立起,脚跟着地;如此反复21次。收功:直立,两臂左右侧举,屈伸7次,见图4-41。

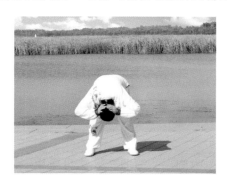

图4-40 打躬式

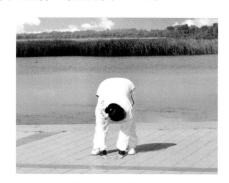

图4-41 掉尾式

口诀：

膝直膀伸，推手自地；瞪目昂头，凝神一志；

起而顿足，二十一次；左右伸肱，以七为志；

更作坐功，盘膝垂眦；口注于心，息调于鼻；

定静乃起，厥功维备。

第六节　指　功

指功的锻炼旨在增强指力和技功。推拿疗效的高低，在很大程度上取决于手指的功夫。指功大致分为单指功、三指功和五指功。

一、手屈一指式

属单指功类。

（1）动作：双足平站，间距与肩同宽，略屈膝不超过足尖或马步站牢，脊背挺直，头、颈放松，沉肩坠肘，屈指塌腕，静站少时。以上为预备动作。

然后双臂缓慢抬起，手握虚拳，拳眼向上，拇指伸直，指端上翘，高度平齐膻中穴。两眼盯视双指，如体力不及，也可端坐凳边，双肘伏案，翘腕，握拳，力伸拇指，两眼凝视指端。

另，双拇指可经常按压、旋揉沙袋等。

（2）要点：心静体松，力伸指端，每日不得少于半小时，此为静练指功真法。

二、拇示协中式

属单指功类。

（1）动作：预备动作同手屈一指式。待双臂抬起后，拇、示指端分别紧贴于中指末节上端内、外横纹，挟住中指。环指、小指蜷屈向手掌。双手中指端相对，双目凝视两指端。

另，运力于指端，活动腕部如鸟啄食，经常叩击点打多层纸垫、布垫、橡皮垫及其他较硬之物。

（2）要点：心静体松，乃为根本。拇、示指必须挟持住中指，切勿松脱。

三、三指立鼎式

属三指功类。可分三种练法，有捏拿棱角法、三指拢聚法和三指驮体法。

1. 捏拿棱角法

（1）动作：预备动作同手屈一指式。面对棱角光滑的方形模具（如桌、盒、箱、匣等），双手拇、示、中指聚拢触棱角撑开后，再用力捏拿棱角。双手交替练习，也可分别练习。

（2）要点：三指拢紧，触棱角撑开，指端用力，速度从缓。

2. 三指拢聚法

（1）动作：端立案旁，双手拇、示、中指撑张，抚压案面至最大限度，三指再有力缓缓收拢聚合。

（2）要点：三指同时用力拢聚；呼则三指尽开，吸则三指紧收。此法也适用于四指或五指练功。

3. 三指驮体法

三指驮体法也称铁牛耕地。

（1）动作：三指如鼎足三分，落地做伏卧撑式练习。

（2）要点：双臂用力，力聚三指，适可而止，谨防损伤腕部。此法也适用于四指或五指练功。

四、五指鹰爪式

属五指功类。可分两种练法，有对指抓空法和抓提球坛法。

1. 对指抓空法

（1）动作：预备动作同手屈一指式。待双臂缓慢蜷拢抬起，两掌心对肚脐，静站片刻后，双手腕外展，再收拢，两掌心及各手指相对成抱球状。力集手指，十指尽张；稍停后，即由拇、示、中、环、小指依次尽力屈曲内收成鹰爪抓物状，指端聚向掌心；略停后，再以小、环、中、示、拇指依次尽力伸张。坐式则双手悬空，动作同上。

（2）要点：做展掌伸指、屈指，腕、指尽用力。指端屈向掌心，各指保持间隙，不可并拢。动作宜缓，速度均匀。

2. 抓提球坛法

（1）动作：备一大小相宜可抓的球（木、石、铁质皆可）或重量合适的小口大腹坛罐。做马步蹲裆式，双手交替抓拿圆球或抓提坛罐。

（2）要点：根于腿脚，主于背腰，发力指端，抓要紧，提要高，站要稳。

第五章 推拿常用的介质、热敷和用具

第一节 介 质

推拿时,为了减少对皮肤的摩擦,或为了借助某些药物的辅助作用,可在推拿部位的皮肤上涂些液体、膏剂或酒、粉末等。这些液体、膏剂、酒、粉末统称为推拿介质。介质的选用要因病情而异,如病属表证,则用解表药;属血瘀,须用活血药;属寒证,须用温热药;属热证,则用寒凉药作介质。

推拿介质的用药和剂型种类繁多,剂型可分为汁剂、水剂、酒剂、醋剂、油剂、蜜剂、粉剂、汤剂及膏剂等,药物可分为单味药和复方。

一、介质的种类与功效

（一）汁剂

汁剂一般指新鲜生药经过压挤或抽吸获得的原汁,也可配加少量水制成水剂。

1. 姜汁

将鲜生姜捣烂取汁。辛,微温。功效发表散寒、温中止呕。

2. 蒜汁

剥皮捣泥蘸汁用。辛,温。功效解毒杀菌、温中健胃。

3. 葱汁

取葱白(带根)洗净,挤压用其汁。辛,温。功效发汗解肌、通阳利水。

4. 藿香

取其叶、茎捣挤蘸汁用。辛,微温。功效解暑化湿、理气和中。

5. 薄荷

取叶、茎捣烂蘸汁用。辛,凉。功效散风退热、解郁透表。

6. 荷叶

取叶捣烂用其汁。苦、涩、平。功效升发清阳、解暑清热、散瘀止血。

7. 瓜蒌

鲜果去皮、仁,果肉用其汁。甘,寒。功效润肺化痰、散结润肠、润泽肌肤。

8. 藕汁

取其嫩厚根茎绞汁。甘,寒。功效清热生津、凉血散瘀。

9. 人乳

取健康妇女之乳。甘,咸,平。功效补虚益气、清热润燥、补五脏、滋血液、益心气、利胃肠。

10. 鸡蛋清

打蛋取其蛋清。甘,咸,平。功效补益脾胃、润泽肌肤、消肿止痛。

（二）水剂

水剂是用温热清水浸泡适当的药物的水溶液。

1. 麻黄

辛、微苦、温。功效发汗解表、平喘利水。

2. 茶水

苦、甘、微寒。功效醒神明目、清热止渴、消食利尿。

3. 桂枝

辛、甘,温。功效解肌发汗、温经通阳。

4. 芫荽

辛、微温。功效发汗透疹、健胃消食。

5. 麝香

研极细末,温水浸。辛,温。功效开窍辟秽、活血散结。

6. 菊花

甘、苦、平。功效散风清热、明目。

（三）酒剂

将单味或复方中药浸泡于较高醇度的白酒或米酒中,浸泡过程中要经常搅动,浸泡1～3周,即可取其浸出液备用。也可将药物置于容器内浸泡1～3日,再隔水加温煎煮几小时后,去渣滤液备用。外用药酒方剂虽多,但大多属于活血化瘀、理气止痛、散风祛湿、柔筋健骨之类。常用配方如下。

（1）当归9g,赤芍9g,红花9g,紫草12g,乳香6g,没药6g,鸡血藤24g,香附9g,枳实6g,茜草9g,玄胡9g,薄荷冰0.9g(后入)。用60％乙醇及较好白酒1.5千克浸泡或蒸煮,滤液备用。适用于非开放性新旧损伤肿痛,也可少量内服。

（2）当归9g,川芎9g,红花12g,川乌15g,草乌15g,白花蛇12g,细辛9g,姜黄9g,血竭12g,桂枝12g,没药12g,枳壳12g,冰片3g(后入)。白酒1.5千克浸泡或蒸煮取液备用。适用于腰腿损伤,可祛寒散瘀、消肿止痛。

（3）肉桂9g,大茴香9g,白芷6g,丁香6g,吴茱萸9g,细辛6g,青皮9g,木香9g,高良姜9g,麝香0.3g(后下)。白酒1.5千克浸泡取液备用。主要用于腹胀腹痛痞滞,擦揉神阙部尤效。

（四）粉剂

即因证选用一定药物研成极细粉末。常用的是滑石粉或以滑石粉为主的粉剂,如爽身粉、扑粉及香粉等。其功效为清热渗湿、滑润皮肤、防损止痒。

（五）油剂

用香油(麻油)或浸渍一定药物的浸出剂;或用一定药粉拌成的药膏,或用一些常用的成品油制剂如液状石蜡等。

1. 冬青油

具有祛风补虚、益肌润肤之功效。

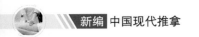

2. 松节油

具有散风胜湿之功效。

3. 甘油

具有补虚润燥之功效。

4. 清凉油

具有散风止痛、消肿止痒之功效。

5. 风油精

具有散风止痛、提神醒脑、解暑辟邪之功效。

6. 按摩乳

具有舒筋活血、消肿止痛之功效。

（六）醋剂

用于伤科疾患，常用于局部挫伤引起的红肿胀痛。如醋浸泡跌打丸，研调成稀糊状，蘸揉摩擦患部，具有良好的止痛消肿作用。

二、介质的选择

临床应根据病情、年龄及季节等来选用介质。

（一）病情

临床根据各种介质的作用，视具体病情选择应用。如小儿发热多用乙醇、冷水等。

（二）年龄

成年人常用介质有水剂、油剂、粉剂及酒剂；老年人常用介质有油剂和酒剂；小儿则多用粉剂、姜汁、葱汁、蛋汁等。

（三）季节

春夏季节常用葱姜水、冷水、蒸馏水、薄荷水、滑石粉、蛋汁等做介质；秋冬季节则用冬青膏、液状石蜡、药酒等。

第二节　热　　敷

热敷疗法在我国已有2000多年的历史。《黄帝内经》所述的"熨"法就是热敷法。热敷又分为干热敷和湿热敷。在临床上，常于手法操作后辅以湿热敷，以增强疗效、减轻手法刺激过度所产生的不良反应。

一、热敷疗法

临床用一些具有祛风散寒、温经通络、活血止痛作用的中草药，装入缝制好的布袋，放置锅内蒸热或微波炉加热后外敷于患处。药袋太热时，要用毛巾、棉布包着外敷，不太热时把毛巾、棉布去掉直接敷于患处，药袋冷了加热后接着外敷，一般2～5小时为宜。

或置于布袋内，将袋口扎紧，放入锅中，加适量清水，煮沸数分钟，趁热将毛巾浸透后绞干，折成方形或长条形即可。也可在患部先用擦法，使毛孔开放，随即施以热敷，以便提高疗效。

二、注意事项

（1）因热敷时须暴露患部，故诊室内应保持温暖无风，以免患者感受外邪。

（2）毛巾折叠必须平整，使热透入均匀，以防烫伤皮肤。

（3）热敷的温度应以患者能忍受为度，要防止发生烫伤和晕厥，对皮肤反应迟钝者更应注意。

（4）热敷前，可隔着毛巾使用拍法，被热敷的部位不可再用其他手法，以免损伤皮肤。

三、热敷方剂

（1）红花 10 g，钻地风 10 g，樟木 50 g，苏木 50 g，紫草 15 g，伸筋草 15 g，千年健 15 g，桂枝 15 g，路路通 15 g，宣木瓜 10 g，乳香 10 g，没药 10 g。

（2）桑枝 50 g，虎杖根 50 g，豨莶草 30 g，香樟木 50 g。

（3）红花 10 g，川芎 10 g，川椒 15 g，当归（酒洗）7 g，威灵仙 10 g，白芷 10 g，甘草 5 g，防风 10 g，乳香 15 g，没药 10 g，透骨草 15 g，海桐皮 15 g。

第三节 用 具

一、推拿巾

用毛巾、浴巾或软质较好的棉布，做成大小适宜的按摩用布巾。按摩时垫于被按摩的部位，对于某些手法可避免患者皮肤损伤，且有益于卫生，一人一巾，防止发生交叉感染。

二、桑枝棒

用细桑枝 12 根去皮阴干，每根用桑皮纸卷紧，并用纸绕扎，然后把桑枝合起来用纸扎紧，再用桑皮纸层层卷紧并用线绕好，外面用布裹紧缝好即成。要求软硬适当，富有弹性，粗细应手（约 5 cm），长约 40 cm。

用法：棒击，主要用于头部、腰背及四肢部疾患。

三、拨筋板（木板）

用木料制成。临床用于腰背肌筋扭伤、岔气等的治疗，见图 5-1。

四、拍子

用 5 层胶合板制成大小不等的木拍子，常用于腰臀部有下肢疾患的治疗，见图 5-2。

五、牛角

取牛角骨制成大小不等的按摩工具，临床用于点穴和理筋的治疗，见图 5-3。

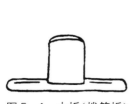

图 5-1 木板（拨筋板）

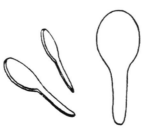

图 5-2 木拍子

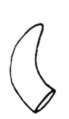

图 5-3 牛角

六、拍打棒

胶皮制成掌形,如同手掌,厚 2 cm。掌背中央安有弹性柄,长 45 cm,临床用于膨闷胀饱、咳嗽痰喘、呼吸憋气、胸膈不利、背脊僵硬等的治疗,见图 5 - 4。

七、膊形棒

膊形棒又分短膊和长膊,主要适用于肩、背、胸、腹、腰、臀及四肢肌肉丰满处痛麻疾患。对风寒湿痹、外伤所引起的疾病均适宜,见图 5 - 5。

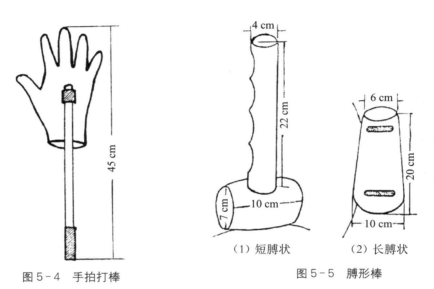

图 5 - 4　手拍打棒

（1）短膊状　　（2）长膊状

图 5 - 5　膊形棒

八、木榔头

用木料制成边缘光滑的木锤,主要用于点穴治疗,见图 5 - 6。

九、木滑轮

木滑轮又称木滚子、木滚轮,主要适用于肌肉丰厚的肢体伤筋的治疗,见图 5 - 7。

十、木轴滚

用软质木料制成,常用于肌肉丰满处,见图 5 - 8。

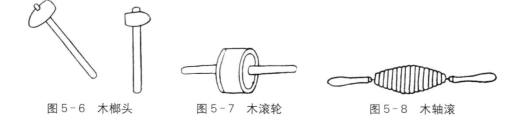

图 5 - 6　木榔头　　　　图 5 - 7　木滚轮　　　　图 5 - 8　木轴滚

第六章　推拿治疗的适应证和禁忌证

第一节　推拿的适应证

推拿的适应证是指目前能用推拿疗法治疗的病证。推拿疗法治疗的适应证颇广,包括伤科、内科、外科、妇科、五官科、儿科中的多种疾病。随着中医学事业的不断发展,以前的冠心病属于推拿疗法的慎用证或禁忌证,现在也成了适应证。一般来说,推拿疗法主要适用于慢性疾病,但对某些疾病的急性期也有良好疗效。如急性腰扭伤,梨状肌综合征,颈、腰椎间盘突出症,急性乳腺炎,小儿消化不良等。现在常用推拿治疗的疾病有以下几个方面。

1. 骨伤科疾病与软组织损伤

如各种扭伤、挫伤、关节脱位或半脱位、关节非感染性炎症、落枕、颈椎病、肩周炎、腰肌劳损、腰椎间盘突出症、股骨头无菌性坏死、肱骨外上髁炎及骨折后遗症等。

2. 内科疾病

高血压、冠心病、胃脘痛、头痛、失眠、胆囊炎、中风后遗症、血栓闭塞性脉管炎早期、糖尿病、尿潴留、遗尿、阳痿、慢性腹泻及便秘等。

3. 妇科疾病

月经不调、痛经、闭经、急性乳腺炎、慢性盆腔炎及产后耻骨联合分离症等。

4. 外科疾病

腹部手术后肠粘连、慢性前列腺炎、慢性阑尾炎、下肢静脉曲张、乳痈初期及压疮。

5. 五官科疾病

声门闭合不全、咽喉炎、近视、斜视、耳聋、耳鸣、牙痛及鼻炎等。

6. 儿科疾病

发热、咳嗽、腹泻、呕吐、疳积、惊风、痢疾、便秘、尿闭、夜啼、遗尿、脱肛、百日咳、腹痛、肌性斜颈及小儿麻痹后遗症。

第二节　推拿的禁忌证

推拿疗法的应用范围很广,内、外、妇、儿、骨伤科中的多种疾病均可采用,其疗效显著,但也不是灵丹妙药,包治百病。在某种病理状况下,若施术不当,还可使病情恶化。目前,大多数学者认为以下情况不适合推拿治疗。

（1）严重心、脑、肺疾患的患者或极度衰弱者,不能承受推拿手法的刺激。

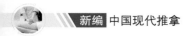

（2）有出血倾向和血液病患者，手法刺激可能导致局部组织内出血。

（3）局部有严重皮肤损伤或皮肤病患者，手法作用可能使皮肤损伤及疾病加重。

（4）某些急性传染病，如肝炎、肺结核等，以及胃或十二指肠溃疡病急性穿孔患者，不能应用推拿治疗，以免贻误病情。

（5）某些感染性疾病，如丹毒、骨髓炎、骨关节结核、骨肿瘤、严重的骨质疏松症及骨折患者，手法治疗可使骨质受伤，感染扩散。

（6）诊断不明确的急性脊椎损伤或伴有脊髓症状的患者。

（7）妊娠3个月以上的孕妇的腰部、腹部和髋部等特定穴位，不可施术。

（8）精神病患者，大饥、大饱、醉酒者等，都应慎施术，或列为推拿禁忌证。

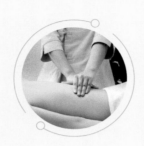

第二篇

成人推拿

第七章　推　拿　手　法

　　由于推拿流派众多,推拿手法丰富多彩,因此,对于手法的分类也各有不同。有的以手法用力的方式定名;有的以手法技巧性定名;有的则以气力变化更名;有的是习惯称谓。本书介绍的推拿手法则是由简达繁,综合归纳为以下5大类手法。但对少数不便归类的专用技巧手法,均于疾病治疗处方中出现时一并介绍。

　　(1)单式手法:其手法名称、操作形式及作用力较为单一性,包括双手在同一部位的操作时采用相同的手法。

　　(2)复合手法:即两种以上单式手法,根据施术灵活变通的特点,有机结合或演变形成的手法。其操作形式及作用力具有复合性,包括双手同时在一定部位操作的一类手法。

　　(3)特殊手法:以两手各操作不同的一种或多种单式手法,分别于两个不同的部位、穴位同时施术,配合协调,节奏、技巧规律有序借以缩短治疗时间,增强手法组合和受体的感应作用,提高疗效。本法还包括踩跷法等。

　　(4)被动运动法:根据运动器官的特点(关节结构、功能范围等),运用技巧劲力的操作方法,使身体各部可动关节做被动牵张、摇摆、引伸等活动,以达到治疗之目的。

　　(5)常规操作法:根据人身结构、功能的系统性,综合各种手法技巧和作用,有序地组成临床常用的规律性手法。

第一节　单　式　手　法

一、推法

用手指、掌、拳等不同手势,着力于患者一定部位,做直线前推,称为推法。

（一）适应部位
全身各部位。

（二）手法要领
姿势端正,着力深透,轻重适宜,速度均匀,必须直推,不可斜曲,配合呼吸,间歇有序。

（三）操作步骤

1. 拇指推
单手或双手拇指末节背屈,指腹、侧或指尖着力,其余四指屈握,腕部灵活,往一定方向直推。多用于头面、颈项,背腰部,见图7-1。两指反向分推,也称抹法,见图7-2。

2. 鱼际推

五指并拢,手腕挺直,用大、小鱼际着力前推,也可以双手同时操作。常用于背腰、胸、胁、腹及四肢部,见图7-3、图7-4。

3. 掌根推

腕部上跷,适度背屈,五指伸直,掌根着力,用单、双掌根直推,分推及叠掌加力操作。多用于背、腰、臀及下肢部,见图7-5。

4. 全掌推

肘部灵活,腕部挺伸,五指微分,全掌指面着力,用单、双掌直推或双掌重叠加力操作。除头面、项颈部外,其他部位均可用全掌推,见图7-6。

5. 合拳推

单、双手握虚拳,掌心向下,用五指中节、大小鱼际及掌根着力直推,也可另手拱按加力施术。适用于背腰、足底肌肉部位,见图7-7。

6. 顿推

本法是在指掌向前推的过程中,犹如刨木样一顿一息,适当间歇停顿,配合呼吸节律施术。因此也称刨推法。本法仅用于腹胸、背腰部,见图7-8。

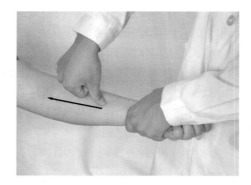

图7-1　拇指推

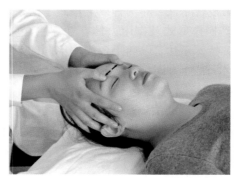

图7-2　抹法

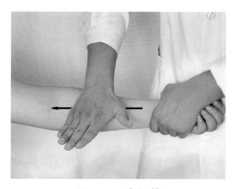

图7-3　鱼际推

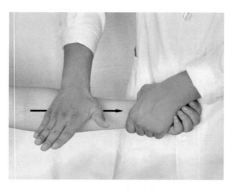

图7-4　鱼际推

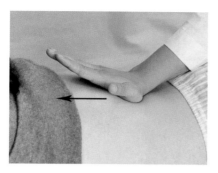

图 7-5　掌根推

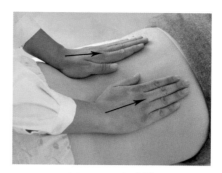

图 7-6　全掌推

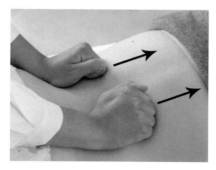

图 7-7　合掌推

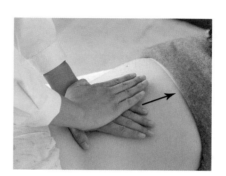

图 7-8　顿推

（四）主治病证

头痛眩晕，颈项强直，胸闷腹胀，嗳气呃逆，风湿痹痛，筋肌拘挛，闪腰岔气，损伤瘀肿。可清利头目，开胸利膈，消食导滞，温经通络，活血化瘀，解痉止痛。

二、拿法

拇指指腹与其他手指指腹或者全手相对用力，收拢如钳，夹挤施术，称为拿法，可以全手叠指加力操作。

（一）适应部位

头颈、肩、背腰、腹及四肢部。

（二）手法要领

力度适宜，指下柔和，着实勿乱，忌用指甲。

（三）操作步骤

1. 指拿

以拇指腹与示指、中指、环指、小指腹各分别组合，相对用力于应拿肌肉、筋腱及关节隙孔、穴位。一般可分为三、四、五指拿，也可两手各指同拿或双手相叠加力操作，见图 7-9。

2. 全手拿

手腕灵活，掌心紧贴于应拿部位，可单手全手拿，也可双手同时施术，见图 7-10。

（四）主治病证

伤风感冒，头目眩晕，漏肩风，落枕，腰腿疼痛，关节脱臼，肢体扭伤，半身不遂。可祛风散寒，开窍明目，舒筋活血，通经止痛。

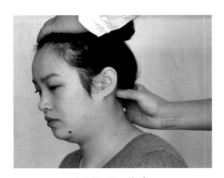

图 7 - 9　指拿

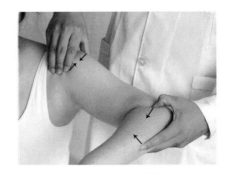

图 7 - 10　全手拿

三、按法

以手指、掌的不同部位施术于经、穴,配合呼吸,也可屏气按而留之,用力不宜过猛,称为按法。

（一）适应部位

身体各经穴。

（二）手法要领

按力深透,稳定持续,呼吸自然,屏气有节,用力勿猛,勿要滑移。

（三）操作步骤

1. 指按

以拇指或余指,于需取经穴处一指准确按穴,余指扶持固定,或两手双指并按或相叠施术,见图 7 - 11。

2. 掌按

上肢伸直、腕部屈曲,全掌节律下压。可分大、小鱼际,掌根或叠掌加力施术,见图 7 - 12。

（四）主治病证

头痛牙痛,胸闷腹胀,腰背痹痛,关节错移等。可开通闭塞、整骨理节、调气活血、定痛矫形。

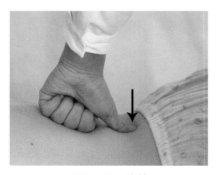

图 7 - 11　指按

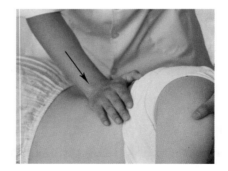

图 7 - 12　掌按

四、摩法

用手指或掌的不同部位,在选定部位做灵活轻巧环旋滑摩,称谓摩法。

（一）适应部位

全身各部位。

（二）手法要领

指掌腕缓和协调，用力均匀速度适宜，环旋连贯，并应配用介质。

（三）操作步骤

1. 指摩

施术手指直伸，指腹贴于皮肤做环旋而摩，非施术手指自然屈握，可分一、二、三、四指摩法，见图7-13。

2. 掌摩

单手或双手五指上跷，掌面贴于皮肤，做环旋而摩，见图7-14。

可分为大小鱼际、掌根摩法。双手合拳抱摩，又称太极摩腹法，见图7-15。

3. 全掌摩

即将指、掌摩法合一施术，称为全掌摩，又称摩掌法。

（四）主治病证

头痛失眠，胸胁烦闷，腹痛泄泻，跌打瘀肿，虚脱，休克。可调和营卫、理气和中、疏风散寒、化瘀消肿。

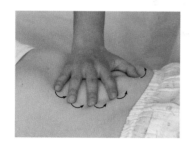
图7-13 指摩

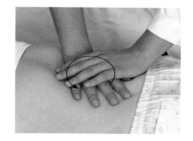
图7-14 掌摩

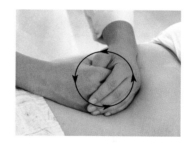
图7-15 太极摩腹法

五、揉法

单、双手指或手掌紧贴于应取部位，做圆环和游移操作，称为揉法。

（一）适应部位

全身各部。

（二）手法要领

环旋形圆，带动肌肉，柔和深透，轻重适宜，不可滑离，切勿擦皮。

（三）操作步骤

（1）指揉：拇指末节背屈，以指腹、指侧着力，富有弹性，腕部松韧柔和，做圆旋而揉，称为拇指揉法，见图7-16。也可以一、二、三、四、五指腹同时着力，以腕带指旋转回环操作，称为指揉法，见图7-17。

（2）掌揉：曲肘悬腕，掌指面紧贴于施术部位，五指并拢，做圆形旋揉，或用大、小鱼际、掌根施术，也可双掌重叠加力揉之，见图7-18、图7-19。

（四）主治病证

主治全身各部疼痛、痉挛拘急、麻木不仁、小便不利、跌打损伤等。能舒筋活血、缓痉解挛、开通闭塞、化瘀消肿、痛经止痛。

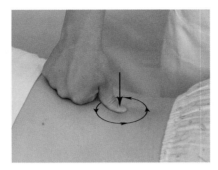

图 7 - 16　拇指揉法

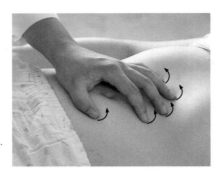

图 7 - 17　指揉法

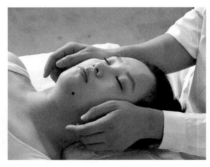

图 7 - 18　掌揉法

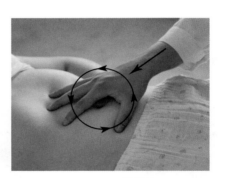

图 7 - 19　掌揉法

六、运法

以膊、肘于应运部位,做表里俱动,幅度较大,速度适宜,压旋操作,称为运法。

（一）适应部位

肩、胸、腹、背、腰、臀及四肢部。

（二）手法要领

运形须圆,带动肌肉,勿离部位,柔和深透,不可擦皮。根据补泻迎随,择定应运方向。比揉法操作幅度较大,施术面积广。

（三）操作步骤

1. 膊运

袒露前臂,屈肘,以尺侧肌肉丰满处(即尺侧腕屈肌)于需运部位旋运,速度不宜过缓,轻重适宜,以发热为度,见图 7 - 20。

2. 肘运

袒露肘节,前臂上屈,肘尖着(即尺骨鹰嘴突)于应取部位,触压而运,旋转回环,以热胀为佳。用于环跳、承扶、殷门等穴或肌肉丰满处,见图 7 - 21。

（四）主治病证

头颈、胸腹、背腰、四肢部一般病变,肝阳上亢,肝气不疏,肝火盛,肝郁,肝胃病,半身不遂,坐臀风,下痿,足厥阴,足少阳二经一般疾患。能引气血下行,平肝息风,泻肝清热,消上焦实火,和胃降逆,引火归原。

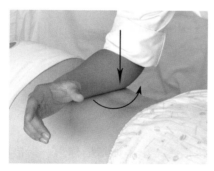

图 7 - 20　膊运

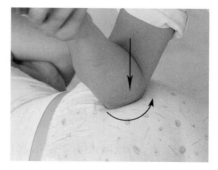

图 7 - 21　肘运

七、捏法

使拇指指腹分别与示指、中指、环指、小指指腹,或四指同时相对用力,掌心勿贴皮肤,连续灵巧地张合施术,称为捏法。

(一)适应部位

全身各部。

(二)手法要领

腕、指轻巧灵活,连续移动,软硬适宜,轻重有度,柔和深透,灵活勿滞。

(三)操作步骤

1. 软捏法

心平气和,指着皮肤,对应用力,轻浅捏之。也可环旋而捏,形如捻珠,也称捏捻法,见图 7 - 22。

2. 硬捏法

精神集中,屏气用力,指着肌筋,张合须缓,重深施术可单手或双手操作。勿伤皮肉,见图 7 - 23。

(四)主治病证

伤风感冒,头晕眼花,落枕项强,恶心呕吐,腹痛泄泻,四肢厥冷,伤筋错节,跌打损伤,活动不利。可疏风解表、泻火清热、散寒止痛、疏通经络、舒筋利节、活血化瘀。

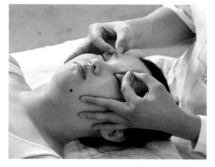

图 7 - 22　软捏法

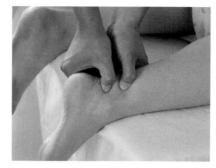

图 7 - 23　硬捏法

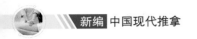
八、掐法

使指甲于应取部位、穴位，一指掐或双指、多指对称掐，称为掐法。

（一）适应部位

全身各穴位。

（二）手法要领

发力于腕，运力于指，着力于甲，选穴准确，深浅适度，勿伤皮肉。

（三）操作步骤

以拇指甲或示指、中指甲着力于需取部位、穴位掐之。单手拇指掐称为一指掐法，见图7－24、图7－25；也可双手两指或多指掐。拇指掐同时随向两边，称为拨法，见图7－26。

（四）主治病证

晕厥，不省人事，中暑，精神萎靡，虚脱，面肿，癫痫，牙关紧闭，角弓反张，四肢挛急。可急救复苏、醒脑开窍、分筋拔络。

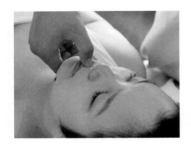
图7－24 掐法

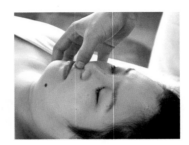
图7－25 掐法

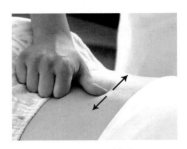
图7－26 拨法

九、㨰法

以手与腕部的不同部位，做连续圆形回环，自然轻巧的翻滚，称为㨰法。

（一）适应部位

肩、背、腰、臀及四肢部。

（二）手法要领

沉肩垂肘，手腕屈曲，掌背翻㨰，圆环均匀，动作连贯，节律有序，柔和轻巧，沿经操作（顺经、逆经）。可㨰而走，也可㨰而守。切忌擦、摩。

（三）操作步骤

1. 掌㨰

在需㨰经线及部位，手掌呈自然弧形，屈腕，小指掌侧缘向外翻，五指逐渐依次展开，㨰至环指、中指、示指之掌背面，即阴掌面向上，五指自然伸直；向内翻时，五指循序收缩至小指掌缘还原，手掌又成自然弧形。可双手交替施术，也可两手对称施术，见图7－27、图7－28、图7－29、图7－30。

2. 鱼际㨰

屈腕，手呈半握拳状，小鱼际着力，以前臂带动腕部向外翻㨰，指随伸而发力，回腕屈指，反复操作。不可摩擦，勿拍打，见图7－31、图7－32。

3. 指背滚

伸肘,屈腕,手指蜷握,拇指悬起,四指背着力于需取部位,前臂做前后摆动,带腕携指,上下翻滚,见图7-33。

4. 拳滚

一手握拳,小鱼际于应滚处,另手直掌压拳或腕部加力滚动,以拳背或指节隆突发力,连续操作,往返施术,见图7-34。

(四) 主治病证

背腰痹痛,肢体麻木,筋肉拘挛,半身不遂,腹满胀痛,血瘀肿胀,软组织损伤等。可温通经络、调和气血、化瘀消肿、解痉止痛。

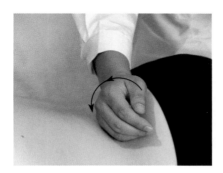

图7-27 掌滚

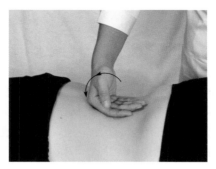

图7-28 掌滚

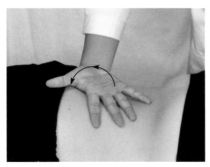

图7-29 掌滚

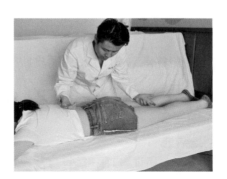

图7-30 掌滚

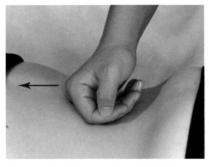

图7-31 鱼际滚

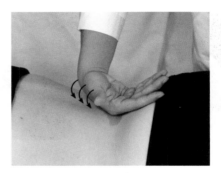

图7-32 鱼际滚

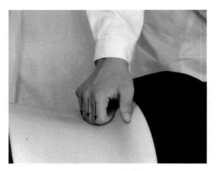

图 7 - 33　指背搋

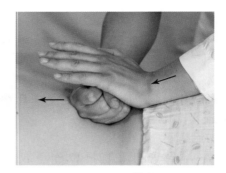

图 7 - 34　拳搋

十、擦法

以手掌、指面贴于皮肤,做轻快疾速往返摩擦,称为擦法。

(一)适应部位

全身各部。

(二)手法要领

屏住呼吸,运气于掌,动作轻速,不带动肌肉,产生热感,勿伤皮肤。

(三)操作步骤

1. 合掌擦

两手十指交叉成弧凹状,包贴于应取凸状部位,一张一合,迅速开闭。速度要快,不热无效。多用于头、项、肩、膝凸形部位,见图 7 - 35。

2. 指面擦

拇指或示指、中指、环指、小指紧贴皮肤往返操作,可双手施术,见图 7 - 36。

3. 手掌擦

一手扶持体位,一手掌面紧贴于所取部位着力擦之。可分为大、小鱼际,掌根擦法。也可双手操作,见图 7 - 37。

(四)主治病证

头痛落枕,颈项病证,口眼歪斜,急性视物不清,伤风感冒,腹痛泄泻,麻木不仁,风湿痹痛,痛经。有温经通络、祛风散寒、开窍明目、培补元阳的作用。

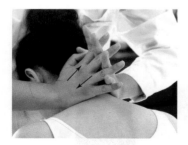

图 7 - 35　合掌擦

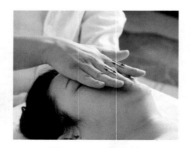

图 7 - 36　指面擦

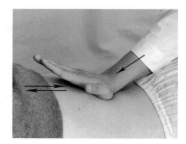

图 7 - 37　手掌擦

十一、搓法

以两手握住患处,双手贴于应搓部位相对着力,交替施术,称为搓法。

（一）适应部位

两胁及四肢部。

（二）手法要领

指、掌、腕配合协调,动作灵活,带动肌肉,快慢适宜,发热为度。

（三）操作步骤

1. 搓掌法

患者屈肘举手,掌背向医生。医生一手握患者拇、示指,另一手握住环、小指,一前一后交替迅速灵活搓动,也可用于足掌,见图7-38。

2. 抱搓法

双手扶抱需搓部位,相对着力搓之,自上而下,反复操作。可分为大鱼际、小鱼际、掌根、全掌搓法,见图7-39。

（四）主治病证

指掌麻木不仁,握力不足,手足冷痛,张缩不灵,弹响指,书写痉挛症;肝气不疏,肢体痹痛,筋肌挛急,胸胁胀满。可舒筋活血、疏肝理气、通经活络、缓痉止痛。

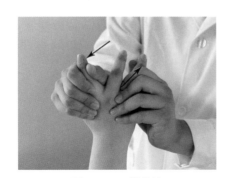

图7-38 搓掌法

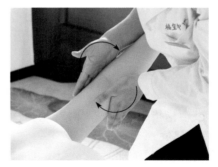

图7-39 抱搓法

十二、点法

拇指、示指腹挟住中指中节,以扶持中指挺力,中指端于应取部位、穴位着力点之,称为点法。

（一）适应部位

全身关节窍隙、穴位。

（二）手法要领

屏住呼吸,运气于指,点穴准确,着力适当。勿戳破皮肉。

（三）操作步骤

前臂上抬,肘部微屈,手腕下屈,意念集中,发力于中指,触点施术,见图7-40。

（四）主治病证

麻木不仁,半身不遂,瘫痪痿症,肌肉萎缩,关节不利,风寒

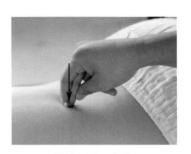

图7-40 点法

湿痹,一般抽风,精神迟呆,五软症,婴儿瘫等。有舒筋腱、活气血、散寒邪、祛风湿、通经络、止疼痛、利关节、生肌肉、开闭窍、镇疼挛、调阴阳、理脏腑等作用。

十三、压法

以前臂、肘于施术部位力大深透下压而留之,称为压法。

（一）适应部位

肩臂、背脊,腰臀及下肢部。

（二）手法要领

沉肩,屈肘,屏住呼吸,肘、膊着力,由轻到重,缓缓加力,取位准确,不可滑移,勿伤骨节。

（三）操作步骤

1. 膊压

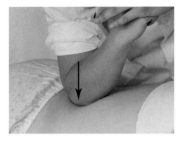

图 7-41 压法

用一手前臂肌肉丰满处(即尺侧肌肉部)着力于施术部位,做持续、间歇、摇动大力下压,也可另手扶膊加力操作。

2. 肘压

一手肘部屈曲,拳心向胸,以肘尖部(即尺骨鹰嘴突),由轻至重,持续或间歇施术。也可另一手扶拳加压。多用于臀部及下肢肌肉丰厚处,见图 7-41。

（四）主治病证

肝阳上亢,肝胃病,头目眩晕,坐臀风,背腰酸胀,风湿痹痛,四肢拘挛。可行气活血、开通闭塞、散寒祛风、缓痉解挛、通经止痛。

十四、捻法

用拇、示、中指指腹着力,捏住指、趾,对称用力捻动的一种手,称为捻法。

（一）适应部位

四肢小关节及指、趾部。

（二）手法要领

用力着实,快速灵巧,移动缓慢,不可呆滞,勿捏得过紧。

（三）操作步骤

以拇指关节与其他指第一指间关节活动为主,前臂发力,做轻快的捻动。

（四）主治病证

伤筋错节,活动不利,麻木不仁。可滑利关节、通经活络。

十五、理法

手指微屈,沿循患者肢体经线(手、足六经)及指、趾挟持捋理施术,称为理法。

（一）适应部位

手指、足趾、四肢。

（二）手法要领

手指屈曲呈弧形,敏捷飒利,灵活技巧,对称用力均匀,速度宜快。

（三）操作步骤

1. 理指

一手示、中指屈曲成弯勾状，两指间挟住患者拇指两侧，自根部往指尖方向较用力滑利捋扯，随依次施术各指；用于每指背、腹面按序捋理。也可用于足趾，见图7-42、图7-43。

2. 理肢

一手握住患者手部，一手循臂手三阴经捋理，随换手再做手三阳经理法，可双手相对同时操作。下肢六经，双手同上施术即可，见图7-44。

（四）主治病证

头目昏胀，虚火上升，充血头痛，精神萎靡，指掌无力，急性乳房胀痛，肢体麻痹疼痛，行动不便，腿足无力。可通经活络、疏风散寒、解痉止痛、清利头目、利节强肢。

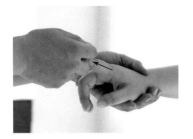
图7-42 理指

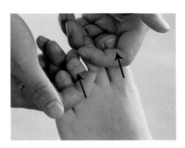
图7-43 理指

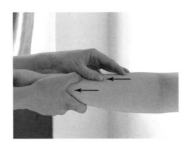
图7-44 理肢

十六、挠法

运气于指，形似鹰爪，指腹紧贴背腰部，自上而下，做大力直线划挠，为挠法，也称鹰爪力法。

（一）适应部位

背腰部。

（二）手法要领

运气于臂腕，发力于指；指端屈曲若勾，从上到下直行，速度宜快，发热如灼，勿伤皮肤。

（三）操作步骤

屈肘、挺腕、展掌，五指分开伸直，指端屈曲用力，中指贴于大椎，余指依次排列，先中，次左，再右，直线大力下挠，见图7-45、图7-46。

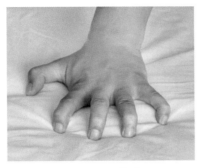
图7-45 挠法

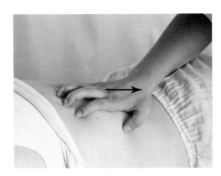
图7-46 挠法

（四）主治病证

背腰酸痛,怠惰无力,精神萎靡,寒战畏冷,湿痹入经,血脉不畅,食欲呆滞,二便不利。能解肌透表、开通瘀闭、疏理气血、健脾燥湿、温中散寒、扶正祛邪、大补真阳。

十七、振法

运气于手指、掌,着力于施术部位、穴位,做高频率振颤,或引气外输,或注气于内,称为振法。

（一）适应部位

全身各部经穴。

（二）手法要领

精神集中,运气于手,发力手指、掌,根据补泻迎随,顺经、逆经行术。不可用力下压。

（三）操作步骤

1. 指振

指取剑诀式,或同点法指状。臂、肘直伸,指峰着穴,发气于手指,得气而震颤。可一手挟指,摇指而振,见图7-47、图7-48。

2. 掌振

沉肩、伸肘、挺腕,掌心(劳宫穴)对准施术部位,快速震颤操作,也可大、小鱼际及掌根部行术,见图7-49。

（四）主治病证

头痛眩晕,中暑恶心,四肢厥冷,膈腹疼痛,惊悸怔忡,失眠健忘。能通经络、调气血、清头目、利胸膈、镇惊悸、安神志。

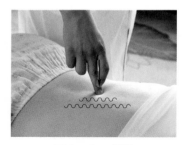 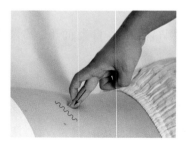 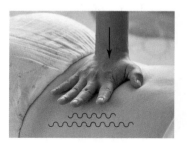

图7-47 指振　　　　　　图7-48 指振　　　　　　图7-49 掌振

十八、叩法

以指峰或与大小鱼际、掌根配合,于施术部位进行有节律地敲打,称为叩法。

（一）适应部位

头、胸、腹、背、腰及四肢部。

（二）手法要领

精神放松,心平气和,指拢有序,手腕灵巧,动作轻快,富有弹性。

（三）操作步骤

1. 指峰叩

沉肩、展肘、松腕,手指拢屈,指端着力于应取部位叩之。可分三四指或五指聚拢呈梅花形叩之,见图7-50、图7-51。

2. 虚掌叩

自然屈肘，五指并拢屈曲，掌心穹空，腕带虚掌，蓄气冲击，上下叩打，须有节律、连续操作。可双掌施术，见图7－52。

3. 掌背叩

手指微屈，掌心向上，单、双手背齐叩，或有节律地交替操作。也可两手十指交叉，掌心虚空，蓄气于内，掌背着力，有气冲声为佳，见图7－53。

（四）主治病证

头痛目眩，耳鸣失眠，胸腹满闷，呃逆痰喘，关节疼痛，风寒湿痹，屈伸不利，活动受限。可明目聪耳、定志安神、宽胸豁痰、散寒祛风、通利节窍。

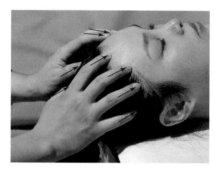

图7－50 指峰叩

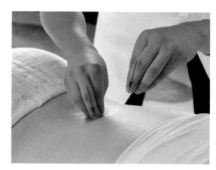

图7－51 指峰扣

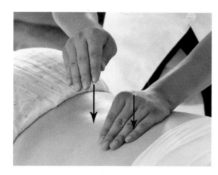

图7－52 虚掌叩

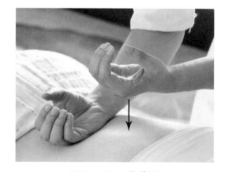

图7－53 掌背叩

十九、捶法

单手或双手示指、中指、环指、小指屈包拇指呈自然握拳状，于施术部位做有规律的轻巧灵活捶击，即为捶法。

（一）适应部位

头、肩、背、腰、四肢及各关节部。

（二）手法要领

五指松握，虚拳露孔，手腕灵巧，心平气和，力不可大，舒缓适度。忌硬腕实拳，大力击打。

（三）操作步骤

1. 虚捶

虚捶又称侧捶。手腕略屈向内侧，拳孔向上，起落缓和，轻柔地向应捶部位捶之，发出"夸、夸"的声音为佳。头肩部可用单拳施术,其他部位可双拳交替操作,见图7-54。

2. 俯捶

手腕直伸,拳孔侧向,拳指朝下捶击之。单拳或双拳着力行术,见图7-55。

3. 仰捶

手腕伸直,拳指向上,拳背捶击应取部位。可单、双拳操作,见图7-56。

4. 垫捶

一手虚掌,掌心对患处,另手握拳捶其掌背,气冲着力,可移动操作,见图7-57。

（四）主治病证

头痛眩晕,精神萎靡,咳嗽痰喘,恶心呕吐,肩背腰腿疼痛,筋血不活。有舒筋活血、清凉降火、镇咳定喘、安神镇静、缓痉止痛、疏通经络等作用。

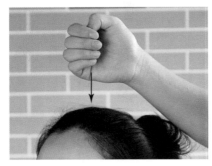

图 7-54 虚捶

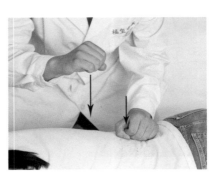

图 7-55 俯捶

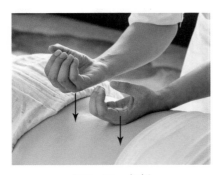

图 7-56 仰捶

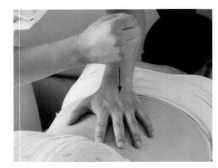

图 7-57 垫捶

二十、剁法

以单掌、双掌、合掌的小指掌侧面,如刀剁式,着力于应取部位,起落交替操作,即为剁法,又称切击法。

（一）适应部位

胸腹、背腰及四肢部。

（二）手法要领

肘腕灵活轻巧,着力富有弹性,速度由慢渐快,节奏规律有序。

（三）操作步骤

1. 单掌剁

肘向内屈,手掌与胸呈垂直方向,一手小指掌侧面于应取部位单掌剁之。

2. 双掌刹

即双手操作,每只手的姿势同单掌刹式。两掌齐刹,也可交替对称施术。

3. 合掌刹

双手相对,自然合一,各指张开,操作时同时起落,气冲有力,刹之重声。或两手十指指节交叉,掌面相合为一操作,见图7-58。

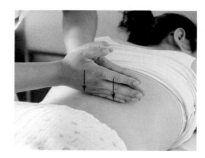

图7-58 合掌刹

(四)主治病证

咳嗽痰喘,膨闷胀饱,背部僵硬,闪腰岔气,四肢疼痛,全身无力。可宽胸利膈、开痰理气、舒筋活血、通经止痛。

二十一、扳法

以单手或双手分别相对固定于应取活动关节部位,行一种或几种方向扳转移动的手法,称为扳法。

(一)适应部位

颈、肩、背、腰及上下肢部。

(二)手法要领

医者屏气施术,两手有机配合,扳动方向准确;施术灵活技巧,掌握角度分寸,快慢适宜,以听到"嘎叽"响声为度。肿胀僵硬部位勿用此法。

(三)操作步骤

1. 直向扳

双手分别扺住一定部位,同时用力,或双手一前一后,也可上下交错用力做直向扳动,见图7-59。

2. 斜向扳

一手固定患者,一手挽扶患者应取部位,做斜向扳动,见图7-60。

3. 圆旋扳

双手分别固定患者一定部位,相对用力,做顺时针或逆时针方向圆旋扳动,见图7-61。圆旋幅度要适度。

(四)主治病证

落枕,颈椎病,或因颈椎病所致上、下肢麻木;漏肩风,肩关节脱臼,脊背僵直,急、慢性腰扭伤,椎间盘突出症及跌打损伤。具有分筋理腱、滑利关节、活血化瘀、疏通经络、整骨复位及镇痉止痛作用。

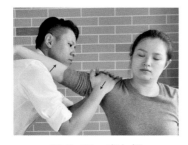

图7-59 直向扳

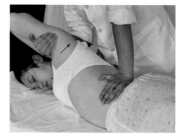

图7-60 斜向扳

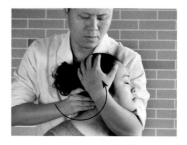

图7-61 圆旋扳

二十二、抻法

固定肢体或关节的一端,或助手辅助固定。医者单手或双手握紧另一端做对抗性缓慢或较长时间的直向牵拉、拔伸,使其关节抻展超过正常活动幅度,称为抻法。

（一）适应部位

颈项、肩、腰及四肢部。

（二）手法要领

固定勿动,握紧勿松,闭气运力,协调配合,直向抻展。力变由小渐大,不可蛮力速拉。根据病情,可适当配合旋摇、抖动动作。

（三）操作步骤

患者取坐或仰、俯卧位,固定施术部位,嘱其充分放松。医者握抱稳固,择定适当方向、角度,先轻拔渐伸,再缓慢加力抻展,或配合适当摇、抖,施术一次或几次。

切忌暴力过伸损节。各部具体操作可参照后面的“被动运动法”章节,见图 7-62、图 7-63。

（四）主治病证

关节扭伤、粘连、错移、脱位、突出,肌筋痉挛,屈伸不利等症。具有正骨复位、解除粘连、活血化瘀、疏通经络、缓痉止痛等作用。

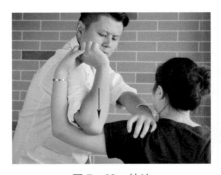

图 7-62　抻法

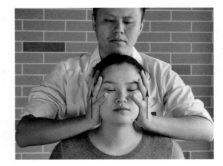

图 7-63　抻法

二十三、摇法

两手协调配合,使患者病变关节做被动性环转运动,称为摇法。

（一）适应部位

颈、腰及四肢各关节部。

（二）手法要领

固定病变关节,施术稳妥轻巧,力度由弱到强,幅度由小渐大,速度由慢渐快,角度分寸适宜,须在生理限度内摇动,注意紧张程度,因势利导,勿用蛮力,双向施术。

（三）操作步骤

本法施术之前,应当先使用捏、拿、按、推、搓、擦及适当牵拉等手法,使患部疼痛减轻,痉挛缓解。

摇法施术时,患者体位适宜(坐、卧、仰、俯、蜷屈等),病变关节近端固定勿动或少动,医者双手或单手握持关节远端或应握部位,先作缓慢、弱力、小幅度环转动作几次后,渐加力加速及增加幅度,双向交替操作,见图 7 - 64、图 7 - 65。

颈、肩、肘、腕、指、腰、髋、膝、踝及趾具体施术请参照后面"被动运动法"及"常规操作法"章节。

（四）主治病证

适用于颈项、腰、骶及四肢关节部的关节僵硬、屈伸不利、脱位突出、疼痛痉挛等症。具有滑利关节、活血化瘀、疏通经络、整骨复位等作用。

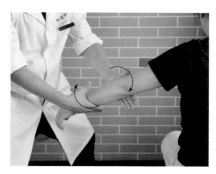
图 7 - 64　摇法

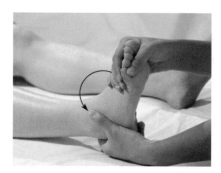
图 7 - 65　摇法

二十四、抖法

以两手握紧或抱住患处,用力做连续的小幅度的上下颤动,称为抖法。

（一）适应部位

四肢及腰部。

（二）手法要领

握住抱紧,闭气运力,适当牵拉,抖动幅度由小渐大,频率由慢变快,快后渐慢,重复操作3 次以上。

（三）操作步骤

1. 抖肢法

双手握紧患者上下肢的腕、踝或指、趾部,牵紧用力做连续小幅度抖动,频率以快为宜,见图 7 - 66。

2. 抖腰法

双手抱住患者腰骶部,闭气运力,提腰渐离床面,幅度由小变大,频率由慢渐快,使患部震颤抖动,见图 7 - 67。

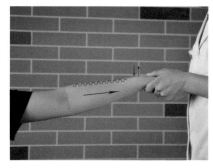
图 7 - 66　抖肢法

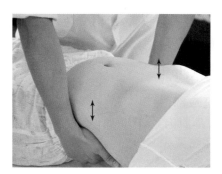
图 7 - 67　抖腰法

（四）主治病证

指、趾麻木,腕、踝扭错,漏肩风,急慢性腰扭伤,椎间盘突出症及跌打损伤。可滑利关节、解除粘连、理筋复位、疏通经络、缓痉止痛。

第二节 复 合 手 法

一、捏拿法

（一）适应部位

全身肌肉部位。

（二）手法要领

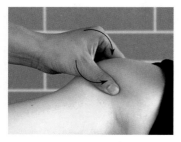

图 7 - 68 捏拿法

捏中带拿,拿中带捏,柔和深透,手法连贯,以达到麻木酸胀为度。

（三）操作步骤

单手或双手在所取部位,大把一张一缩,旋而灵活,顺经或逆经捏拿。多用于手、足三阴、三阳各经,见图 7 - 68。

（四）主治病证

心跳神慌,心区疼痛,痰喘咳嗽,胸胁不舒,哮喘,呃逆饱胀,胃腹疼痛。能宣通理肺,化痰止嗽,消食导滞,活血止痛,镇静解痉,并能调治手、足三阴、三阳经的一般常见疾病。

二、握拿法

（一）适应部位

背、腰及四肢肌肉部。

（二）手法要领

五指微屈,全掌着力,握住拿起,一张一握,顿力施术,速度不宜过快。

（三）操作步骤

单、双手掌伸展,手指微屈,贴于应取部位,一顿一起,张握相宜,大把握拿。可固定部位,也可移动操作,见图 7 - 69。

（四）主治病证

伤风感冒,头痛眩晕,肌肉挛急,腰背酸痛,四肢厥冷,行步艰难。有疏风散寒、温经通络、散瘀解痉及活血定痛作用。

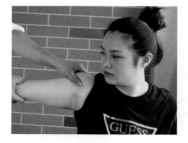

图 7 - 69 握拿法

三、揉拿法

（一）适应部位

全身各部肌肉。

（二）手法要领

揉中加拿,拿中加揉,两法有机结合,旋圆移动,柔和深透,掌心着肤,指腹着力。

（三）操作步骤

单手或双手掌、指贴于应取部位，以肘带腕，腕带掌、指，旋圆揉拿，速度适宜，见图7-70。

（四）主治病证

感冒头痛，颈项强直，落枕，漏肩风，背腰痹痛，肌肉酸胀，四肢麻木，关节不利，小腿转筋，外伤瘀肿。有散风湿、祛寒邪、舒肌腱、活血脉、通经络、止疼痛作用。

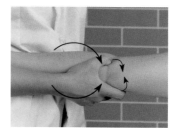

图7-70 揉拿法

四、抓拿法

（一）适应部位

头、颈项、背、腹及四肢部。

（二）手法要领

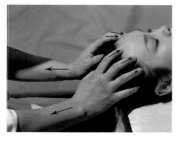

图7-71 抓拿法

屏住呼吸，运气于手指，手形如爪，抓住拿起，五指着力，掌心空虚，勿伤皮肉。

（三）操作步骤

单手或双手伸掌展指，于应取部位，一松一抓，顿挫行术。于腹部施术时，须嘱病人配合呼吸，见图7-71。

（四）主治病证

落枕，头痛项强，颈椎病，背肌僵硬，腹痛腹泻，四肢拘挛。能活血祛风、温经散寒、除湿利水、缓痉止痛。

五、掐拿法

（一）适应部位

颈项、肩及四肢各关节部（如骨隙、窍、凹、陷、孔、窝及穴内）。

（二）手法要领

掐中带拿，拿中带掐，不可掐拿分开，要自然协调，深透有力，无须太快，须达麻木酸胀感为度。

（三）操作步骤

单手或双手五指均屈曲成弯勾状，于关节部位，寻骨隙、穴位，一松一紧，旋转灵活施术，见图7-72。

（四）主治病证

活动不利，关节疼痛、僵直，历节风及一般骨伤病变。可散寒祛风、疏通经络、舒筋活血、滑利关节。

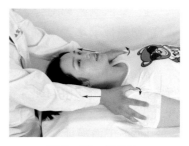

图7-72 掐拿法

六、提拿法

（一）适应部位

腹、背部肌肉。

（二）手法要领

双手力均势同，拿住、提起、搓动，速度不宜太快，以有热感为度，切勿拿及肠腑。

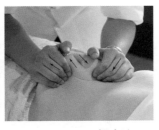

图7-73　提拿法

（三）操作步骤

医者双手于病人腹部或背部沿肋肌肉，拿住提起，或握于大鱼际部，双手对称一进一退交替搓动。操作数下，可再提拿施术，反复多次，见图7-73。

（四）主治病证

急性腹、背疼痛，肋胁胀满，呃逆嗳气，肝胃病证。能镇痉止痛、开通闭塞、疏肝理气、调和脾胃。

七、弹拿法

（一）适应部位

颈项、肩、背及四肢部筋隆处。

（二）手法要领

指端着力，探入筋部，拿住弹开，不宜太快，勿用指甲掐、指擦皮肤及连续操作。

（三）操作步骤

以拇指、示指、中指端着力探入肌隙，拿住筋腱，提起牵弹，弹如弦动，见图7-74。

（四）主治病证

颈项强直，肢体痹痛，麻木不仁，背腰僵硬，筋肌拘挛。能疏通经络、舒筋理节、化瘀活血、解痉去痛。

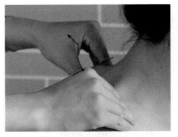

图7-74　弹拿法

八、扳拿法

（一）适应部位

颈、肩、背、腰及四肢部。

（二）手法要领

扳、拿两法密切配合，灵活技巧，扳中带拿，先扳后拿或先拿后扳，部位角度分寸准确，快慢适宜，勿强扳硬拿。

（三）操作步骤

患者适位（坐、俯、侧卧、仰卧位），医者一手施扳法，可使关节活动，一手于应取部位、穴位行拿法，双手密切协调配合，有时医者也可以腿、胸部辅助固定，双手同时扳拿；做扳法后，还可配合做拿法；或做拿法后，再配合做扳法。本法应可参照被动运动法。

（四）主治病证

颈椎病，颈部活动受限，颈椎脱位，肩胛部疼痛，肩关节炎，脊背僵直，急、慢性腰腿扭伤，腰肌劳损，腰椎间盘突出及跌、打、闪、挫、扭、撞及拉引起的一般骨伤病变。能整骨复位、舒理筋肌、缓解痉事、滑利关节、活血消肿、散瘀止痛。

九、揉捏法

（一）适应部位

全身各部。

（二）手法要领

揉中须捏，捏中须揉，手指着力，深透柔软，旋圆均匀，灵活自然，掌心勿贴皮肤。

（三）操作步骤

单手或双手拇指分别与示指、中指、环指、小指腹或五指并用，于应取部位，轻巧敏捷操作，见图7-75。

（四）主治病证

头晕目眩，恶心呕吐，精神萎靡，全身无力，颈椎病，落枕，背腰痹痛，血瘀肿胀，麻木不仁及全身各部一般疼痛。可调补气血、醒脑开窍、化瘀消肿、温经止痛等。

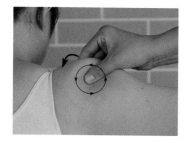

图7-75 揉捏法

十、揉振法

（一）适应部位

全身各部位、穴位。

（二）手法要领

蓄力于前臂，发力于指、掌，揉中带振，轻柔快速，着力深透。

（三）操作步骤

1. 指揉振法

一手五指并拢成虚掌，轻贴于患处，虎口紧夹另一手中指中节，指端着力，屈拢握拳，腕部旋转振颤带动中指行术。也可单手拇指、中指点穴式及剑诀指式揉振操作。

2. 掌揉振法

腕部挺伸，大鱼际、小鱼际、掌根或全掌着力于一定部位，轻快旋圆揉振施术。可随穴位移动施术，也可双手操作，见图7-76。

（四）主治病证

咽喉肿痛，胸满腹胀，颈项僵直，落枕斜颈，癥瘕积聚，背腰酸痛，四肢关节瘀肿，活动受限，痛经及月经不调等。可软坚散结、理气导滞、温通经络及活血化瘀。

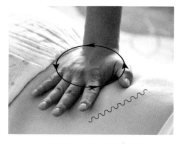

图7-76 揉振法

十一、掐揉法

（一）适应部位

全身各部穴位。

（二）手法要领

掐中带揉，揉中带掐，配合协调，取穴准确，轻重适宜，由慢渐快，产生感应，奏效明显。勿伤皮肉。

（三）操作步骤

单手或双手拇指、示指、中指、环指，单指或四指同用，指端着力于应取穴位，圆旋回环揉掐，以麻木酸胀为度，见图7-77。

（四）主治病证

揉掐手三阴、三阳经主要穴位，可治心、肺、三焦与大、小肠

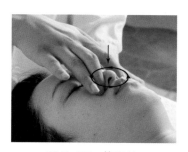

图7-77 掐揉法

的一般病变;揉掐足三阴、三阳经主要穴位,可治肝、肾、胃、胆的一般疾患。能疏通经络、平衡阴阳、行气活血,若经常施术,可起到保健的作用。

十二、按推法

（一）适应部位

锁骨窝、腋窝、腘窝。

（二）手法要领

心平气和、按准稳推,刚柔相济,气力相宜,敏捷技巧。施术至有特殊感应效佳。

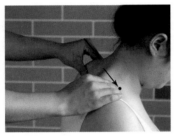

图 7-78 按推法

（三）操作步骤

患者适位,身体放松;医者精神贯注,呼吸自然,运气于手,以中指为主,指端微屈,探入窝内,上下、前后、左右一进一退按推之,速度由缓渐快。本法也称按推三窝法,见图 7-78。

（四）主治病证

心区疼痛,胸闷憋气,咳嗽痰喘,呃逆上冲,恶心呕吐,胃腹胀痛,胁肋闷胀,闪腰岔气,下肢疼痛。膝部不灵,荨麻疹等。能宣通理肺、降逆止呕、消满除胀、调和气血、通经活络、镇静止痛。

十三、掸拂法

（一）适应部位

背、腰部。

（二）手法要领

精神集中,呼吸自然,肩、肘、腕、手放松,技巧如掸似拂,起伏飘洒有序。

（三）操作步骤

患者坐稳,背腰挺直;医者端坐其后,双手自然伸直,掌面着力于背,自脊向两旁施术,由慢变快交替掸拂,见图 7-79。

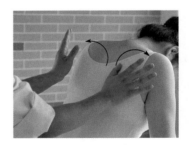

图 7-79 掸拂法

（四）主治病证

怠惰乏力,肩胛疼痛,呃逆嗳气,胸膈不利,痰喘咳嗽及风寒湿痹引起的一般背腰疾患。能开痰顺气、宽胸利膈、散风驱寒、温经止痛。

十四、指旋法

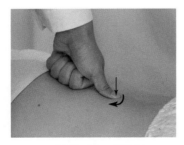

图 7-80 指旋法

（一）适应部位

关节隙及肌肉深层疼痛部位。

（二）手法要领

运气于拇指峰,屏住呼吸,拇指坚硬有利,于疼痛部位施术。

（三）操作步骤

患者俯卧位,医者握拳,拇指伸直,呈手屈一指式。拇指峰按于患者的压痛点,屏气用力,带动肌肉同一个方向旋转操作,见图 7-80。

（四）主治作用

骨隙深部剧痛，肌肉痉挛疼痛。有缓痉镇痛作用，急用效速。

十五、抖拉法

（一）适应部位

腰及下肢部。

（二）手法要领

腿须放松，大力为佳。

（三）操作步骤

患者仰卧位，固定腋窝部。医者两手握住患侧踝上，向胸部一推，随即猛地用力快拉，同法再拉健侧一次。

（四）主治病证

急慢性腰软组织损伤，腰椎间盘突出症，下肢筋伤，伸屈不利，坐臀风症。可行气血、散瘀结、伸理筋肌。

第三节　特殊操作法

一、掌揉膊运法

（一）适应部位

背、腰、腹及上、下肢部。

（二）手法要领

双法配合协调，翻揉得当，膊运适宜，旋圆深透，柔和灵巧。

（三）操作步骤

1. 背腰、下肢部位

患者俯或侧卧。医者立或坐其旁，一前臂膊运背、腰应取部位，一手掌揉下肢（沿足太阳膀胱经为宜）；另侧换位同法操作，见图7-81。

2. 腹部、下肢部位

患者仰卧，足尖向内微扣。医者一臂膊运腹部，一手掌揉下肢（沿足阳明胃经为宜）；另侧换位同法操作。

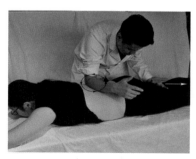

图7-81　掌揉膊运法

3. 上、下肢部位

患者仰卧或俯卧。医者坐其旁，一手掌揉上肢手三阴经或手三阳经部位，一臂膊运下肢前部或后部的经线部位；另侧换位同法操作。

（四）主治病证

由风湿、肾虚及外伤引起的背、腰、四肢疼痛，急、慢性胃痛，慢性阑尾炎，四肢无力萎软，月经不调，白带等。有活血化瘀、健脾化湿、通利二便、柔筋解挛、温经通络、止痛等作用。

二、膊运捏拿法

（一）适应部位
背、腰、腹及四肢部。

（二）手法要领
运圆须热，带动肌肉，捏拿适度，柔和深透，手法连贯，配合协调。

（三）操作步骤

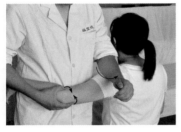

图 7-82　膊运捏拿法

（1）患者坐位。医者站其旁，左臂膊运左患肩部，右手自肘部曲池、手三里、少海、小海等穴向腕部捏拿；另侧换肢同法操作，见图 7-82。

（2）患者仰卧，医者坐其旁，左臂膊运腹部，右手沿下肢内、外侧经线捏拿；另侧上下肢换位同法操作。

（3）患者俯卧，医者坐其旁，左臂膊运背、腰部，右手沿上肢外侧经线捏拿；右臂膊运背腰部，左手沿下肢后侧经线捏拿。

（四）主治病证
咳嗽痰多，胸背疼痛，惊悸怔忡，肝胃病证，腰腿酸痛，四肢麻木，痿软无力，月经不调，痛经闭经等。可通宣理肺、疏肝和胃、镇痉解挛、壮腰健肾、调经活血、化瘀止痛。

三、肘运兼点法

（一）适应部位
背、臀、下肢部及穴位。

（二）手法要领
双手两法同时操作，取穴准确，速度勿快，力量渐增，适度为宜。

（三）操作步骤

1. 背、臀部

患者俯卧，医者坐其旁，一手肘运臀部，另手指点背部应取穴位。

2. 臀、下肢穴位

患者俯卧，医者坐其旁，一手肘运臀部（以环跳穴为主），另手指点下肢所取穴位，见图 7-83。

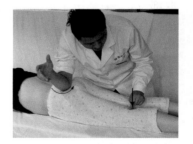

图 7-83　肘运兼点法

（四）主治病证
风湿及类风湿病，背腰痹痛，下肢痿软，偏瘫，外伤性腰腿痛，骨伤后遗症，下肢关节活动不灵等。可舒筋理筋、活血化瘀、开通闭塞、疏肝理气、祛风散寒、通经止痛。

四、虚捶捏拿法

（一）适应部位
头、肩、上下肢部。

（二）手法要领

双手操作法各异,配合协调默契,动作一致,技巧飒利;捶、拿次数相等为宜。

（三）操作步骤

1. 头肩部

患者坐稳,医者站于后,一手虚捶头部,一手捏拿肩部。双手操作,不可顾此失彼,必须协调配合,见图7-84。

2. 上下肢部

于手、足三阳经部施术时,患者侧卧,臂、腿伸直,医者坐于旁,沿手、足三阴经部施术时,患者略侧仰卧,一侧上肢下伸,掌心向上,下肢微屈,医者坐于旁,沿手、足三阴经部施术。若于患者双上、下肢施术,可两侧交换,操作同上。

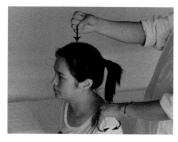

图7-84 虚捶捏拿法

（四）主治病证

偏、正头痛,口眼歪斜,半身不遂或麻痹疼痛。可调整阴阳、疏通经络、舒筋活血、散寒止痛。

五、掌揉拍扣法

（一）适应部位

背、腰及下肢部。

（二）手法要领

掌揉翻动灵活,拍则五指并拢伸直,掌心虚空,扣则虚掌屈指,双手操作,配和协调。

（三）操作步骤

1. 背部

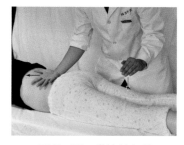

图7-85 掌揉拍扣法

患者坐位或俯卧位。医者一手沿背部脊柱左侧足太阳膀胱经穴做拍叩法,一手在脊柱右侧经线各俞穴做掌揉法;或双手交换施术。

2. 腰部及下肢

患者俯卧。医者坐其旁,一手拍叩腰部应取部位,一手掌揉下肢,可换位移手双侧操作,见图7-85。

（四）主治病证

咳嗽吐痰,哮喘,胸闷不舒,呃逆呕吐,风湿,外伤腰腿疼痛,坐臀风等。可开胸利膈、消食化痰、降逆止呕、活血祛风、温经通络、缓痉止痛。

六、捶剁配摩法

（一）适应部位

背、腰骶及上、下肢部。

（二）手法要领

心平气和,精神集中,捶剁规律,摩法自然,配合有序。

（三）操作步骤

1. 背与上肢

患者坐稳,医者坐其后,稍偏于一侧。一手捶剁背部应取部位,一手于上肢自背向肩向肘、

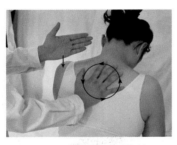

图7-86 捶剁配摩法

腕做直线旋摩；也可移位另侧，换手操作，见图7-86。

2. 腰骶与下肢

患者俯卧，医者坐其侧，一手捶剁腰或腰骶部，一手于下肢由承扶穴向下做直线旋摩；可根据病变不同，旋摩腰骶，捶剁下肢，或稳位换手，两侧施术。

（四）主治病证

咳嗽痰喘，膨闷胀饱，四肢冷痛，闪腰岔气，膝部僵直，月经不调，可起到开胸利膈、消滞化痰、舒理筋肌、调和气血等作用。

七、掸拂捶剁法

（一）适应部位

背及下肢部。

（二）手法要领

虚捶掌剁，用力轻巧，心平气和，掸拂自然。

（三）操作步骤

1. 背部

患者坐稳，医者坐其后，一手于患者脊背右侧应取部位，由内向外掸拂，一手在脊背左侧交替捶剁，见图7-87；也可两手交换施术。

2. 下肢

患者仰卧，足尖向内微扣，医者坐其旁，一手捶剁大腿前应取部位，一手掸拂小腿外侧，患者俯卧，医者一手捶剁大腿后部，一手掸拂小腿后侧；可两手交换操作。

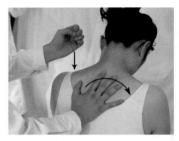

图7-87 掸拂捶剁法

（四）主治病证

胸闷背痛，胁胀腰酸，腿痛麻木，关节僵直等，可顺气消满、活血祛风、缓痉止痛、温通经络。

八、叩拍捶剁搕法

（一）适应部位

背、腰骶、四肢部。

（二）手法要领

心平气和，两手放松，指峰叩，虚掌拍，虚拳捶，侧掌剁，掌根轻搕，手法交换，双手配合灵活，节奏规律迅速，声调顿挫有序。

（三）操作步骤

1. 肩背部

患者坐位，医者坐其后，双手沿患者脊背两旁足太阳膀胱经，由肩至背，自上而下反复施术。

2. 腰骶及下肢部

患者俯卧，医者坐其侧，一手在腰骶部操作，一手于下肢沿足太阳膀胱经线施术；另侧操作同上。

3. 上、下肢部

患者仰卧，两手放平，医者坐其侧，一手沿手三阴或手三阳经线部位，一手于下肢前侧施术，双肢操作，如此类推。

（四）主治病证

咳嗽痰多，心动过缓，肝胃不和，膨闷胀饱，腰腿疼痛，关节僵直，四肢麻木，痿软无力，月经不调，经闭，痛经等。可止咳定喘、消满去胀、活血化瘀、滑利关节、温补腰肾、生长肌肉。

九、踩跷法

（一）适应部位

背、腰、脊柱及下肢后侧。

（二）踩法要领

提气轻身，脚踩平稳，由轻至重，用力适宜。速度不宜太快，必须配合呼吸，严防踩伤。

（三）操作步骤

空中置吊环或悬木架，或备以持杖或攀木，要牢靠稳固。患者俯卧，可依据病位适当设垫。医者单手或双手握住环、架或持杖、攀木，提气轻身，控制自重，按病情所需，择单足或双足，以足尖、足跟或全足掌于应取部位（背脊、腰、臀、下肢）做定穴轻度颤踩，或沿经线做弹性灵活移动。下踩时须嘱患者呼气，抬足要吸气，不可憋气紧张。

（四）主治病证

闪腰岔气、筋拘节僵、背腰痹痛、佝偻不伸等症。可疏理气血、祛风散寒、舒筋活络、解痉止痛、开通闭塞、复节整形。

十、刮法

刮法是民间流传的一种简易治疗方法，也称刮痧法。

（一）适应部位

颈项、脊椎两侧，胸胁、腹部、上肢肘弯、下肢腘窝部位。

（二）手法要领

动作轻快稳妥，力要适宜深透，方向一致，直线刮擦。使用器具边缘光滑。勿伤皮肤，随时注意肤色变化。

（三）操作步骤

患者仰卧或俯卧。一手置施术部位上端抚按固定，一手持器具，如盅、匙杯、盏、梳等质地坚硬细腻、边缘光滑、握拿适手之物，于应取部位，配以适应介质，自上而下或自中向一侧直线刮擦。局部出现红、紫瘀斑为度。也可以示指中节、拇指甲背代器具施术。此多用于体弱患者或老年、幼童，见图7-88。

（四）主治病证

惊风眩晕，外感发热，高温中暑，胸闷，恶心，吐泻，时疫病，热病及肢体麻木等，能清热凉血、降逆止呕、消积导滞、活血散结。

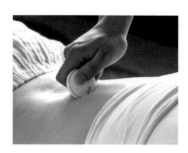

图7-88 刮法

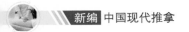
第四节 被动运动法

一、颈项被动运动法

（一）适应部位

颈项部。

（二）手法要领

患者颈项放松,医者双手协调配合,扳、旋、拨伸,动作灵活,快慢适宜,准确掌握分寸角度,切勿粗暴行术。

（三）操作步骤

1. 扳颈法

患者坐稳,颈项放松。医者一手固定患者头部,一手扶托下腭部,可轻松旋转几下后,再敏捷轻巧地往应扳方向扳转适度即可,听到"嘎叭"响声后,随即捏拿,使局部发热为度,见图7-89。

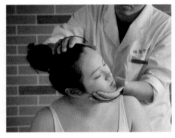

图7-89 扳颈法

2. 拔颈法

此法为直向牵抻之法,可分为患者卧、坐势。常用坐势为多,大致可分5种。

（1）患者坐稳,头后部位贴于医者胸部,医者一臂屈肘,以肘弯部托住患者下颌;另一手拇指、中指拤拿患者项部风池穴或推颈节部,双手协同,向上拔抻。或两抱下颌上拔,见图7-90。

（2）患者坐稳,头后部位贴于医者胸部,医者两手臂交握置患者下颌部,医者挺身略仰,牵拔患者颈项。此法拔抻力大,见图7-91。

（3）患者坐稳,医者立于后,双腿略下屈,以双手托患者双耳侧下颌部,双臂协同用力,向上托拔抻。

（4）患者仰卧或俯卧固定稳,医者坐于患者头顶前,双手中指分置患者风池穴部位,抱头向上牵拔,见图7-92。

（5）患者仰卧或俯卧,医者分腿坐于头顶前部,双手抱托头部,双腿屈膝,两足抵患者双肩,徐徐加力下蹬,拔颈引抻或左右摇动配合。

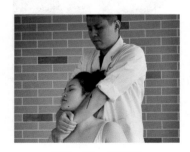

图7-90 拔颈法

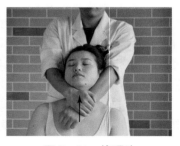

图7-91 拔颈法

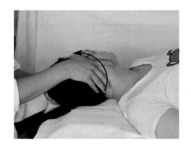

图7-92 拔颈法

3. 旋颈法

大多是在拔颈的动作基础上配以一定角度的旋摇,常用的是拔颈中一二三种,见图7-

93、图 7-94。

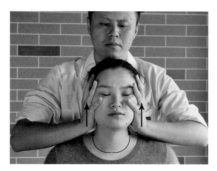

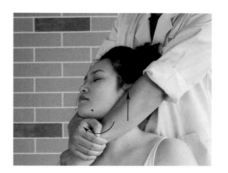

图 7-93　旋颈法　　　　　　　　　　图 7-94　旋颈法

（四）主治病证

颈部伤筋，颈肩项强，颈节嵌错，痛拘引肩，落枕斜颈，活动受限，颈椎病，颈椎间盘突出症，跌、打、闪、挫、扭及撞所引起的颈椎病变。能整骨复位、伸筋利节、开通瘀闭、缓痉止痛。

二、上肢被动运动法

（一）适应部位

肩、肘、腕、手、指部。

（二）手法要领

两手配合协调，施术部位准确，牵拉、旋转、摇抖、拔伸、按压、整理等角度分寸严格，力量适当，技巧灵活。防止关节滑脱，禁忌暴力施术。

（三）操作步骤

1. 整肩法

本法主要用于整复肩关节的被动运动手法，可分 4 种。

（1）托肘旋肩：患者坐稳，医者一手抚按患肩部或掐拿应取穴位，另手托起患肢肘部，拇指按压曲池穴，做内旋、外旋、上牵引动，或托臂做正、反方向圆旋环转，牵动肩部，见图 7-95、图 7-96。

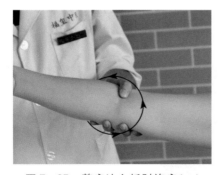

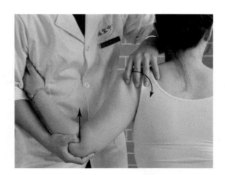

图 7-95　整肩法之托肘旋肩（一）　　　图 7-96　整肩法之托肘旋肩（二）

（2）握臂牵肩：患者坐稳，医者站其患肢后或前，一手按压患肩（前、上、后部），一手握前臂尺侧近腕部,向外旁或斜向上方拔伸牵拉,适当配以摆动更佳,见图7-97、图7-98。

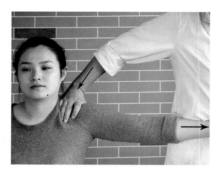
图7-97 整肩法之握臂牵肩(一)

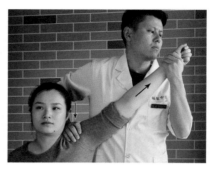
图7-98 整肩法之握臂牵肩(二)

(3)扳臂展肩:患者仰卧,患肢微开。医者一手握拿中府、云门穴或腋前下部,另手握其臂缓缓上扳,水平移动,使肩展开。也可握臂上提,做斜向弧旋上扳以展肩部。

患者坐稳,患肢伸直,前臂或肘下部搭于医者肩部,医者双手按压患者肩部。也可身体左右或上下晃移,牵拉带动以展肩膀。医者还可抬足屈膝,膝部抵患肢上臂下部,医者双手按压、捏拿肩井穴,或指旋肩髃穴,见图7-99;或一手托肘上扳,一手按压肩部,见图7-100。

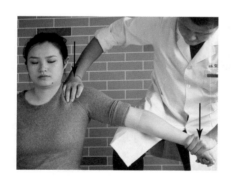
图7-99 整肩法之扳臂展肩(一)

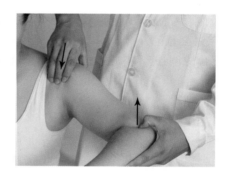
图7-100 整肩法之扳臂展肩(二)

(4)旋臂摇抖:患者坐稳,医者单手或双手握患肢腕部,做大幅度圆形摇臂、拔抻或快速直臂抖动;也可一手握腕下按,一手托肘上旋抖动。上法即可使患者肩部得以旋转及伸展,见图7-101、图7-102、图7-103。

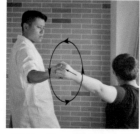
图7-101 整肩法之旋
臂摇抖(一)

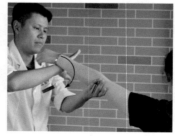
图7-102 整肩法之旋
臂摇抖(二)

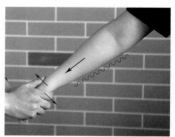
图7-103 整肩法之旋
臂摇抖(三)

2. 复肘法

此法包括拔伸、屈曲、旋摇 3 种操作法。

（1）牵拔抻肘：患者坐稳，上肢抬起医者一手托握患肢上臂近肘部，另手握腕部做直向拔抻，见图 7－104。

（2）旋臂摇肘：医者一手扶托患者肘部，拇指或中指掐曲池穴，掐少海穴；另手握手腕下，做正、反两向圆旋摇动，见图 7－105。

（3）握拿屈肘：医者一手捏住患肢肘弯，前臂上屈，另手握住手腕（手掌朝肩）缓缓下压，迫使肘部屈曲。多用于肘关节半脱位，见图 2－106。

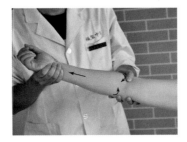
图 7－104　复肘法之牵拔抻肘

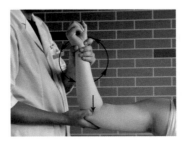
图 7－105　复肘法之旋臂摇肘

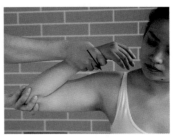
图 7－106　复肘法之握拿屈肘

3. 理腕法

医者一手掐、捏住患者腕部应取穴位，另手握住四指（示指、中指、环指、小指），做牵拉、拔抻，或上下、左右屈伸、扳动；也可正、反双向圆旋摇抖，见图 7－107，应配搓掌法、理指法。

（四）主治病证

活动不利，上肢伤筋，麻木不仁，肩关节脱臼，漏肩风，肩胛疼痛，肩部损伤，肩关节炎及肩周炎；肘关节半脱位，肘部疼痛，屈伸不灵，网球肘，肘关节炎症，腕部疼痛，指、掌伸屈不便，书痉病，弹响指，由跌、打、闪、挫、扭、拉所引起的一般骨伤病变。能分筋理节、整骨复位、调和气血、化瘀通闭、滑利关节、镇痉止痛。

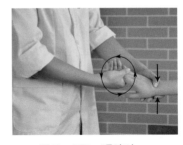
图 7－107　理腕法

三、背腰脊柱被动运动法

（一）适应部位

脊柱、背、腰、骶髂、腿部。

（二）手法要领

患者取适当体位，全身放松，配合呼吸。医者根据施术需要，适当运气着力，各部配合协调，准确选用技法，力大不能滞硬，过抻不可损节，旋转不得错位，角度分寸严格，禁忌盲目、粗暴行术。

（三）操作步骤

1. 抖拉松腰法

患者仰卧，固定两腋部，全身放松。医者站其侧或脚下位，双手握住患腰侧踝上部，先抖动几下，嘱患者放松再向胸部屈膝随即猛拉；再仿此拉健侧腿一次。本法最宜两下肢同时抖拉操作,见图7-108、图7-109。

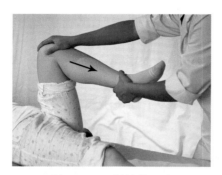

图7-108 抖拉松腰法

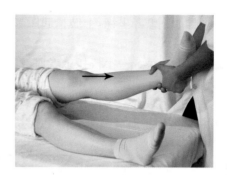

图7-109 抖拉松腰法

2. 屈压抻腰法

本法是对下肢采用屈曲、按压、过伸等各种被动运动手法以达到腰部牵张、拉抻作用的一种方法。包括以下4种方法。

（1）屈压抻腰法：患者仰卧位,旋术中不可倾斜,健侧腿伸直,患侧腿屈曲。医者右肘或手抚按患侧膝部,左手把住床边或按住另膝部,双手协调,逐渐加力,令患者深呼吸,将患侧膝部屈压至贴紧胸前为度,见图2-110。健侧肢也仿此操作即可。

或者患者成仰卧位,双腿直伸,足抵医者股部,医者两手紧握患者双手腕用力牵引,使其由仰卧抻腰屈曲成坐式,持续用力使之前俯,制腰继抻；也可嘱助手掌推患者背部,协同用力,增加仰俯活动幅度。

或者患者成仰卧位,医者面对病人蹲于床上,足抵其臀下,把病人一足跟置于医者肩上,两手抱其膝并下按,或一手扶膝,一手按压膝部,医者渐起,引腿屈髋抻腰,双下肢交替操作。牵抻后可分别握踝抖动。

或者患者成俯卧位,医者一手或一膝压于须牵抻的背、腰、脊部位,另手挽握患者一侧或双踝向上或背部拉抻。也可使患者屈膝,以足跟抵臀；或医者双手握提踝部并后抻。

（2）对背整腰法：医者和患者背贴背站稳,医者屈臂以双肘弯部用力挽住患者双臂肘弯部背起,略向下坠沉,使患者头部后仰,紧贴于医者项下部,患者腰部贴于医者骶部。然后医者向前弯腰,患者即两足离地,腰部得其后伸,反复几次,以听到患者腰部有"嘎巴"响声为度。施术时可嘱患者大口呼气,以助放松。医者可趁其不备连弯腰数次,务必注意安全,见图7-111。

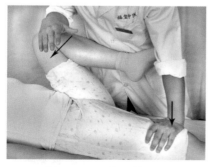

图7-110 屈压抻腰法

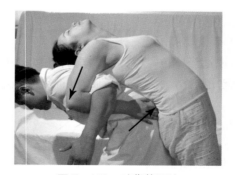

图7-111 对背整腰法

（3）圆旋复腰法：本法是指腰部受以圆旋伸拉达到整节复位的被动运动手法。

患者坐稳，两下肢固定，臀部勿移动。医者弓步立其左侧后，以左臂于患者左腋下交叉相挽，手把住患者右肩后部或项部，医者右手按压患者腰椎患部。此时，先让患者自右向左转腰至最大限度时，医者扭旋其腰，右手相应用力按推，听到腰部"嘎巴"响声即可。右侧施术，医者移位换手，操作同上，见图 7 - 112、图 7 - 113。

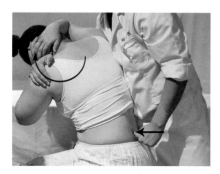
图 7 - 112　圆旋复腰法

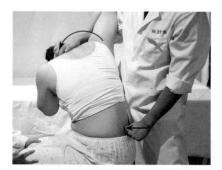
图 7 - 113　圆旋复腰法

（4）正、斜扳腰法：本法是根据患者不同姿势，取肩、腿部进行正、斜方位按扳、牵拉，使背腰部得其拔伸、矫正的被动运动手法。

① 患者取坐位，医者站其后，一足踏凳，屈膝顶于患者背部适当部位，两手分扶其肩端有节制地后扳，以扩胸伸背，见拿图 7 - 114。

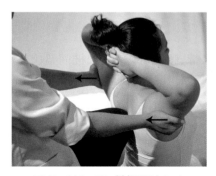
图 7 - 114　正、斜扳腰法（一）

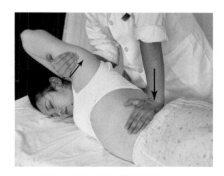
图 7 - 115　正、斜扳腰法（二）

② 患者俯卧，双臂放松，向下伸直。医者站其一侧，一手按压腰部命门或脊上，一手扳肩，两手同时用力，使腰脊部尽量扭曲后伸，按腰之手可循脊上移，见图 7 - 115。

也可一手按压其腰部、一手托其膝上扳抬腿部做圆旋摇动再向上抻牵，见图 7 - 116。可移位换手两侧同法操作。

③ 患者俯卧，一腿直伸，一腿屈曲。医者站其旁，一手推按腰患部，一手握踝或托膝部用力后扳，先扳患侧，再换位扳健侧，见图 7 - 117、图 7 - 118。

④ 患者侧卧，医者也可站其侧面，一手按压肩部后扳，用另一肘压髋部前推；或两肘臂分压肩、髋；或一手按推髋部，一手向后扳肩部，相对交错用力，见图 7 - 119，缓缓扳转扭抻到腰部一定程度后，双手或肘同时突加劲力，牵腰适当过伸，必须注意勿用大力以免造成伤损。两

侧操作应换位移手。

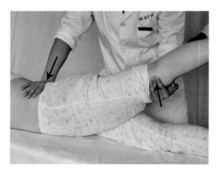

图7-116　正、斜扳腰法(三)

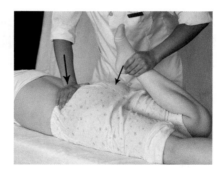

图7-117　正、斜扳腰法(四)

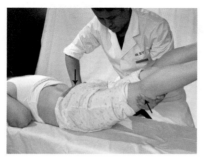

图7-118　正、斜扳腰法(五)

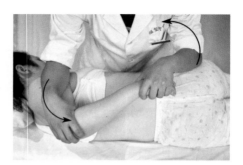

图7-119　正、斜扳腰法(六)

（四）主治病证

腰大肌、骶棘肌、棘上、棘间、前纵韧带、后纵韧带、腰骶部损伤；腰椎间盘突出、骶椎隐裂、腰椎错位等骨外伤病变；风寒湿痹、肾虚性腰腿病变等。能舒筋腱、活血脉、通经络、止疼痛、祛风湿、散寒邪、整骨位、补益肾。

四、下肢被动运动法

（一）适应部位

髋、膝、踝足部位。

（二）手法要领

患者体位正确，自然放松。因病选位，辨证施术，配合技巧，旋摇先内后外，幅度由小渐大，牵拉、屈曲角度适宜，用力适当。

（三）操作步骤

1. 摇膝旋髋法

患者仰卧躺平，一腿伸直，一腿屈膝。医者一手扶于膝上，一手握踝，抬起小腿做回旋摇膝，使髋部呈环旋运动，见图7-120。

摇旋几圈后，按膝，拉抻小腿挺直，再做屈曲旋摇。

医者还可运气于丹田，一肘及手压于患者屈曲膝部后，另手扶抬腰骶上掀，内收，外展摇膝旋髋，以增其髋部的加力牵张，见图7-121。以上操作可两侧交替行术。

另外,再配合直腿抬高、"4"字动作及直腿外展扳动。

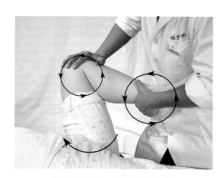 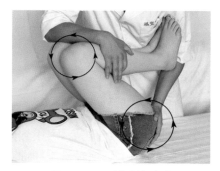

图 7 - 120　摇膝旋髋法　　　　　　图 7 - 121　摇膝旋髋法

2. "千斤闸"屈法

患者全身放松,"八"字式站稳,双手自然下垂,渐向下呈半蹲。医者站其后,双手掌分别按患者两肩(肩井穴部位),屏气运力于双臂,用力快速按压,形似速落千斤闸门,迫使患者蹲下,连做 3 次。本法只用于双膝僵直、蹲起不能自如者,双膝肿胀者禁用。

3. 垫腘屈膝法

患者俯或仰卧,一腿直伸,一腿屈曲。医者位于患肢侧,以手掌或拳及前臂承垫腘窝部,另手握踝部,屈小腿下按,牵张膝部,见图 7 - 122,也可做跟臀屈膝操作。

4. 牵摇足踝法

患者仰卧,双腿直伸,医者坐于旁,一手托住患者足跟,另手握足趾部,做踝部牵拉,或向内、外翻扳、旋转摇动,见图 7 - 123。

以上各法适当配合运环跳,拿委中,按承山,捏昆仑,擦涌泉,效果更佳。

(四)主治病证

蹲起受限,髋部损伤,跷腿不利,膝关节僵直、筋急拘挛,跛行,下肢瘫痪,小腿转筋,因跌、打、挫、扭、闪、撞、错等所引起的下肢骨伤病变。能整骨复位、滑利关节、伸筋理筋、活血化瘀、疏通经络、解痉止痛。

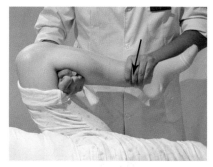 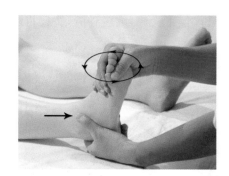

图 7 - 122　垫腘屈膝法　　　　　　图 7 - 123　牵摇足踝法

第五节　常规操作法

一、头面部

（一）适应部位

头面部。

（二）手法要领

柔和深透,轻而不浮,由前至后,由中到侧,由点到面,有机连贯,按经络循行规律施术。施术过程分 3 个阶段,开始手法须轻松缓和,此为适应阶段,而后手法加重,速度渐快,此为抑制止痛阶段,最后为疏散传导阶段,手法要轻巧柔和,力度渐小,速度变缓。

（三）操作步骤

1. 摩掌益脑法

患者坐稳或躺平,医者站其前,运气于手掌,一手固定患者头部,另手五指叉开,自前发际沿头部擦向后发际,由慢渐快反复摩擦头皮,头发长者(妇女)可用布巾包裹,在巾上施术。先擦头左侧,再擦头右侧,最后擦头中部,使头皮灼热为度;继而再以十指交叉,双掌小鱼际合擦风池穴部,最后双手大把抓拿头发数下。也可配用虚捶法,捶击百会穴及其周围部。见图 7-124。

2. 开关通窍法

本法是由多种单一手法组合而成,治疗中要根据疾病所需,取用其中几种即可,不必全用。通常操作顺序是:患者坐稳,也可取仰卧位,医者以两拇指腹由印堂至前发际间,沿额中分抹至两侧发际,称为分额法,见图 7-125。继而医者以两手拇、示指腹相对,轻巧灵活地捏患者两眉间,由眉弓内端向外反复操作数次,称为捏眉法。依照病情需要,可按以下操作:医者拇指甲掐印堂,人中;捏兑端,掐承浆;两手拇指甲掐睛明(双),揉迎香,见图 7-126,拇、示、中指同时掐、揉地仓、下关、颊车三穴,人中、承浆、廉泉三穴,见图 7-127;再以三指掐揉太阳、风池、翳风三穴,见图 7-128。以上各穴操作须达麻、酸、胀、痛感为佳。最后提扯双耳并适当摇动,做鸣天鼓,见图 7-129。

（四）主治病证

伤风感冒,偏正头痛,虚脱昏厥,头昏目眩,不省人事,精神萎靡,失眠健忘,神衰多梦,视物

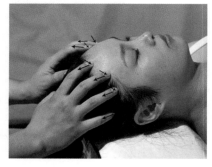

图 7-124　摩掌益脑法

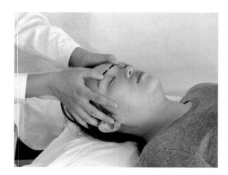

图 7-125　开关通窍法

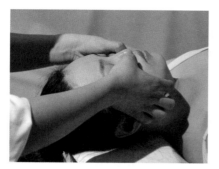

图 7－126　开关通窍法

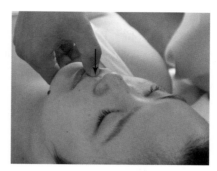

图 7－127　开关通窍法

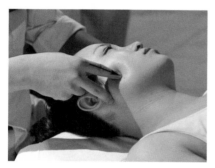

图 7－128　开关通窍法

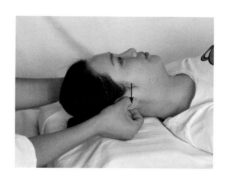

图 7－129　开关通窍法

不清,口眼歪斜,中暑,癫痫、唇动口噤,鼻息不通,面色㿠白,目眶疼痛、牙痛耳鸣,急性耳聋。本法有急救复苏、升提还阳、醒脑开关、通窍明目、镇惊镇静、安神宁志、缓痉止痛、解表散风等作用。

〔注〕据中医整体观念理论的指导,实践经验证明,头面部操作手法,须配合远距离穴位,如上肢部的曲池、手三里、内关、神门、合谷等;下肢部的环跳、委中、足三里、三阴交、涌泉等。

二、颈项部

（一）适应部位
颈项部。

（二）手法要领
病人体位正确,择定施术方向,注意角度分寸,手法灵活技巧,慢而不滞,快而不乱,轻重适宜,柔和深透。

（三）操作步骤

1. 扳推揉颈法

患者坐稳,医者先用扳颈法,向应扳方向扳旋;继而单手或双手沿项后侧哑门、风府至大椎穴、风池穴或沿大筋至肩外俞、肩中俞、肩井等穴,用指推、揉、捏、拿手法,反复操作,见图 7－130、图 7－131、图 7－132,须达发热为度。也可根据病情取俯卧位膊运法。

2. 拨振叩颈法

患者坐稳,医者站于旁侧或后侧,根据病证择定应取部位穴位,采用指拨、掐揉、振颤、叩击类手法,反复行术;也可适当配用㨰法。

3. 揉拿松喉法

患者取坐位或仰卧位。医者站其旁侧,一手扶持头后部,一手拇、示指揉拿喉头(人迎、扶突、天鼎及水突等穴)部,手法要轻灵技巧。向颈两侧推移,反复揉拿施术,见图 7-133。

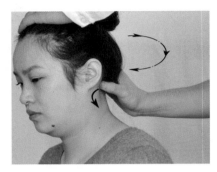

图 7-130　扳推揉颈法

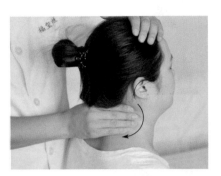

图 7-131　扳推揉颈法

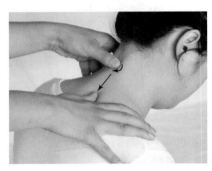

图 7-132　扳推揉颈法

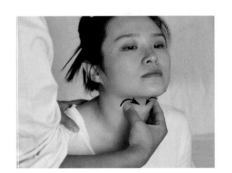

图 7-133　揉拿松喉法

4. 摇压启音法

患者位体同上。医者一手扶额固定头部,一手拇、示或中指或双手沿喉旁,自天迎至气舍;喉前自廉泉至天突,轻推按压,见图 7-134,揉拿摇动,见图 7-135,同时嘱患者发出"咿"音,予以配合,使声门开合有力;或令患者吞咽,引喉移动适宜配合,反复施术即可。

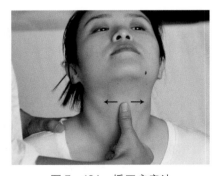

图 7-134　摇压启音法

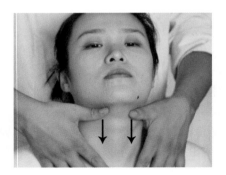

图 7-135　摇压启音法

(四)主治病证

颈部活动受限,落枕,颈椎病或因颈椎病而引起上、下肢麻木等,声音嘶哑,咽喉肿痛,暴喑,中风不语,舌强失音,咽食困难,舌缓流涎。能分筋拔络、整复颈椎、疏通经络、化瘀活血、清咽利喉、理气启音。

〔注〕以上各方法,根据临床实践经验,颈项部疾病虽较单纯,但其部位甚为重要,为阳经及任、督二脉循行要害部位。因此,务必明确诊断,审因定法。如诊治颈椎病时,应配合 X 线摄片助其诊断。操作施术,切记慎重,不可强扳硬拿,粗暴行术。另外须配上肢曲池、合谷、内关穴,下肢外丘、悬钟、涌泉等穴,以增强疗效。

三、背腰部

（一）适应部位

背脊腰骶部。

（二）手法要领

体位、手法务必准确,背部宜轻柔深透,脊部要重而不滞,腰骶软硬轻重适宜,拉压力大应须稳妥,扳旋灵巧,须有角度分寸,叩击节奏定要规律,推运挠擦需达发热。

（三）操作步骤

1. 推背捏拿法

患者俯卧,医者双手或单手沿患背督脉、足太阳膀胱经穴自大椎向下推至八髎部,见图 7 - 136,再反复捏拿施术。若在脊部施捏法,也称捏脊法。根据病情需要、补泻原则,可施术不同方向的捏脊,见图 7 - 137。

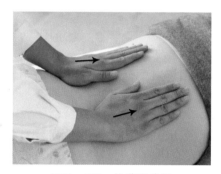

图 7 - 136　推背捏拿法

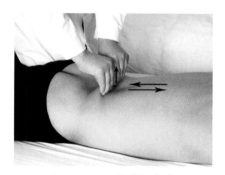

图 7 - 137　推背捏拿法

2. 压脊揉运法

患者俯卧,医者站于旁,在患脊节或夹脊,自上而下或自下而上,以指、掌、膊、肘部按压、揉运,顺经或逆经循序操作,见图 7 - 138。

3. 扳腰抖拉法

可参照被动运动法中"正、斜扳腰法"和"抖拉松腰法",辨证选用。

4. 壮腰揉擦法

患者俯卧,医者单手或双手于腰部先用膊运法,再施擦法。也可用掌揉法,但均须达发热为佳。

5. 拨络叩挠法

患者俯卧,医者单手或双手拇指沿脊椎华佗夹脊穴,循经络由上而下分筋拨络,见图 7 - 139,随即于上述部位虚掌逐一叩之又称叩背法,最后再用挠法自大椎或两侧向下行术,见

图 7 - 139。

（四）主治病证

骨外伤及因风、寒、湿痹、肾虚等引起的背脊腰骶一般病变。能舒筋活血、通经止痛、祛风散寒、整骨复位。

〔注〕根据临床实践经验，背脊腰骶操作法应须配下肢穴位，如委中、承山、悬钟、昆仑、太溪等穴，以增强疗效。

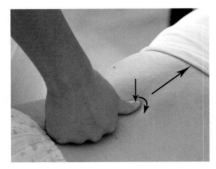
图 7 - 138　压脊揉运法

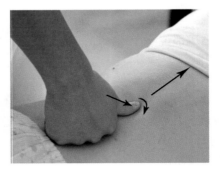
图 7 - 139　拨络叩挠法

四、胸胁部

（一）适应部位

胸胁部。

（二）手法要领

循经取穴，轻巧灵活，速度适宜，切勿粗暴。女性者除乳病外，施术都应慎避乳房部位。

（三）操作步骤

1. 开胸点振法

患者仰卧，医者以中指点法，沿任脉自天突向下经玉堂至膻中；足少阴肾经自俞府经神藏至神封；足阳明胃经自库房经膺窗至乳根；手太阴肺经自中府至云门，轻点并振之。

2. 宽胸按揉法

患者仰卧，医者以掌按、指揉法，于上述四经线，由上而下，反复操作。

3. 分肋推抹法

医者两掌相对，五指撒开，着指于患者胸肋隙间，由第 1 胸肋至第 8 胸肋，由中向两侧推抹，见图 7 - 140。也可分擦两胁。

（四）主治病证

胸胁胀痛，咳嗽气逆，咽喉肿痛，恶心呕吐，噎膈，不嗜食，乳痛，乳汁少，肝气不舒，肝胃不和，肝郁，胸胁进伤。可开胸利膈、祛痰止咳、降逆止呕、疏肝理气。

〔注〕根据临床实践经验，胸部各手法操作应配侠白、少海、内关；胁部操作宜配环跳、阳陵泉、三阴交、行间、太冲。

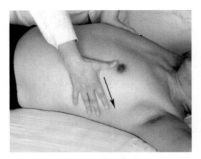
图 7 - 140　分肋推抹法

均取双穴为佳。

五、腹部

（一）适应部位

腹部。

（二）手法要领

配合呼吸,灵活轻巧,力达深透,用力适宜,循经络,按穴道,摩运须热,压揉勿急,提抖轻快,叩振勿重,禁防粗暴,勿伤脏器。

（三）操作步骤

1. 推腹摩运法

患者仰卧放松。医者坐其侧,单手或双手沿腹部经穴线,根据补泻迎随,因症处方,择定一个方向,先掌推,后摩运;也可先运摩后推之,见图7-141。

2. 按腹压揉法

患者仰卧。医者以指或掌于腹部应需经穴,逐一按压,而后做揉旋施术,见图7-142。

3. 拿腹提抖法

患者仰卧,医者两手于腹部循经施以掌搓法后,另手再做虚掌叩法;或在一定部位做振法,发气颤动。

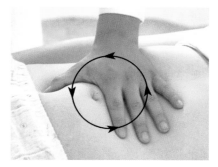 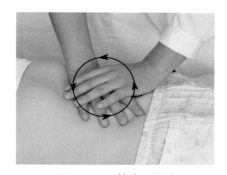

图7-141 推腹压揉法　　　　图7-142 按腹压揉法

（四）主治病证

腹满胀痛,食、虫、气积,胃脘嘈杂,厌食纳呆,完谷不化,便溏泄泻,肠鸣拘痛,便秘燥结,癥瘕积聚,中气下陷,脏器下垂,小便不利,阳痿早泄,梦遗滑精,月经不调,痛经,闭经,带下阴挺。

〔注〕根据临床实践经验,腹部操作法须与患者呼吸协调配合,与四肢穴位配用,如曲池、内关、合谷、阳陵泉、血海、足三里、三阴交、隐白、太白、公孙、内庭、太溪、涌泉等。

六、上肢部（手法参考第一、二、三节）

（一）适应部位

肩、臂、肘、腕、手部。

（二）手法要领

捏、拿、掐,着重于穴位,特别于肩、肘、腕关节部;揉、搓、推,须按经络。扳旋、摇、抖多施于通臂动肢;搓、理用于臂、手。连贯配合,轻重有度,勿强拉硬扯。

（三）操作步骤

1. 捏臂掐揉法

患者坐位或仰卧伸臂,医者一手扶肘持臂,另手沿手三阴或手三阳经穴,或肩、肘、腕、手之窍凹,先捏后掐,再行揉法。

2. 㨰臂推拿法

患者体位同上。医者以掌㨰法,根据病证所需,逆经或顺经,可㨰而走,也可㨰而守;再用推、拿法,可反复操作。

3. 扳臂搓理法

医者先于肩部施以扳法,再自上而下搓臂、搓掌、理指即可。

4. 旋臂摇抖法

本法用以活动上肢,可参照上肢部被动运动操作法施术。

（四）主治病证

肩、肘、腕、手、臂之风、寒、湿痹及伤科肩臂常见病证;由颈椎病引起的上肢病变。能分筋理节、通达节窍、温经通络、活血止痛。

〔注〕根据临床实践经验,上肢部病变多为颈椎病所引起,故应明确诊断,鉴别确诊,审因求法,辨证施术。手法操作可参照单式、复合、被动运动操作法有关要求。

七、下肢部（手法参考第一、二、三节）

（一）适应部位

髋、臀、踝、膝、足部。

（二）手法要领

拉宜势正力大,拨拿穴位准确,扳伸有度,叩振规律,㨰运捏拿循经顺筋,有线有面,搓摩须热,力达深透,手法可灵活配用。

（三）操作步骤

1. 拉腿拨拿法

患者仰卧或俯卧。医者站于足前或旁侧,做腿部牵拉后,循足三阴或足三阳经穴施以拨法,再循经穴施以拿法。

2. 扳腿叩振法

患者俯卧、侧卧或仰卧,医者站于侧,行扳旋法后,循应取部位做有节奏的叩击和振法。

3. 㨰腿运捏法

患者卧位、医者站于侧。循腿在所取经穴施以各种㨰法;根据不同病证,做肘运或膊运法,再以捏法于所取部位、穴位施术。临床常沿腨中线及两侧旁开1寸,分别由腘窝捏至昆仑、太溪,又称捏腨法。

4. 揉腿搓摩法

患者、医者体位同上。按病证所需,施以各种不同揉法,再行搓、摩操作即可。

（四）主治病证

风、寒、湿痹及骨伤引起的常见下肢腰、骶病变。能舒筋利节、整骨复位、祛风散寒、活血化瘀、通经止痛。

〔注〕根据临床实践经验,下肢部病变,多与腰、骶部疾患有关,故操作应择取腰部适当手法,灵活应用,进行腰腿综合治疗。

第八章　推拿治疗的基本知识

第一节　施术知要

一、明确诊断

推拿按摩也和中医学其他各科治疗一样,是根据望、闻、问、切四诊所得的资料,进行八纲、脏腑、气血津液、六经、卫气营血、三焦及病因辨证,并充分利用现代医学的各种检测手段,以明确诊断病变及其性质。依照"急则治其标,缓则治其本""标本兼治"的原则,制订出施治方案。严禁不明病情,伸手即推,见病就拿,百病皆治的鲁莽做法。如临床常见的颈肩痛证,在认真检查其症候部位后,要分析两者的内在联系,按其病因病机,确定病变及症显部位是颈部,还是肩部。有些肩部症状虽重,而病变却在颈部,如不细心地检查、确诊,就会出现"头痛医头、脚痛医脚"的弊端。如许多腿部症候多与腰部病变有关,若不辨证施术,也会造成误诊错治,不仅疗效不显,反而会贻误病情,甚则造成医疗事故。所谓明确诊断,就是要确定"病源"所在。分清主次矛盾,明辨标本关系,树立整体观念,治病必求其本的原则是推拿的首要理论指导。

二、准确选位

准确选择施术部位是在确诊的基础上,实施治疗的第一步。选位准确是疗效的可靠保证之一,也是辨证施治的有力措施。

准确选位要根据病情,做到整体与局部的配合。如治疗内科一些慢性疾病,症状上表现似为局部,其实是因"本"病所致,但推拿找其根源正是治病必求其本,不可丢本求标。局部行术,而应以整体调整为主,局部配合为辅,如此正确掌握,才能体现本、标治疗的科学性及防止出现本末倒置。

准确选位要做到部位、穴位的配合。在推拿治病时,特别是伤科,多表现为局部病变,治疗规律则多为急则治其标,"以痛为腧",可局部施术,适当选择配用符合经络学说的穴位;若这些部位暂且不宜立即施术,则应循经选穴,或多经择穴均为重要,而部位的选用即可为辅。小儿科则应遵照小儿推拿理论指导选穴位,定部位,择法则。总之,要根据各种不同的病证需要,选取各种不同的部位或穴位,选择准确,配合得当,施用合理,才能得心应手,达到治疗之目的。

准确选位要注意经络学说与神经体液学说的结合运用。在以经络学说为主的理论指导下,还应认识到神经学说的存在作用。许多部位为内脏反射区,准确地选用这些部位,通过神经体液的调整作用,也可达到某些疾病的治疗目的。有些敏感部位有特殊功效,如按推锁窝、腋窝、腘窝等部位配合应用经络穴位可相得益彰。

准确选位要根据推拿顺序决定患者的治疗应取体位(坐、立、卧、蹲等)。一般要求为,治疗胸腹部疾患,多取仰卧位;背腰部疾患,多取俯卧位;头、颈、肩、臂疾患,多取坐位;腰腿部疾患常取俯卧、侧卧位或站立、仰卧等。总之,在推拿选位时,应取有利于治疗部位、穴位的适当体位,既便于医者施术,又不使患者增加不应有的痛苦。

三、手法正确

推拿手法正确与否是治疗疾病的关键之一。正确娴熟的手法,不仅要具备姿势舒展大方,而且还要做到柔和深透、持久有力、轻而不浮,重而不滞、技巧灵活、连贯协调、软硬适宜、节奏规律。实践证明,虽是同一手法,而疗效的高低则取决于手法功底的深浅。功底厚才能得心应手,手到病除。

正确的手法必须做到气、力相宜。要进一步要求掌握好手法的气度、力度和速度。所谓气度,是指在临证使用点、掐、拔、拿、按、压、振等"定位手法",穴位施术时,必须使患者得气后,导引、激发调动其内在的抗病能力而产生的。所谓力度,是指手法用力的强度,临床应根据患者体质强弱,病邪深浅、轻重、缓急灵活掌握,一般规律是先轻后重、重后渐轻。相对而言,成人重、小儿轻,穴位局部宜重,经络整体宜轻;头胸腹部较轻,背腰四肢部较重;身弱久病宜轻,体壮新病宜重;保健益寿宜轻。临床上使用的搓、运、搓、揉、扳、将及拉等手法多以力为主,应着力须准,用力要巧,否则会不及无效,过之受损。手法的力和气是相辅相成的,单纯强调以力治病是不妥的,但不用力,只以布气或导引治疗,极少显效。所谓"速度",是随手法的力、气、疾病之变化需要而定,速度可促其效应,加强渗透作用。

正确手法要补泻得当。"虚则补之,实则泻之"的治疗原则要体现在手法上。一般认为,轻缓持久、向心多称为补,离心多谓之泻。临床上,补虚泻实治则,多是先用大面积、轻手法,后于局部施以重手法,再辅以轻手法收术。形成了先补后泻、泻后再补的手法常规。

正确手法操作应有顺序,重点突出。当确诊及选位确定后,就要择用手法(即主要手法)。如内、妇科疾病,多以点、摩、振、揉、掐等单式手法并配用的复合手法为主;伤科则常以推、拿、按、压、运、掐及被动手法为主。虽应体现同病异治和异病同治法则,但也不要一法百用,或一病一变。特殊手法是为加强疗效,缩短疗程而施用。常规手法是长期临床实践中得出的一般规律。另外,许多手法,特别是小儿的手法,往往是以部位与手法结合命名。临床行术要因证而异,灵活运用。

四、治疗时间

病有新旧之分,症有轻重之别,故推拿的次数及治疗时间长短不一,需因病审定。对急性伤、病应每日一次或几次。对慢性病人可隔日或数日一次。一般可根据病情轻重缓急而增减变化。操作时间,一般每次 20 分钟左右,慢性病及保健推拿多在 30 分钟以上。

第二节 施 术 要 求

一、环境舒适

室内干燥卫生,光线充足,空气流通新鲜,室温一般保持在 28℃左右。推拿用床、椅、凳及机械要坚固、安全、整洁,高度适宜。使病人入室心悦,坐、卧舒适,医者施术方便。

二、医德高尚

医者须以"救死扶伤,实行人道主义"的精神,树立全心全意为病人服务的思想,设身处地为病人着想,充分理解和体谅病人的心情,与之谈心,以解除病人的忧虑,增强其治病的信心,调动内在的抗病潜力。实践证明,精神因素在防治疾病中起着重要的作用,医生的态度良好是病人获愈的重要因素之一,不能嬉戏、粗暴、冷漠对待病人。

三、医风良好

医者在治疗过程中要始终牢固树立"细致耐心、认真负责"的医疗作风。文明施术前要详细检查,明确诊断,做好具体病案记录。

做好术前准备工作,如保持手的清洁温度,修剪指甲,备好干净的推拿用巾及介质,确定病人的操作部位和体位等。

施术过程,嘱病人身体放松,默契配合。医者要精神集中,详细认真,准确地施行各种手法和操作,观察和询问病人在施术操作中的感受及感应。

施术结束后,让病人休息片刻,再令其下床离位。要做好医嘱,耐心解释病人提出的医疗问题。讲明术后应注意的事项,如饮食营养的调剂,配合治疗的方法及要求,以及预约下次诊治时间等有关事宜。

第九章　内科疾病的治疗

第一节　胃　痛

胃痛在中医学中又称胃脘痛,是指近心窝处经常发生疼痛为主症的消化道疾病,是临床的常见病、多发病。

(一)病因病理

多因忧思恼怒,气郁伤肝,肝木失于疏泄,肝气横逆犯胃;或气滞日久而致血瘀停滞,瘀血阻络,故胃痛;或饮食不节,伤损脾胃,胃失和降,饮食停滞而作痛;或肝气郁结,日久化火,肝火燔灼胃痛;或脾胃虚弱,中阳不振,寒从内生,胃失温养,运化失司,水谷留停而痛;或郁热伤阴,热壅脉络,气血失调而作痛。

(二)临床表现

1. 阴虚

胃脘隐痛或灼痛,嘈杂似饥,不欲饮食,咽干口燥,大便干结,舌红少苔,脉弦细而数。

2. 虚寒

胃脘隐痛,喜暖喜按,得食则痛减,泛吐清水,神疲乏力,大便溏薄,舌淡苔薄,脉软弱或沉细。

3. 气滞

胃脘胀满疼痛,脘痛连胁,嗳气频繁,每因情志激动而发作,嗳气或矢气后疼痛可稍减,苔薄白,脉弦。

4. 食滞

胃脘胀痛,嗳腐吞酸,恶心呕吐,吐后痛减,大便不畅,舌苔厚腻,脉弦滑。

5. 血瘀

胃痛如刺,痛有定处,入夜或食后尤甚,或有黑便,舌质紫暗,脉弦或弦细而涩。

(三)鉴别诊断

注意排除冠心病的心绞痛。心绞痛发生在前胸正中,多在体力劳动或情绪激动时突然发作。病人有压迫样或紧闷感觉,有时可放射到颈咽或左肩与左臂。每发作时间持续一至数分钟,休息或口含硝酸甘油片可很快缓解。

(四)辨证施术

1. 阴虚

(1)治则:养阴益胃。

（2）处方：太极摩腹法，拿腹提抖法，合掌剁腿法，膊运中腹法。

（3）配穴：指振神阙，掐揉支沟、三阴交、合谷、内庭、解溪、大敦。

2. 虚寒

（1）治则：温中养脾。

（2）处方：挠背法，捏脊法，推腹摩运法，按腹压揉法，膊运下腹部，搓臂法，捏腿六经。

（3）配穴：膊运脾俞、胃俞，掐揉足三里、阳陵泉、条口。

3. 气滞

（1）治则：疏肝理气。

（2）处方：合掌剁四肢法，推腹摩运法，搂腹叩振法，双掌推擦双胁。

（3）配穴：肘运环跳，揉内关，掐太冲、行间、足三里。

4. 食滞

（1）治则：消食导滞。

（2）处方：双掌剁背法，搂腹叩振法，拿腹提抖法，推腹摩运法，捏脊法。

（3）配穴：掐梁丘、足三里、内庭。

5. 血瘀

（1）治则：化瘀理气。

（2）处方：叩拍背部，分肋推抹法，拿腹提抖法，合掌抱摩腹法。

（3）配穴：掐足三里、公孙、上巨虚。

临床可用穴位注射或超短波作为辅助治疗。

第二节 便 秘

便秘是指大便不通，或排便间隔时间延长，粪质干燥、坚硬、排出困难的一种病证。

在正常情况下，食物通过胃肠道，经消化、吸收，所余残渣的排泄常需 24～48 小时。若排便间隔超过 48 小时，可视为便秘。因健康人的排便习惯有所不同，有隔 2～3 天一次者，未必为便秘。

（一）病因病理

胃肠受病或其他原因影响胃肠功能，皆能导致各种性质不同的便秘。阳盛之体，饮酒过多，偏食辛辣厚味，致胃肠积热；或于热病之后所致肠道燥热，耗伤津液，大肠失润，以致便燥，难于排出；或忧思愁虑，久坐少动，致使气机不畅，不能宣通，胃气上逆，肺失宣降，升降失常，传导失职，糟粕内停而不得下行；或年老体弱，肾阳不足，阳寒内生，凝阴固结，阳气不通，津液不行，肠道难于传递而致便秘。

（二）临床表现

便秘的表现是大便干燥，排便困难，经常 3～5 日甚或 7～8 日大便一次；有部分患者，大便次数正常，但粪质干燥，坚硬难排；或少数患者，由于时有便意，大便并不干燥，但排出艰难。便秘日久，常可引发其他症状，部分患者，由于腑气不通，浊气不降，可引起腹胀，甚至腹痛、头晕头胀、食欲减退、睡眠不安等症。长期便秘，会引起痔疮、肛裂。

1. 胃肠燥热

大便干结，小便短赤，面红身热或兼微热、口干、心烦、舌红苔黄或黄燥、脉滑数。

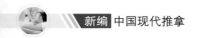

2. 肝脾气滞.

欲便不畅,后重窘迫,胸脘痞闷,胁肋胀满,苔白腻,脉弦。

3. 气虚

大便不畅,临便努挣,便后汗出,短气,便下并不干结,舌淡苔薄,脉虚数。

4. 血虚

大便秘结,面色少华,头晕目弦,心悸,唇舌淡,脉细。

（三）鉴别诊断

对 40 岁以上患者,若排便一向规律,逐渐发展为顽固性便秘,则须与结肠癌相鉴别。便秘病人,大多数为阴性体征,但在痉挛性便秘时,可扪得痉挛收缩的肠段;直肠便秘时,在左下腹可触及粪块,手指探查直肠,可发现有多量坚硬的粪块。

必要时可采用直肠、乙状结肠镜检查、粪便检验、胃肠 X 线检查等以鉴别诊断。

（四）辨证施术

1. 胃肠燥热

（1）治则：清热润肠。

（2）处方：捏脊法,双掌推背法,揉腹叩振法。

（3）配穴：提拿背俞,掐合谷、支沟,拿委中、承山,掐大敦（双）。

2. 肝脾气滞

（1）治则：疏气导滞。

（2）处方：宽胸按揉法,分肋推抹法,揉腹叩振法,肘运环跳法。

（3）配穴：揉肝俞、脾俞、大肠俞、曲池、合谷、支沟。

3. 气虚

（1）治则：益气通便。

（2）处方：宽胸按揉法,分肋推抹法,鱼际推胸法,揉腹法,掌或指揉运丹田,捏脊法,拿腹提抖法。

（3）配穴：掐支沟、合谷,揉足三里、百会,指揉肺俞,大敦（双）。

4. 血虚

（1）治则：养血润肠。

（2）处方：开胸点振法,摩胁法,合拿掌抱摩腹法,揉腹法,掌或指揉运丹田。

（3）配穴：掐少海、曲泽、神门,揉太阳、百会,掐血海、三阴交（双）。

第三节 感　冒

感冒是由风邪引起的一种常见的外感疾病。临床以鼻塞、流涕、喷嚏、头痛、发热及恶风寒为特征。本病四时均有,但以冬、春两季多见。

现代医学认为感冒是上呼吸道感染的一种,有普通感冒和流行性感冒之分;中医学认为感冒可因季节气候的变化不同,体质有强弱之别,故而感邪有轻重之分。因此,在症候表现上有风寒、风热以及挟湿、挟暑等兼证;西医学的上呼吸道感染、流行性感冒均可参考本病施治。

（一）病因病理

本病主要病因为风邪病毒。多发于气候突变,冷热失常之时,邪犯人体而致病。风邪虽为六淫之首,但在不同季节往往挟有时气或疫气,病邪自口鼻、皮毛侵入人体,首先犯肺,肺气失制,卫表调节失司,故出现肺不卫表之证。风邪之所以侵袭人体,往往与正气不足、卫外功能不固有关。若生活失于调节,或过度劳倦,肺卫调节疏懈,或值素质偏弱之时,内外因相引而发病。由于患者体质上的差异,内外因的相互影响,感邪也有不同,阳虚者易受风寒,阴虚者易受燥热,痰湿偏盛者易感外湿。

（二）临床表现

病证为头痛、发热、乏力、畏寒、全身酸痛等。其病程早期出现鼻塞、流涕、喷嚏、干咳、咽痛等;在全身症状和发热消退时,呼吸道症状较显著。有些患者出现食欲不振、恶心、便秘等消化道症状。

1. 风寒感冒

恶风寒较重,发热轻,无汗,头痛,鼻塞声重,喷嚏,流清涕,或喉痒咳嗽,痰稀薄,舌苔薄白,脉浮紧。

2. 风热感冒

发热,微恶风寒,少汗,头痛且胀,咳嗽痰黄,口渴欲饮,周身痛楚,舌苔薄白或微黄欠润,脉浮数。

3. 风寒挟湿

身热不扬,恶寒头胀,关节疼痛,脘闷纳呆,呕恶,舌苔黄腻,脉浮缓。

4. 暑湿外感

发热有汗,口渴心烦,身热头痛,四肢沉重,小便短赤,舌苔黄腻,脉濡数。

（三）鉴别诊断

1. 流行性感冒

突然发病,迅速蔓延,临床表现为发热、肌肉酸痛、干咳、疲乏、上呼吸道炎、畏寒、头痛、眼结膜炎、胸骨后灼痛等。

2. 流行性脑脊髓膜炎（流脑）

流脑早期症状与流感症状很相似,但流脑有明显的季节性,儿童多见;早期有剧烈头痛、脑膜刺激征、瘀斑、口唇疱疹等都可与流感鉴别,且在瘀斑涂片中可检得脑膜炎双球菌。

3. 支原体肺炎

支原体肺炎与肺炎型流感的 X 线表现相似,但支原体肺炎的病情较轻,冷凝集试验及 MG 型链球菌凝集试验可呈阳性。

（四）辨证施术

1. 风寒感冒

（1）治则:疏风解表,宣肺散寒。

（2）处方:摩掌益脑法,弹拿颈项部,理四肢,挠足太阳膀胱经。

（3）配穴:掐合谷、列缺,揉大椎,拿肩井。

2. 风热感冒

（1）治则:散风解表,宣肺透热。

（2）处方:合掌擦法,摩掌法,捏眉法,弹拿颈项部。

（3）配穴:揉太阳、大椎,掐曲池、外关、少商、丰隆。

3. 风寒挟湿

（1）治则:清热祛湿,解表和中。

（2）处方:掌摩头法,捏拿颈部,拔振叩颈法,拿风池,膊运中腹,掐揉脾、胃俞穴,合掌剁

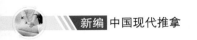

腿部。

（3）配穴：掐合谷、列缺、内关、足三里，揉中脘。

4．暑湿外感

（1）治则：解表清暑，宽胸化浊。

（2）处方：摩掌法，弹拿颈项部，提拿双耳法，开胸点振法，膊运下腹部。

（3）配穴：推大椎、曲池、心俞（泻），掐足三里、三阴交。

临床可用超短波疗法作为辅助治疗。

第四节 胸   痛

胸痛是指胸部疼痛的一类病证。

（一）病因病理

胸中为心、肺二脏所居，肺为气机升降之总司，心是血行之主导，胸痛与心、肺有关。临床以痰浊、气郁为主证。因外感风寒，或饮食不节，伤及脾肺，聚湿成痰，痰浊壅肺；或情志所伤，肝郁不疏，气机不畅，气郁滞结于胸，胸阳痹阻而至胸痛。

（二）临床表现

1．气郁结胸

胸中胀痛或窜痛，痛无定处，常喜太息或揉按胸部，或喜热饮，苔薄，脉弦。

2．痰浊阻遏

胸痛彻背，胸膈满闷，气短喘促。咯痰不爽，不能平卧，舌苔白腻，脉滑。

（三）鉴别诊断

本病应与悬饮、胃痛、真心痛等进行鉴别。

（四）辨证施术

1．气郁结胸

（1）治则：宽胸行气。

（2）处方：叩、拍、捶背法，拨背筋法，宽胸按揉法，摩胁部，按推锁窝部，掐拿手三阴经。

（3）配穴：掐揉尺泽、曲泽、小海、内关、足三里，肘运环跳。

2．痰浊阻遏

（1）治则：祛痰理气、宽胸止痛。

（2）处方：开胸点振法、分肋推摩法、揉腹叩震法、捏脊法、拿手三阴经。

（3）配穴：揉天突、点膻中、拨少海，拿足三里、丰隆。

可辅以中药调治。

第五节 高 血 压 病

高血压病是一种以动脉血压升高为主要表现的疾患。正常人的血压随年龄而不同，可有一定幅度的上升。按世界卫生组织的标准，成人如收缩压经常高达或超过 140 mmHg，或舒张压超过 90 mmHg，就可认为是高血压。高血压有两种类型。一种是继发性高血压，如继发于泌尿、心血管、内分泌、颅内等疾病后发生的高血压，又称"症状性高血压"；另一种是原发性高血压，又叫"高血压病"。

（一）病因病理

多因机体阴阳失调，复加劳神过度，或嗜食辛辣厚味、烟酒太甚，致使肝阳上亢化火、动风、生痰。初以肝阳上亢，病久阴虚过及，阴损及阳，而阴阳俱虚。故其病表在肝，本在肾，肝肾互为影响，病发多由实转虚。

（二）临床表现

1. 肝火亢盛

头目眩晕，头痛项强，面红目赤，口苦烦躁，便秘尿赤，舌红苔黄，脉弦。

2. 阴虚阳亢

头痛眩晕，耳鸣健忘，五心烦热，心悸失眠，腰膝酸软，舌红苔薄，脉弦细而数。

3. 阴阳两虚

眩晕头痛，耳鸣心悸，少气乏力，动则气急，腰膝酸软，失眠多梦，筋惕肉瞤，舌淡或红，苔白，脉弦细。

4. 痰湿壅盛

眩晕头痛，头重，胸闷心悸，气喘痰鸣，食少纳呆，呕恶痰涎，苔白腻，脉滑。

（三）鉴别诊断

高血压应与继发性高血压相鉴别。

1. 妊娠中毒症

高血压是妊娠中毒症的主要表现之一，高血压病患者怀孕后约30％会发生妊娠中毒症，由于两者常同时存在，所以鉴别比较困难。鉴别要点是：高血压病患者在妊娠早期血压即已增高，过去有高血压病史，多不伴有明显的蛋白尿；妊娠中毒症则一般在妊娠晚期出现高血压，且逐渐增高，并伴有水肿和蛋白尿。

2. 嗜铬细胞瘤

高血压表现为阵发性，也可呈持续性，往往为恶性高血压；高血压发作时，有剧烈头痛、心悸、大量出汗等表现；注射α受体阻滞剂妥拉唑林后，如血压明显下降可有助诊断；应用腹膜后充气造影、静脉肾盂造影、肾上腺血管造影、CT、B超等检查可确定瘤的部位。

3. 慢性肾小球肾炎

有肾炎病史，尿常规有蛋白、红细胞和管型等改变，并不随血压下降而好转，且两者不成比例；常伴有贫血，水肿较明显，且具特征性肾病面容；肾功能受损明显，多数有肾功能不全。

4. 肾动脉狭窄

一般发病年龄较轻，高血压起病急，增高显著，降压药物治疗效果不佳；50％患者上腹部或肾区有高音调的血管性杂音；肾动脉造影可以确诊。

（四）辨证施术

1. 肝火亢盛

（1）治则：平肝泄火。

（2）处方：捏拿手三阴经（双），掐手三阳经（双），拔络叩挠法，肘运环跳（泻）。

（3）配穴：掐曲池、足三里、三阴交（双），揉涌泉。

2. 阴虚阳亢

（1）治则：育阴潜阳。

（2）处方：摩挲益脑法，揉拿风池，按拿肩井，太极摩腹，膊运下腹法，肘运环跳（双）。

（3）配穴：拿委中、承山，掐太冲，推涌泉。

3. 阴阳两虚

（1）治则：育阴助阳。

（2）处方：拨振叩颈法，推背捏拿法，分筋推抹法，太极摩腹法，膊运下腹部。

（3）配穴：提拿风池，捏拿肩井，肘运环跳，膊运命门，掐委中、三阴交，推涌泉。

4. 痰湿壅盛

（1）治则：祛痰化湿。

（2）处方：摩挲益脑法，推背捏拿法，开胸点振法，宽胸按揉法，理指法，推腹摩运法。

（3）配穴：肘运环跳（双），掐揉丰隆、三阴交，揉涌泉。

临床可用耳刺血疗法作为辅助治疗。

第六节　中　风

中风又名"卒中"，以突然昏倒、不省人事、口眼歪斜、半身不遂为特征。本病的形成与情志、酒食、劳倦、体质等有关。发作时风火痰常相互为患，导致气血逆乱，血随气逆，上冲于脑而卒中。轻者中经络，重者入脏腑。

西医学的脑血栓形成、脑出血、蛛网膜下隙出血、脑栓塞、脑血管痉挛及面神经麻痹等，均可参考本病施治。

（一）病因病理

中风有真中风、类中风之别。真中风，多由外风引起，可见六经之形证；类中风，乃脏气自病，内气扇动所致而发病。

因正气不足，络脉空虚，卫外不固，腠理不密，风即乘虚而入中经络，气血痹阻而为病；或因心肝火盛，火动生风；或素日肾阴虚弱，肝失温养，肝阳上亢，阳动化风，气血上冲而发；或饮食不节，劳倦内伤，脾失健运，聚湿生痰，痰瘀化热，阻经滞络，清窍蒙蔽；或肝阳犯脾，脾运失司，内痰浊生，阻闭经络；或肝火内热炼热成痰，肝风上扰夹杂痰火，横窜经络，上蒙清窍而发病。

（二）临床表现

本症以单侧上下肢瘫痪无力、口眼歪斜、舌强语謇等为主症。初期患者肢体软弱无力，知觉迟钝或稍有强硬，活动功能受限，以后逐渐趋于强直挛急，患者肢体姿势常发生改变和畸形等。

1. 中经络

（1）络脉空虚，风痰痹阻：头痛眩晕，肌肤不仁，手足麻木，突然口眼歪斜，语言不利，口角流涎，甚则半身不遂，苔白腻，脉浮滑数。

（2）肝肾阴亏，风阳上扰：平素头痛眩晕，腰酸耳鸣，突然发生口眼歪斜，舌强语謇，或半身不遂，肢体瘫痪，舌红，苔薄或黄，脉弦滑数。

2. 中脏腑

（1）闭证：突然昏倒，不省人事，两手握拳，牙关紧闭，喉中痰鸣，面赤气粗，口臭身热，躁动不安，唇舌红，苔黄，脉弦滑数。或面白唇黯，痰涎壅盛，四肢不温，舌苔白腻，脉沉滑缓。

（2）脱证：突然昏倒，不省人事，目合口开，手撒肢冷，汗多息微，二便自遗，肢体瘫软，舌萎，脉微欲绝。

（三）鉴别诊断

脑血管病引起的偏瘫应与其他疾病引起的偏瘫相鉴别，如脑肿瘤、脑外伤等，其中脑肿瘤者起病多较缓慢,有进行性加重;而脑外伤者多有外伤史,通过临床检查往往可以鉴别。

（四）辨证施术

1. 中经络

1）络脉空虚,风痰痹阻

（1）治则:祛风通络。

（2）处方:揉拿手三阴,手三阳经,掐拿手三阴,手三阳经穴,开关通窍法,推拿足六经。

（3）配穴:掐合谷,外关,肘运环跳,揉昆仑、太溪、涌泉。

2）肝肾阴亏,风阳上扰

（1）治则:平肝潜阳、化痰通络。

（2）处方:摇压启音法,揉拿风池（双）,开关通窍法,整肩复肘法,理指法,叩拍捶剁背法,掐拿足六经,膊运腰背法。

（3）配穴:肘运环跳,揉太阳,掐风府、哑门、曲池、合谷,掐丰隆、三阴交、昆仑,擦涌泉。

2. 中脏腑

1）闭证

（1）治则:开关通窍。

（2）处方:开关通窍法,揉拿松喉法。

（3）配穴:掐人中,揉百会,掐揉风池、风府、哑门、曲池、合谷,肘运环跳,推涌泉（双）。

2）脱证

（1）治则:回阳救脱。

（2）处方:开关通窍法,摩掌益脑法。

（3）配穴:掐十宣,大敦,揉涌泉。

临床注意与针灸、中药配合治疗,疗效更佳。

第七节 失 眠

失眠也称"不寐""不得寐"或"不得眠""不得卧""目不瞑",是指经常不能获得正常睡眠为特征的一种病证。轻者入眠困难,或眠而不酣,时寐时醒后不能再寐,严重者可整夜不眠。

西医学的神经衰弱、围绝经期综合征,以及多种慢性病中出现以失眠为主症时,均可参考本证施治。

（一）病因病理

因劳倦,思虑太过,伤及心脾,营血亏耗,不能上营,心神不安而不能眠;产后血虚,心血不足,心失其养,神不守舍而致失眠;心虚胆怯,遇事惊惕,心神不安,疑郁无断,虚烦不眠;饮食不节,食伤胃肠,宿食停滞,胃气不舒,积为痰火,壅郁中宫,卧而不得安;房劳过度,肾气虚损,肾阴耗伤,不能上承于心,水不济水,心阳独亢,肾阴虚则志伤,五志过极,心火内炽,心肾失交而致神志不宁,卧而不眠。

（二）临床表现

1. 心脾血亏

多梦易醒,心悸健忘,头晕目眩,神疲体倦,不欲饮食,面色少华,舌淡苔薄,脉细弱。

2. 阴虚火旺

烦躁不寐,头晕耳鸣,口干津少,五心烦热,腰膝酸软,梦遗,舌质红,脉细数。

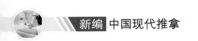

3. 心胆气虚

心悸胆怯,多梦易惊,心神不安,遇事善惊,气短乏力,小便清长,舌质淡,脉弦细。

4. 脾胃不和

不寐,脘闷不舒,嗳气不食,食后腹胀,脘中嘈杂,大便不爽,舌苔腻,脉滑。

（三）辨证施术

本病治疗,以补虚泻实、调整阴阳为原则。

1. 心脾血亏

（1）治则：补脾养心。

（2）处方：摩掌益脑法,推背捏拿法,膊运腰部。

（3）配穴：掐攒竹,指振百会,掐神门、通里、阴郄、内关及三阴交。

2. 阴虚火旺

（1）治则：滋阴清热。

（2）处方：捏拿颈项法,提扯双耳法,擦腰法,挠背法。

（3）配穴：掐灵道、神门,揉劳宫、三阴交及推涌泉。

3. 心胆气虚

（1）治则：益气镇惊。

（2）处方：摩掌法,虚捶法,膊运胸部,掌振两肩井,膊运腰部。

（3）配穴：掐揉印堂、内关、足三里及丘墟（均补）。

4. 脾胃不和

（1）治则：健脾和胃。

（2）处方：宽胸按揉法,分肋推抹法,搓腹叩振法,掌振神阙。

（3）配穴：指摩中脘,掐揉曲池、隐白、厉兑、足三里。

临床以针灸作为辅助治疗。

第八节　腹　　痛

腹痛是指胃脘以下、耻骨毛际以上的部位发生疼痛的症状而言。西医学的慢性结肠炎、肠粘连、胃肠神经官能症、疝气等以腹痛为主要表现者,均可参考本证施治。

（一）病因病理

平素过食生冷,寒邪内积,或肚腹受寒,寒邪积于胃肠,中阳被遏,气机阻滞,不通则痛;或脾阳虚弱,运化失调,累及肾阳,火不生土;脾肾两虚,寒湿停滞,寒从中生而致腹痛;或饮食不节,暴饮暴食,或过食膏粱厚味辛辣之品,脾胃所伤,运化失调,水谷积滞,初在胃脘,继至大肠,气机不畅,故腹痛拘急。

（二）临床表现

1. 寒积腹痛

腹痛暴急,遇寒更甚,温按可缓,口不渴,尿清便溏,苔白润,脉沉紧。

2. 饮食积滞

脘腹胀满,疼痛拒按,厌食纳呆,嗳腐吞酸,痛而欲泻,所下气味酸臭,夹杂完谷,泻后痛减,或大便秘结,舌苔腻,脉滑实。

3. 脾阳不振

腹痛绵绵,时轻时重,痛时喜按,神疲倦怠,气短畏寒,大便溏薄,舌淡苔白薄,脉沉细。

4. 气滞血瘀

腹脘胀满,噫气呕逆,腹胀攻痛,恼怒尤甚,痛有定处,不欲饮食,舌苔紫黯,脉沉弦涩。

（三）鉴别诊断

临床腹痛证牵涉范围较广,如痢疾、霍乱、积聚、肠痈、疝气、蛔虫以及妇科等疾病均可出现腹痛。痢疾之腹痛与里急后重、下痢红白黏液同时出现;霍乱之腹痛与上吐下泻交作;积聚之腹痛与腹中包块并见;肠痈之腹痛集中于右少腹部,拒按明显,转侧不便,右足喜屈而畏伸;疝气之腹痛是少腹痛引睾丸;蛔虫之腹痛多伴有嘈杂吐涎,发作有时,或鼻痒,睡中龂齿等一系列的蛔虫特征;妇科之腹痛,多见到胎、产、经、带的异常。

（四）辨证施术

1. 寒积腹痛

（1）治则：温中散寒。

（2）处方：撣拂捶剁法,推腹摩运法,拿腹提抖法,按腹压揉法。

（3）配穴：膊运丹田,捏地机,掐足三里、公孙。

2. 饮食积滞

（1）治则：消食导滞。

（2）处方：分肋推抹法,掌振中腹部,推背捏拿法,双掌剁腿法。

（3）配穴：掌振脾俞、胃俞,掐足三里、解溪。

3. 脾阳不振

（1）治则：温阳补脾。

（2）处方：挠背法,推背捏拿法,搓腹叩振法,拿腹提抖法,合掌抱摩腹法,掌搓下肢法。

（3）配穴：揉掐足三里、公孙,揉百会。

4. 气滞血瘀

（1）治则：行气散瘀。

（2）处方：拿腹提抖法,双掌抱摩腹法,按腹压揉法,分肋推抹法,推背捏拿法,双掌剁腿法。

（3）配穴：掐内关,揉三阴交、足三里、太冲。

第九节　眩　晕

眩是眼花,晕是头晕,两者常同时并见,故统称"眩晕"。轻者闭目即止;重者旋转不定,站立不稳并伴呕恶等症。

（一）病因病理

多因体质素弱,病后体虚,气血虚亏,真气不能上达;或素体阳盛,忧思郁怒,肝阴暗耗,风阳升动;或肾亏虚,肝阴不足,肝阳上亢;或饮食肥厚,脾失健运,湿聚生痰,痰湿中阻;或湿盛之体,积湿生痰所致。

（二）临床表现

1. 气血虚亏

头晕目弦,劳心太过,面色无华,心悸不寐,喜卧懒言,气短乏力,体倦纳减,唇舌色淡,脉

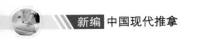

细弱。

2. 肝阳上扰

头晕头痛,睡眠不宁,眩晕每因恼怒后加重,急躁易怒,舌红苔黄,脉弦。

3. 肾阳不足

眩晕耳鸣,精神萎靡,失眠健忘,视物昏花,腰膝酸痛,体软无力,梦遗滑精,五心烦热,舌质红,脉弦细。

4. 痰浊中阻

头眩重坠,胸闷不舒,恶心欲吐,肢体沉重,少食多眠,苔白腻,脉濡滑。

（三）鉴别诊断

眩晕和头痛可单独出现,也可同时互见,两者对比,头痛病因有外感、内伤两个方面,眩晕则以内伤为主;在辨证方面,头痛偏于实证者为多,而眩晕则以虚证为主。

（四）辨证施术

1. 气血虚亏

（1）治则：益气补血。

（2）处方：虚捶头法,摩掌益脑法,掌振肩井法,膊运丹田法。

（3）配穴：膊运脾俞、胃俞、厥阴俞、心俞、肝俞、肾俞,掐揉足三里。

2. 肝阳上扰

（1）治则：平肝潜阳。

（2）处方：推背捏拿法,捏拿肘筋法。

（3）配穴：提拿风池,掐揉尺泽,掐曲泽,点曲池、合谷,肘运环跳,拿委中,推涌泉。

3. 肾阴不足

（1）治则：补肾益脑。

（2）处方：掌振肩井法,合拿抱摩腹法,提扯双耳法。

（3）配穴：膊运丹田,掐攒竹,肘运环跳,掐涌泉,揉然谷、昆仑。

4. 痰浊中阻

（1）治则：燥湿祛痰。

（2）处方：开胸点振法,摩掌法,掌振肩井法,宽胸按揉法。

（3）配穴：膊运肺俞、心俞、脾俞、大肠俞,掐尺泽、支沟、内关、丰隆、列缺。

第十节 癃 闭

中癃闭是指尿少,排尿困难,甚至尿闭不通的一种病证。临证以小便不畅、点滴漏出而短少者为"癃";欲解不能、胀急难通者为"闭",统称为癃闭。

（一）病因病理

多因下焦湿热,膀胱气化受阻;或肺热壅盛,不能通调水道;或劳倦伤脾,清浊升降失调;或七情内伤,肝气失于疏泄;或久病体虚,肾之气化力弱,或瘀血、肿块、砂石阻塞尿道所致。其病理主要是肾与膀胱气化失常,并与肺、脾、肾有关。

（二）临床表现

1. 膀胱积热

小便量小,短赤灼热,或尿闭不通,小腹胀急,大便不畅,舌质红,苔黄脉数。

2. 肺火气壅

小便不畅,或点滴不通,呼吸短促,咽干烦渴,欲饮微咳,苔薄黄,脉数。

3. 肾阳虚衰

小便点滴不畅,排出无力,或有尿闭,面色㿠白,畏寒神怯,腰膝酸软,或肢体水肿,舌淡苔白,脉沉细尺弱。

（三）鉴别诊断

癃闭与淋证需注意鉴别。癃闭与淋证均有小便困难,但前者主要为尿量减少,甚至无尿;后者主要为排尿时淋沥涩痛。

（四）辨证施术

1. 膀胱积热

（1）治则：清热利湿。

（2）处方：按腹摩运法,拿腹提抖法,搓腹叩振法。

（3）配穴：掐揉涌泉、昆仑,点曲骨、关元。

2. 肺火气壅

（1）治则：清肺利水。

（2）处方：宽胸按揉法,分肋推抹法,按腹压揉法,推腹摩运法。

（3）配穴：膊运丹田,点关元、中极,掐揉合谷、内关、阴陵泉。

3. 肾阳虚衰

（1）治则：温阳通闭。

（2）处方：膊运腰背法,分肋推抹法,搓腹叩振法,太极摩腹法。

（3）配穴：指振丹田,点气海、石门、曲骨,揉百会、三阴交。

第十一节 积 聚

积聚是指腹内结块,或胀或痛的一种病证,又名癥瘕。癥积有形可征,病在血分;瘕聚则聚散无常,病在气分,但瘕聚也可发展为癥积。

（一）病因病理

本病多由七情郁结、饮食内伤或寒温不调、正气不足致使气血瘀结、积留聚结而致。情志抑郁,肝气郁结,气滞而聚,脉络受阻,攻窜胀痛,日久而成积;饮食不节,损伤脾胃,脾失健运,湿浊凝聚,痰阻气滞,聚久不散而积;起居失宜,寒温不调,邪袭脏腑,气血失和,气血与邪互结,壅塞脉络而致积聚。

（二）临床表现

1. 肝郁气滞

腹中气聚,攻窜胀痛,时聚时散,时觉脘胁不适,苔薄白,脉弦。

2. 食滞痰阻

腹胀或痛,腹部时有条状物聚起,胀痛更甚,纳呆,便秘,苔腻,脉弦滑。

3. 气结血瘀

积块增大,按之觉硬,痛而不移,形体渐瘦,体倦乏力,或纳差便溏,舌青紫,脉弦滑。

（三）鉴别诊断

积聚应与痞满相鉴别。痞满是一种自觉症状,感觉腹部痞塞不通,胀满难忍,但不能触及

147

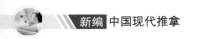

到块物。若"痞块"则属于积聚范围。

（四）辨证施术

1. 肝郁气滞

（1）治则：疏肝理气。

（2）处方：鱼际推胸法，开胸点振法，分肋推抹法，弹拿上肢法，搓腹叩振法，推背捏拿法，合掌剁腿法。

（3）配穴：掐揉行间、三阴交（双）、曲泉。

2. 食滞痰阻

（1）治则：理气化痰。

（2）处方：按腹压揉法，膊运腹部，拿腹提抖法，合掌剁腿法，开胸点振法。

（3）配穴：揉按天突，下推八髎，掐委中、足三里。

3. 气结血瘀

（1）治则：行气散瘀。

（2）处方：分肋推抹法，弹拿前臂法，推腹摩运法，拿腹提抖法，推背捏拿法，弹拿下肢法。

（3）配穴：掐揉血海、足三里。

注意：可用拔罐作为辅助治疗。

第十二节　痿　　证

痿证是指肢体筋脉弛缓软弱无力，日久不能随意运动，渐至肌肉萎缩的一种病证。临床以下肢痿弱多见，又称"痿躄"。

西医学的多发性神经炎、急性脊髓炎、重症肌无力、肌营养不良症、进行性肌萎缩、周期性瘫痪、癔病性瘫痪以及表现为软瘫的中枢神经系统感染后遗症等病的某些阶段，均可参考本证施治。

（一）病因病理

本病的发生，外因以温邪、湿热为主，内因为气血阴精亏损。病理筋脉失于濡养。病变涉及肝、肾、脾及胃等脏腑。

（二）临床表现

1. 肺热津伤

肢体痿弱不用，心烦口渴，咳呛咽干，皮肤干燥，小便短赤，大便秘结，舌红苔黄，脉细数。

2. 肝肾亏损

肢体痿弱无力，腰脊酸软，伴眩晕、遗精、遗尿等证，舌红绛少苔，脉细数。

3. 湿热蕴阻

下肢痿软，按之微肿，扪之温热，胸脘痞闷，喜凉恶热，小便短赤，舌苔黄腻，脉濡数。

（三）鉴别诊断

本证需与痹证相鉴别。区别主要在于疼痛与否。痿证以肢体痿软、肌肉萎缩为主，一般不疼痛；而痹证则有关节疼痛。

（四）辨证施术

1. 肺热津伤

（1）治则：清热润燥，养肺益骨。

（2）处方：扳推揉颈法,拨振叩颈法,压脊揉运法,抖拉松腰法,滚臂推拿法,滚腿运捏法。

（3）配穴：膊运肩背,掐尺泽、手三里,揉足三里。

2. 肝肾亏损

（1）治则：补益肝肾,强健筋骨。

（2）处方：开胸点振法,宽胸按揉法,分肋推抹法,整肩法,复肘法,摇膝旋髋法,滚腿运捏法。

（3）配穴：肘运环跳,掐委中、阴陵泉、三阴交、悬钟、昆仑。

3. 湿热蕴阻

（1）治则：清热利湿,舒筋活络。

（2）处方：宽胸按揉法,分肋推抹法,推腹摩运法,屈压伸腰法,扳腿叩振法,滚腿运捏法。

（3）配穴：膊运肾俞、志室,拿委中、昆仑。

临床可以感应电疗法作为辅助治疗。

第十三节　痹　　证

痹证是由于风、寒、湿、热等外邪侵袭人体,闭阻经络,气血运行不畅所导致的,以肌肉、筋骨、关节发生酸痛、麻木、重着、屈伸不利,甚或关节肿大、灼热等为主要临床表现的病证。西医学的风湿热、风湿性关节炎和类风湿关节炎等,均可参考本病辨证施治。

（一）病因病理

本病多因人体正气不足,腠理空疏,卫阳不固,风寒湿邪得以乘虚而袭,邪客脉络而致气血瘀滞,运行不畅;或气候之变,冷热交错;或涉水冒雨,风寒湿邪外入,直达肌肉、关节、筋脉,气血阻滞而为病。临床根据邪之偏胜分为：风痹,又称行痹;寒痹,又称痛痹;湿痹,又称着痹。热痹,为素体阳气偏胜,蕴热内生;或阴虚阳亢之体,复受外邪,邪入里化热;或风寒湿痹,久病缠绵,邪留经脉,蕴而化热,流注经络、节窍而发为热痹。

（二）临床表现

1. 行痹

肢体肌肉关节疼痛,游走不定,屈伸不利,而以肘、腕、髋、踝等大关节为多,或兼发热恶风寒,苔薄白,脉浮或弦缓。

2. 痛痹

肢体关节疼痛剧烈,痛有定处,不可屈伸,自觉骨节寒凉,得温暖则痛减,苔白,脉弦紧或沉紧。

3. 着痹

肢体关节重着疼痛或肿胀,痛有定处,手足沉重,肌肤麻木不仁,舌苔白腻,脉濡缓。

4. 热痹

关节红肿疼痛,时而游移,得冷则舒,痛时拒按,活动不能,甚者皮下血瘀结块,发热口渴,汗出恶风,烦闷恶心,舌苔黄燥,脉滑数。

（三）鉴别诊断

与痿证相鉴别,两者的症状主要都在肢体、关节。痹证以筋骨、肌肉、关节的酸痛、重着、屈伸不利为主要临床特点,有时兼有不仁或肿胀,但无瘫痿的表现,而痿证则以肢体痿弱不用、肌肉瘦削为特点。痿证肢体关节一般不痛,痹证则均有疼痛,这是两证临床鉴别的要点。

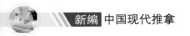

（四）辨证施术

1. 行痹

（1）治则：祛风通络。

（2）处方：滚臂推拿法，捏臂掐揉法，摩掌法，推背捏拿法，压脊揉运法，拨脊筋法，擦背腰法。

（3）配穴：揉天宗、曲池、内关、少海，推腿六经，运臀部，滚下肢，按箕门、伏兔，掐足三里、解溪。

2. 痛痹

（1）治则：散寒止痛。

（2）处方：捏臂掐揉法，扳臂搓理法，旋臂摇抖法，推腿六经，滚腿运捏法，滚下肢法，摩掌益脑法，压脊揉运法，推背捏拿法，拨络叩挠法。

（3）配穴：按肩髃、云门、中府，揉曲池、尺泽、内外劳宫、血海、环跳、委中、三阴交、大椎、灵台、命门及阳关。

3. 着痹

（1）治则：除湿通络。

（2）处方：捏臂掐揉法，旋臂摇抖法，拉腿拨拿法，扳腿叩振法，拨络叩挠法，推脊捏拿法，壮腰髎擦法，推腹摩运法。

（3）配穴：揉云门、肩髃，按缺盆、天宗、箕门、血海、三阴交，揉大椎、肺俞、心俞、肝俞、脾俞、肾俞。

4. 热痹

（1）治则：清热通络，疏风燥湿。

（2）处方：摩掌益脑法，开胸点振法，分肋推抹法，拿腹提抖法，太极摩腹法，推背捏拿法。

（3）配穴：揉风池、风府、天突、大椎、灵台、身柱、心俞、肺俞、肝俞、委中、承山。

注意可运用穴位注射作为辅助治疗。

第十四节　胁　痛

胁痛，是指一侧或两侧胁肋疼痛为主的病证。胁肋为足厥阴、足少阳两经所循，故胁痛多与肝胆病有关。

西医学的肋间神经痛、肝炎、胆囊炎、胆石症等，表现以胁痛为主症者，均可参考本证施治。

（一）病因病理

肝主疏泄，喜条达。若因情志失调，肝气郁结，气滞不通；或气郁日久则气滞血凝，瘀血停积，阻塞胁络；或久病体虚，劳欲过度，精血亏损，肝阴不足，血虚不能养肝，经脉失养而致胁痛。

（二）临床表现

1. 肝郁气滞

胁肋胀痛，走窜不定，每因情志波动而痛有增减，或伴胸闷、纳呆、嗳气、苔薄白、脉弦。

2. 瘀血停滞

胁痛如刺，痛处不移，胁下痞硬，腹胀食少，夜间胁痛尤甚，舌质紫暗，脉沉涩。

3. 肝阴亏虚

胁肋隐痛，悠悠不休，口干咽燥，头晕目弦，心中烦热，心悸多梦，烦躁易怒，舌红少苔，脉弦细而数。

（三）鉴别诊断

应注意与胸腔疾病、肿瘤、炎症等引起的胁痛鉴别。必要时拍胸部 X 线片或行生化检查。

（四）辨证施术

1. 肝郁气滞

（1）治则：疏肝理气。

（2）处方：全掌推胸法，宽胸按揉法，开胸点振法，分肋推抹法，拿腹提抖法。

（3）配穴：揉膈俞、肝俞、胆俞，掐内关，拿委中。

2. 瘀血停滞

（1）治则：祛瘀通络。

（2）处方：鱼际推胸法，按腹压揉法，推腹摩运法，合掌抱摩腹法。

（3）配穴：揉期门，掐足三里、临泣、太冲。

3. 肝阴亏虚

（1）治则：养阴柔肝。

（2）处方：宽胸按揉法，分肋推抹法，按推锁窝法，弹拿上肢法，肘运环跳法。

（3）配穴：掐拿阴陵泉，揉足三里、中封、膊运命门，掐攒竹。

第十五节 阳 痿

阳痿是指男子未到性欲衰退时期，阴茎不举，或举而不坚的一种病证。

（一）病因病理

年少手淫或婚后纵欲，致命门火衰，髓海空虚，或脾胃虚弱，气血不充，宗筋失养；或惊恐不释，思虑过度，肾阳衰微，宗筋弛痿不用所致。

（二）临床表现

1. 命门火衰

阳痿，精神萎靡，头昏目眩，腰膝酸软，精薄清冷，乏力，面色㿠白，舌淡，脉沉细。

2. 中气不足

阳痿不举，或举而不坚，气短乏力，食少神疲，面色无华，舌淡润，脉沉细。

3. 惊恐伤肾

阳痿不举，精神萎靡，胆怯多疑，失眠多梦，滑精遗精，四肢少温，舌苔薄腻，脉弦细。

（三）鉴别诊断

阳痿往往与早泄并存，两者在临床上有明显差别，但在病因病机上有相似之处，若早泄日久不愈，可进一步导致阳痿，故而阳痿病情重于早泄，阳痿还应与性欲淡漠、阴缩加以区别。

（四）辨证施术

1. 命门火衰

（1）治则：温肾助阳。

（2）处方：压脊运揉法，壮腰滚擦法，推背捏拿法，按腹压揉法。

（3）配穴：掌振丹田，膊运命门、八髎，揉阳陵泉、承山。

2. 中气不足

（1）治则：补中益气。

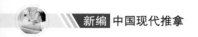

（2）处方：膊运中腹法，拿腹提抖法，分肋推抹法，按腹压揉法，膊运背腰法。
（3）配穴：掌振丹田，掐揉百会、足三里。

3. 惊恐伤肾

（1）治则：益肾宁神。
（2）处方：提扯双耳法，摩掌法，太极摩腹法，指振丹田法。
（3）配穴：掐揉神门、内关、三阴交。

第十六节　早　　泄

早泄是指性交时射精过早，甚则性交前即射精。以至不能进行正常性生活的一种病证。是男性性功能障碍的一种常见病。

（一）病因病理

早泄发病，虽然与五脏有关，但与心、肝、肾关系尤为密切。主要有以下几个方面：房事不节，色欲过度；或年少频犯手淫。或早婚早育，戕伐太过，致肾气亏虚，固摄无权。纵欲竭精，或突受惊吓，致阴虚火旺，热扰精关。情志不畅，肝气郁结，疏泄失常，酿生湿热，下注阴器，封藏失职。大病、久病不愈，或日夜劳倦，或思虑过度，致心脾两虚，精失所摄。

（二）临床表现

1. 肾气方虚

性欲减退，腰膝酸软，精神萎靡，小便清长，舌淡苔薄，脉细弱。

2. 阴虚火旺

头晕耳鸣，腰酸，欲念时起，阳物易举，五心烦热，潮热盗汗，口燥咽干，舌红少苔，脉细数。

3. 肝经湿热

性欲亢进，急躁易怒，怔忡不安，口干苦，小便黄赤，阴痛阴痒，舌红苔黄腻，脉洪数。

4. 心脾两虚

精薄而少，形体消瘦，面色少华，气短体倦，纳呆便溏，舌淡黄，脉虚弱。

（三）鉴别诊断

早泄和阳痿都是男性性功能障碍疾病，早泄是阳痿的常见病因，进一步发展可出现阳痿。早泄与遗精应当加以区别，遗精是在无性生活状态下精液遗泄，当进行性交时可以完成正常排精。

（四）辨证施术

1. 肾气方虚

（1）治则：补气温肾
（2）处方：膊运腰部，太极摩腹法，分肋推抹法，搓腹叩震法。
（3）配穴：掌振丹田、气海、关元，揉涌泉。

2. 阴虚火旺

（1）治则：滋阴降火。
（2）处方：擦腰法，挠背法，掌滚膀胱经，推背捏拿法。
（3）配穴：指掐然谷，揉三阴交，推涌泉，揉肾俞。

3. 肝经湿热

（1）治则：清肝利湿。

（2）处方：宽胸按揉法，分肋推抹法，揉腹叩振法，掌搓下肢法。

（3）配穴：揉期门、章门，掐揉太冲、三阴交。

4. 心脾两虚

（1）治则：补益心脾。

（2）处方：推背捏拿法，壮腰滚擦法，膊运腰部。

（3）配穴：揉心俞、脾俞、肾俞，掐内关及百会。

第十七节　腰　痛

腰痛是指以腰部疼痛为主要症状的一类病证，可表现在腰部的一侧或两侧。

西医学的腰部肌肉风湿、腰肌劳损、脊椎病变、局部外伤等以腰痛为主时，均可参照本证施治。

（一）病因病理

多因感受风寒湿邪所侵，邪阻经络；或跌仆闪错，气血瘀滞，阻塞经络，或因房劳伤肾，精气耗损，肾经虚弱而致腰痛。

（二）临床表现

1. 寒湿腰痛

腰部冷痛，身体沉重，转侧不利，遇阴雨则疼痛加重，苔白腻，脉沉缓。

2. 风湿腰痛

腰痛，痛时腰背拘急、难以转侧，或走窜不定，痛引腿足，天气阴变则疼痛加重，苔薄白，脉浮。

3. 湿热腰痛

腰部坠胀疼痛，痛处觉热，小便短赤，苔黄腻，脉濡数。

4. 血瘀腰痛

腰痛剧烈，如刺如折，痛有定处而拒按，俯仰，转侧不便，舌紫暗或有瘀斑，脉细涩。

5. 肾虚腰痛

腰部疼痛绵绵不绝，酸软乏力，遇劳则重，卧则痛缓，四肢不温，面色㿠白，溺清便溏，舌淡，脉沉细。

（三）鉴别诊断

略。

（四）辨证施术

1. 寒湿腰痛

（1）治则：祛湿散寒，疏通气血。

（2）处方：合拳推背法，顿推背脊法，捶剁配摩背法，壮腰滚擦法，抖拉松腰法。

（3）配穴：掐委中、承山、昆仑、太溪，膊运肾俞、大肠俞。

2. 风湿腰痛

（1）治则：祛风化湿，通经活络。

（2）处方：膊运背侧、腰侧法，掸拂法，顿推背脊法，踩跷法，抖拉松腰法，双掌剁腿法。

（3）配穴：拿风池，揉肾俞、大肠俞，掐委中、承山。

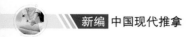

3. 湿热腰痛

（1）治则：祛湿清热，舒筋止痛。

（2）处方：踩蹻法，掸拂背侧法，拍打剁背法，膊运腰背法。

（3）配穴：揉三阴交，擦涌泉，拿昆仑。

4. 血瘀腰痛

（1）治则：通经活络，行血逐瘀。

（2）处方：合掌推背法，掸拂法，屈压伸腰法，拨脊筋法，太极摩腰法，抖拉松腰法。

（3）配穴：揉委中、承山、昆仑、血海。

5. 肾虚腰痛

（1）治则：助阳补肾。

（2）处方：掸拂法，掌根推背法，合掌推腰背法，太极摩腹法，分肋推抹法。

（3）配穴：指揉命门，膊运肾俞、志室，掐阳陵泉、复溜。

临床可用直流电疗法、蜡疗等作为辅助治疗。

第十章　妇科疾病的治疗

第一节　闭　经

闭经,也称"经闭"或"不月",是以月经停止不来潮为主要症候的一种月经病。凡女子年逾16岁,月经尚未来潮,或曾来而又中断,达3个月以上者,称为闭经。现代医学称前者为原发性闭经,后者为继发性闭经。若因生活环境变迁,精神因素影响等出现停经3个月,但无其他症状,在机体适应后,月经可自然恢复者,不属闭经范围。先天性无子宫、无卵巢、无阴道或处女膜闭锁及由于器质性病变所致闭经者,不属本法范围。

（一）病因病理

闭经原因,概括起来不外虚、实两种。虚者,多因肝肾不足,精血两亏;或因气血虚弱,血海空虚,无余可下。实者,多因气滞血瘀,痰湿阻滞,冲任不通,经血不得下行,而致闭经。

（二）临床表现

1. 肝肾不足

年逾16岁,尚无月经来潮,或初潮来迟,量少色淡,渐至闭经,面色晦黯,腰酸膝软,头晕耳鸣,乳房平坦;舌淡,脉细弱。

2. 气血虚弱

月经逐渐后延,量少,经色淡而质薄,继而停闭不行。或头晕眼花,或心悸气短,神疲肢倦,或食欲不振,毛发不泽或易脱落,羸瘦萎黄。脉沉缓或虚数,舌淡苔少或白薄。

3. 气滞血瘀

经闭不行,小腹胀痛拒按,精神抑郁,烦躁易怒,或胸胁乳房胀痛,舌边尖有瘀点,脉弦。

4. 痰湿阻滞

月经停闭,形体肥胖,胸胁满闷,呕恶痰多,神疲倦怠,或面浮足肿,或带下量多,色白,苔腻,脉滑。

（三）鉴别诊断

闭经应与早孕相鉴别。早孕者月经多由正常而突然停经。常伴有厌食、择食、恶心、呕吐、倦怠等早孕反应。妇科检查可发现宫颈着色,子宫体增大符合孕月大小,质软,乳房增大,乳晕黯加宽,妊娠试验阳性。闭经则无上述症状与体征。

（四）辨证施术

1. 肝肾不足

（1）治则:滋补肝肾,养血调经。

（2）处方：指揉脾俞，膊运肾俞、志室（双），掐揉足三里（双，均补），掌揉命门，壮腰滚擦法，压脊揉运法，滚腹叩振法，推腹摩运法。

（3）配穴：膊运八髎，点三阴交（双）。

2. 气血虚弱

（1）治则：益气养血调经。

（2）处方：膊运肺俞、厥阴俞、心俞、肾俞、志室（双，均补）、八髎、命门，分肋推摩法，壮腰滚擦法，推腹摩运法。

（3）配穴：揉足三里，点太溪，揉血海。

3. 气滞血瘀

（1）治则：活血祛瘀，理气行滞。

（2）处方：揉中极、石门，掐揉合谷（双、泻），点气海，拿委中（双，均泻），拨络叩挠法，宽胸按揉法，分肋推抹法。

（3）配穴：点三阴交，掐行间。

4. 痰湿阻滞

（1）治则：祛痰燥湿，行气通经。

（2）处方：膊运神藏、灵墟、石门、内关，揉天突，分肋推摩法，开胸点振法、滚腹叩振法。

（3）配穴：点血海、气海、三阴交。

第二节　痛　　经

妇女在行经前后，或正值行经期间，小腹及腰部疼痛难忍，常伴面色苍白，头面冷汗淋漓，手足厥冷，泛恶呕吐等症，并随着月经周期发作，称为"痛经"，也称"经行腹痛"。

（一）病因病理

主要病因分为气血虚弱、气滞血瘀、寒湿凝滞、肝肾亏损。其主要病机是气血不畅。

（二）临床表现

1. 气血虚弱

经期或经后，小腹绵绵作痛，得按则减，经色淡、量少质稀、面色苍白、神倦乏力，舌淡苔薄，脉细弱。

2. 肝肾亏损

经后少腹空痛或有冷痛感、腰部酸胀、经色淡、量少、舌淡红、苔薄、脉沉细。

3. 气滞血瘀

经前或经期小腹胀痛，经行不畅，量少淋漓，经色紫暗有血块，块下痛减，经前胸胁、乳房胀痛，舌质紫黯或有瘀点，脉弦。

4. 寒湿凝滞

经前或经期小腹冷痛，喜热，经量少，色黯或如黑豆汁，畏寒便溏，舌边紫，苔白腻，脉沉紧或沉涩。

（三）鉴别诊断

注意对原发性痛经和继发性痛经进行鉴别。原发性痛经多见于20～25岁以下的未婚女性，无妇科的器质性病变。继发性痛经由生殖器官的器质性病变所引起，通过盆腔检查可予鉴别。此外，痛经还要与阑尾炎、胃及十二指肠溃疡导致的腹痛、卵巢恶性肿瘤及直肠癌等疾病引起的腹痛相鉴别。

（四）辨证施术

1. 气血虚弱

（1）治则：补气益血，和营止痛。

（2）处方：壮腰滚擦法，推腹摩运法，捏拿肩井，膊运肺俞、厥阴俞、心俞、肾俞、志室，揉关元、大赫。

（3）配穴：揉足三里（双，均补）。

2. 肝肾亏损

（1）治则：调补肝肾。

（2）处方：压脊揉运法，壮腰滚擦法，推腹叩振法，推揉命门，指揉水泉、照海、太溪、中都、曲泉、四满、中渚（双）。

（3）配穴：揉掐百会，膊运肾俞、志室（双）。

3. 气滞血瘀

（1）治则：理气活血，祛瘀止痛。

（2）处方：开胸点振法，宽胸按揉法，按腹压揉法，指揉关元、中极、地机（双）、血海。

（3）配穴：扳拿委中，肘运环跳。

4. 寒湿凝滞

（1）治则：散寒祛湿，消滞止痛。

（2）处方：压脊揉运法，拨络叩挠法，推腹摩运法，滚腹叩振法。

（3）配穴：点三阴交，拿委中，指揉气海，膊运天枢、维道（双）。

第三节　妊　娠　恶　阻

妊娠后出现恶心呕吐，头晕厌食，或食入即吐者，称为"恶阻"。也称"子病""病儿""阻病"等。若仅有轻度恶心择食，则为正常反应，经过一段时间，便可自愈，不作病论。

（一）病因病理

脾气虚弱，胃失和降，情志忧郁，肝木犯胃，冲脉之气上逆所致。

（二）临床表现

1. 肝胃不和

妊娠初期，呕吐酸水或苦水，胸满胁痛，嗳气叹息，头胀而晕，烦渴口苦，舌淡红苔微黄，脉弦滑。

2. 脾胃虚弱

妊娠以后，恶心呕吐不食，口淡或呕吐清涎，神疲思睡，舌淡苔白润，脉缓滑无力。

（三）鉴别诊断

妊娠期间尚有其他原因可出现呕吐症状，如胃炎、阑尾炎等，应注意鉴别。

（四）辨证施术

1. 肝胃不和

（1）治则：抑肝和胃，降逆止呕。

（2）处方：分肋推抹法，揉天突，掌揉中腹、上腹部、期门、章门。

（3）配穴：揉掐足三里。

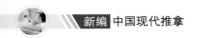

2. 脾胃虚弱

（1）治则：健脾和胃，降逆止呕。

（2）处方：掌揉中、上腹部，掌㨰两上肢手三阴经，分肋推抹法。

（3）配穴：揉天突、足三里（双）、内关（双）。

第四节　胎气上逆

妊娠胸胁胀满，甚至喘急，烦躁不安者，称为"子悬"，也称为"胎上逼心"。

（一）病因病理

素体阴虚，孕后赖肾水养胎，则肾阴更虚，阴虚肝经失养，肝木乘脾，以致气机升降失常，发为子悬。

（二）临床表现

妊娠胸腹胀满，痞满不舒，呼吸迫促，坐卧不舒，烦躁不安，苔薄黄，脉弦滑。

（三）鉴别诊断

临证时须与妊娠心烦（子烦）相鉴别。烦者，唯心烦不安；悬者恰似有物悬挂。

（四）辨证施术

1. 治则

疏肝健脾，理气行滞。

2. 处方

掌㨰手三阴经、手三阳经、足阳明胃经、足厥阴肝经。

3. 配穴

掌摩运腹部（以中脘为中心）。

第五节　脏　躁

妇人精神忧郁，情志烦乱，哭笑无常，呵欠频作，称为"脏躁"。病产后尤为多见。

（一）病因病理

素多抑郁，忧愁思虑，积久伤心，劳倦伤脾，心脾受伤，化源不足、脏阴更亏；或因病后伤阴，或因产后亡血，使精血内亏、五脏失于濡养，五志之火内动，上扰心神，以致脏躁。

（二）临床表现

精神不振，或情志恍惚，情绪易于波动，心中烦乱，睡眠不安。发作时，呵欠频作，哭笑无常，不能自主，口干，大便结，舌质红或嫩红，苔少，脉细弱略数或细弦。

（三）鉴别诊断

脏躁与百合病相似，但本病以哭笑无常，悲伤欲哭为主；而百合病以沉默寡言，抑郁少欢为主。本病又与经行情志异常相似，临床当注意鉴别。

（四）辨证施术

1. 治则

柔肝健脾，宁心安神。

2. 处方

捏兑端，掐揉内关、神门、劳宫（双侧），摩挲益脑法。

3. 配穴

揉拿太冲、三阴交（均双侧）。

第六节 缺　　乳

产后乳汁甚少，或全无，称为"缺乳"，也称"乳汁不足"或"乳汁不行"。

（一）病因病理

素体虚弱，多育，或产后失血耗气，断化乳之源；或产后精神郁闷，恼怒伤肝，气滞不宣，经脉壅滞，气血不通，无以化乳或乳汁阻行。

（二）临床表现

1. 气血虚弱

产后乳少，甚或全无，乳汁清稀，乳房柔软，无胀感，面色少华，神疲食少，舌淡少苔，脉虚细。

2. 肝郁气滞

产后乳汁分泌少，甚或全无，胸胁胀闷，情志抑郁不乐，或有微热，食欲减退。

舌苔薄黄，脉弦细。

（三）鉴别诊断

应与乳痈缺乳者相鉴别。乳痈初起恶寒发热，乳房红肿热痛，继则化脓溃破成痈，缺乳则无此证，可资鉴别。

（四）辨证施术

1. 气血虚弱

（1）治则：补气益血，通脉增乳。

（2）处方：宽胸按揉法，推腹摩运法，壮腰搓擦法。揉乳根（双侧）、膻中、天溪。

（3）配穴：指揉三阴交（双侧，均补法），掐揉足三里（双侧，均补法）。

2. 肝郁气滞

（1）治则：疏肝解郁，通络下乳。

（2）处方：揉膻中、乳根、天溪，掐少泽，揉期门，点肝俞（均双侧），摩胁部，滚腹叩振法，分胁推抹法。

（3）配穴：肘运环跳，点行间。

第七节 产 后 腹 痛

产后以小腹疼痛为主证者，称"产后腹痛"。

（一）病因病理

产时伤血，冲任空虚，气血运行不畅，胞脉失养，血虚致痛；因产后起居不慎，寒邪侵入胞脉、血瘀寒凝；或因情志不舒，肝气郁结，疏泄失常，瘀血内停，恶露不尽而致腹痛。

（二）临床表现

1. 血虚

产后小腹隐隐作痛，喜按，恶露量少，色淡，头晕耳鸣，便燥，舌质淡红，苔薄，脉虚细。

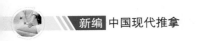

2. 血瘀

产后小腹疼痛,拒按,或得热稍减,恶露量少,涩滞不畅,色紫黯有块,或胸胁胀痛,面色青白,四肢不温,舌质黯,苔白滑,脉沉紧或弦涩。

（三）鉴别诊断

临证时应与伤食腹痛、感染邪毒腹痛等鉴别。伤食腹痛,多有伤食史,痛在脘腹,常伴大便异常;感染邪毒者,多有恶寒发热,恶露臭秽,其痛持续不减而拒按等。

（四）辨证施术

1. 血虚

（1）治则：补血益气,止痛。

（2）处方：滚腹叩振法,推腹摩运法,太极摩腹法,指揉厥阴俞（双侧）、心俞（双侧）、膊运关元、石门、三阴交（均补法）,摩胁部。

（3）配穴：掐足三里,揉中都（均双侧）、百会（补法）。

2. 血瘀

（1）治则：活血祛瘀、散寒止痛。

（2）处方：分肋推抹法,摩胁部,滚腹叩振法,拿腹提抖法,太极摩腹法。

（3）配穴：揉内庭、中都。

第八节　妊　娠　咳　嗽

妊娠期中,久嗽不已,或伴五心烦热者,称为"子嗽",也称为"妊娠咳嗽"。

（一）病因病理

本病虽有外感风寒之因,但多因肺阴不足,肾阴亏损,虚火上升,灼肺伤津,肺失肃降所致。

（二）临床表现

妊娠咳嗽,干咳日久不止,无痰或痰中带血,头晕目眩,咽干,两颧红,手足心热,有时身有微热。舌红少苔或薄黄而干,脉细数而滑。或因阴虚液亏,孕后血聚养胎,阴血不能上承,虚火燔灼,肺失濡润所致。

（三）鉴别诊断

注意与因外感而咳者鉴别。

（四）辨证施术

1. 治则

养阴润肺,止嗽安胎。

2. 处方

指揉膻中、肺俞,掐列缺,掐揉太渊,指揉章门,掐揉尺泽,膊运志室、肾俞,掐丰隆、阳陵泉（均双侧）,开胸点振法。

3. 配穴

揉掐足三里、太白、太溪（均双侧）。

第九节　妊娠下肢拘挛

妊娠后期,小腿或足部抽搐疼痛,夜间发作尤频且重,称为"妊娠下肢拘挛"。

（一）病因病理

妊娠后，因精血养胎，精血耗甚，运行不畅，筋脉失养所致。

（二）临床表现

小腿转筋疼痛，难以步行，睡后发病尤甚。

（三）鉴别诊断

注意与平常腓肠肌痉挛鉴别。

（四）辨证施术

1. 治则

养肝柔筋。

2. 处方

揉腿搓摩法或捏踹法。

3. 配穴

捏拿承山、承筋、膊运委中（双）。

第十节 癥 瘕

妇女下腹部胞中有结块，伴有或痛、或胀、或满，甚或出血者，称为癥瘕。本文只讲述非器质性病变的治疗。对器质性、恶性病变者禁用。

（一）病因病理

本病发生为七情郁结，气机不畅，血滞成积，血瘀为癥瘕。多因经期产后，血室正开，胞脉空虚，风寒乘虚而入，凝滞气血；或房室所伤，精血阻滞；或素有痰饮，阻碍气机，凝结成块。

（二）临床表现

1. 气滞

小腹胀满，积块不坚，推之可移，或上或下，痛无定处，苔薄润，脉沉弦。

2. 血瘀

胞中积块坚硬，固定不移，疼痛拒按，

面色晦黯，肌肤乏润，月经量多或经期延后，口干不欲饮，舌边瘀点，脉沉涩。

3. 痰湿

下腹包块时或作痛，按之柔软，带下较多，色白质黏腻，形体畏寒，胸脘痞闷，小便不多，舌苔白腻，舌质暗紫，脉细濡或沉滑。

（三）鉴别诊断

与内外科癥瘕的区别，除包块发生的部位。症状不同外，可通过妇科有关检查以予鉴别。

（四）辨证施术

1. 气滞

（1）治则：行气导滞。

（2）处方：开胸点振法，分肋推抹法，宽胸按揉法，按腹摩运法，拿腹提抖法，掐内关，揉商曲，承满，盲门（泻）。

（3）配穴：掐揉行间、内庭（均双，泻）。

2. 血瘀

（1）治则：破血消癥。

（2）处方：分肋推抹法,揉腹叩振法,推腹摩运法。

（3）配穴：按揉下脘、气海、关元、血海,揉拿三阴交,掐揉行间(均双侧,泻法)。

3. 痰湿

（1）治则：豁痰消积。

（2）处方：开胸点振法,宽胸按揉法,膊运腹部,推腹摩运法,拿腹提抖法。

（3）配穴：点灵墟、步廊、华盖、紫宫、玉堂,掐内关及丰隆(泻法)。

第十一节　带　下　病

带下是指女性阴道内流出的一种黏腻样或清稀的绵绵不断的液体而言(带下病)。如带下量明显增多或减少,同时色、质、气味发生异常,或伴有全身或局部症状称为带下病。

（一）病因病理

带下病的发病原因很多,如各种生殖器炎症、内分泌功能紊乱、子宫黏膜下肌瘤、宫颈癌等。中医学认为本病主要与湿邪有关,湿邪伤及任、带二脉,使任脉不固,带脉失约。湿有内外之别,内湿由脾、肝、肾三脏功能失调的产生;外湿多由外邪入侵,如久居湿地、涉水、淋雨及不洁性交等。

（二）临床表现

1. 脾虚

带下量多,色白或淡黄,质稀无臭,绵绵不断,面色萎黄或㿠白,脘肋不舒,四肢倦怠,纳少便溏,神疲乏力,舌淡胖,脉细缓。

2. 肾虚

带下量多,色白质稀无臭气,或黏腻,绵绵不断,腰酸如折,畏寒肢冷,小腹冷感,面色晦暗,小便清长,或频数失禁,大便时溏,舌淡苔白,脉细或沉迟。

3. 肝郁

带下量多,色白或黄,质稍黏或黏稀不一,无臭气,头昏目眩,胸闷烦躁,两肋作胀,精神抑郁,情志不畅,喜叹息,舌苔腻,脉弦。

4. 湿热下注

带下量多,色黄或呈脓性,质黏稠,有臭气,或带下色白质黏,呈豆腐渣样,外阴瘙痒,小腹作痛,口苦咽干,胸闷纳呆,小便短赤,舌红苔黄,脉滑数。

5. 热毒蕴结

带下量多,黄绿如脓,或赤白相兼,或五色杂下,质黏腻,臭秽难闻,小腹疼痛,腰骶疼痛,烦热头晕,口苦咽干,小便短赤,大便干结,舌红苔黄腻,脉滑数。

（三）鉴别诊断

根据带下量多少、色白、或黄或赤白相兼,质清稀或黏腻,无臭、腥臭、秽臭,或伴阴痒、腰酸、小便坠痛等症状区别带下性质。

（四）辨证施术

1. 脾虚

（1）治则：健脾益气,升阳除湿。

（2）处方：挠背法,推背捏拿法,揉腹叩振法,拿腹提抖法。

（3）配穴：揉掐足三里,揉百会、带脉、三阴交。

2. 肾虚

（1）治则：温补肾阳，固涩止带。

（2）处方：掌根推背法，合掌推腰背法，太极摩腹法，分肋推抹法。

（3）配穴：指揉命门、涌泉，膊运肾俞、志室，掐三阴交。

3. 肝郁

（1）治则：疏肝解郁，健脾止带。

（2）处方：分肋推抹法，鱼际推胸法，弹拿上肢法，推背捏拿法，合掌剁腿法。

（3）配穴：掐揉行间、三阴交（双）、太溪，揉肝俞、脾俞。

4. 湿热下注

（1）治则：清热利湿。

（2）处方：踩跷法，掸拂背侧法，拍打剁背法，膊运腰背法。

（3）配穴：揉三阴交、肾俞、太溪、涌泉、三焦俞、水道，推八髎。

5. 热毒蕴结

（1）治则：清热解毒。

（2）处方：按腹摩运法，拿腹提抖法，搓腹叩振法。

（3）配穴：掐揉涌泉、昆仑、太溪、三阴交、水道，点曲骨、关元。

第十一章　伤科疾病的治疗

第一节　头　颈　部

一、面肌抽搐

面肌抽搐又称面部表情肌痉挛或半侧颜面痉挛,为阵发性的不规则的半侧面部肌肉的不自主抽搐,无神经系统其他阳性体征,多在中年以后发病,女性较多见。

（一）病因病机

病因未明,因此又称为阵发性面肌抽搐,常为面神经通路上受到各种病理性刺激的结果。少数可为面神经炎后遗症。

中医学认为本病多为气血不足、外感风邪或肝风内动所致。

（二）临床表现

开始一般从眼轮匝肌间歇性抽搐开始,逐渐缓慢地扩散至一侧面部的其他表情肌,表现为阵发性不规则的眼轮匝肌及口角抽搐。抽搐可因劳累、精神紧张而加剧,睡眠后即停止。个别患者可伴有头痛、耳鸣等。

临床检查,除面部抽搐外,无阳性体征发现。少数病例晚期可伴有患侧面部肌肉的轻度瘫痪。脑电图检查多无异常发现。

肌片图检查可显示肌纤维震颤以及肌束震颤波。

（三）鉴别诊断

本病应注意与下列疾患相鉴别。①继发性面肌抽搐往往伴有颅神经受损的表现。②癔病性者多为双侧性,且伴有精神因素等方面异常。

（四）辨证施术

（1）治则：益气活血、祛风止痉。

（2）处方：开关通窍法,摩掌益脑法,肘运环跳法,拨络叩挠法,捏提双耳法,掌根揉患面。

（3）配穴：指旋印堂、太阳、攒竹、睛明、四白、地仓、颊车,指揉人中、承浆、合谷。

对其他原因引起的继发性面肌痉挛应查明病因、标本兼治。应注意保暖、防止寒凉刺激,并嘱患者解除精神紧张。

另外,患者可自行保健按揉痉挛的面肌,以睛明、四白、下关、翳风、合谷为重点,并配以擦热患侧颜面,每日数次。

二、三叉神经痛

三叉神经痛又称原发性三叉神经痛,系指三叉神经分布区内反复发作的剧烈疼痛。本病多发于中、老年人,以单侧多见。

（一）病因病机

其病因目前尚未明确。多数人认为病变在周围部。某些致伤因素可使半月节的感觉根和相邻近的运动支发生脱髓鞘性改变,并且脱位的髓鞘的轴突与相邻的无髓鞘纤维发生短路,即使轻微的触觉刺激即可通过短路而传入中枢,而中枢的传出冲动,也可经短路成为传入冲动,如此很快达到一定的总和而激发半月节内神经产生剧烈疼痛。

（二）临床表现

以面部三叉神经一支或几支分布区域内突发的、短暂的剧痛为主要特点。疼痛性质为电击、刀割、撕裂样,可引起反射性面肌抽搐,口角牵向患侧,并有面部发红、流泪、流涎,称为痛性抽搐。持续时间仅数秒至1～2分钟,发作间期可完全正常,间隔一段时间后又可重复发作。

患侧面部疼痛区域内有个别点位,稍加触动即可诱发疼痛发作,称为触发点或扳机点。其位置多在上唇外侧、鼻翼、颊部、口角、齿龈、舌等部位。另外,说话、进食、洗脸、刷牙、打哈欠、风吹等均可诱发。

神经系统临床检查无阳性体征。发作阶段可在面部找到触发点。

（三）鉴别诊断

本病应注意与继发性三叉神经痛和各种原因引起的面部牵涉痛相鉴别。

（1）继发性三叉神经痛常因转移癌、颅中窝或脑桥小脑角肿瘤、脑膜炎等引起,可有三叉神经功能丧失及邻近脑神经受损的体征。

（2）鼻窦炎、头颈部恶性肿瘤、青光眼、牙痛等病变产生相应部位的面部疼痛,因疼痛性质与三叉神经痛不同,且各有各自相应的阳性体征。

（四）辨证施术

1. 治则

舒筋分筋,解痉镇痛。

2. 处方

开关通窍法,扳推揉颈法,捏提双耳法,拨络叩挠法、掌摩法。

3. 配穴

指掐太阳、头维、睛明、四白、上关、下关,掐拿颊车、上、下廉泉,肘运环跳。

推拿治疗三叉神经痛应注意对触发点的治疗,应施以重滞手法,强刺激,以抑制其异常的神经冲动,但切忌施术中损伤面部皮肤。

另外患者在发作间歇期,可进行自我保健治疗,可自行按揉太阳、风池、翳风、四白、上关、下关诸穴,每穴1～2分钟,每日数次。也可配用感应电作为辅助治疗。

三、面神经炎

面神经炎又称贝尔麻痹,是茎乳突孔内急性非化脓性的面神经炎,为周围性神经麻痹。任何年龄均可发病,以青年人较多,多为一侧性。

（一）病因病机

表情肌又称面肌,为扁而薄的皮肌,位于面部浅筋膜内,起自颅骨前面不同部位或筋膜上,止于面部皮肤,主要分布在口裂、睑裂和鼻孔周围,呈环状或放射状排列。收缩时牵拉皮肤,关闭或扩大孔裂,使面部呈现各种表情,并参与咀嚼和语言等运动。

面部表情肌主要包括颅顶肌、眼周围肌、口周围肌、鼻周围肌和耳周围肌。

面神经出茎乳孔后,先发出耳后支,支配枕额肌的枕腹、耳周围肌、二腹肌后腹、茎突舌骨肌和乳突部皮肤。其主干向前进入腮腺形成腮腺丛,发出5组终支,呈放射状分布至面部表情肌。

第1支为颞支:常为2支,向前上方,越过颧弓至颞部,支配枕额肌的额枕和眼轮匝肌的上份等。

第2支为颧支:多为2～3支,向前上方,越过颧弓至外眦处,支配眼轮匝肌和颧肌。

第3支为颊支:多为3～5支,呈水平方向向前走行,支配颊肌、口轮匝肌和其他口周围肌。

第4支为下颌缘支:多为1～2支,沿下颌骨体下缘前行,支配下唇诸肌。

第5支为颈支:自腮腺下缘处出腮腺,在颈阔肌深面行向前下方走行,支配颈阔肌。

本病病因未明,有可能是面神经感受病毒后,产生毒素或在感染部位繁殖,使面神经的髓鞘与轴突发生不同程度的变性;或由于面神经水肿及血液循环障碍,造成面神经管内压力增高,使面神经受到压迫而发病。

患者可有头面部感受风寒及感染性病变的病史。

其病理变化的早期主要表现为面神经水肿,髓鞘和轴突发生不同程度变性,也可见萎缩。

中医学认为本病易发生于平素气血亏弱者,外感风寒之邪,经脉气血凝滞而不能濡养筋脉,故口眼歪斜而病。中医学将其分为风邪外袭证、气血亏虚证、肝气郁结证等3种类型。

（二）临床表现

急性发病时,常于清晨洗漱时发现口角歪斜,或面部有蚁行感,或眼睛流泪。病初可有下颌角或耳后疼痛。面部表情肌瘫痪,食物易残留在患侧齿颊间,可伴有味觉减退、唾液分泌障碍、听觉过敏及泪腺分泌功能障碍等。

临床检查可见口角歪向健侧,露齿或哭笑时更明显,鼻唇沟变浅。嘱患者闭目时,可从眼裂窥见眼球向上、外方转动,即贝尔征。患侧不能做皱额、蹙眉、闭目、鼓腮及吹口哨等动作。

（三）鉴别诊断

本病应注意与下列病因引起的周围性面瘫相鉴别。

（1）急性感染性多发性神经根炎可有周围性面神经麻痹,但多为双侧性,且有对称性的肢体运动障碍及脑脊液蛋白-细胞分离现象。

（2）颅后窝的脑桥小脑角肿瘤、脑底蛛网膜炎及转移性肿瘤引起的面神经麻痹,大多起病缓慢,并伴有其他颅神经受损或原发病的特殊表现。

（3）面神经管内耳原性的面神经麻痹,常由乳突炎、迷路炎、中耳炎及颞骨化脓性炎症引起,同样伴有各病的特殊症状。

（四）辨证施术

1. 风寒外袭

（1）治则:祛风散寒,开关通窍。

（2）处方:摩挲益脑法,扳推揉颈法,拨振叩颈法,拨络叩挠法。

（3）配穴:指揉风府,合揉风池,按揉缺盆,指掐内关、外关、曲池、合谷。

2. 气血亏虚

（1）治则：益气养血，开关通窍。

（2）处方：摩挲益脑法，扳推揉颈法，拨振叩颈法，捏提双耳法，鸣天鼓，太极摩腹法，理肢法、理指法。

（3）配穴：指揉内关、外关、曲池、合谷、足三里、三阴交、条口。

3. 肝气郁结

（1）治则：解郁活络，开关通窍。

（2）处方：摩挲益脑法，推按锁窝法，宽胸按揉法，推腹摩运法，按腹压揉法，肘运环跳。

（3）配穴：指揉完骨、风池、天牖、外关，点按阳关、阳交、丘墟。

治疗时，手法宜轻缓。急性期内注意保护角膜，可用眼罩或点滴眼药膏、眼药水等。若在6个月以上尚未恢复者，则完全恢复可能性不大。

四、颞颌关节功能紊乱

颞颌关节功能紊乱又称颞下颌关节功能紊乱综合征，是指由于外伤、劳损等因素引起的无菌性炎症，以开口困难、关节滞凝、伴有关节周围疼痛、咀嚼无力及关节弹响声为主要表现，属中医学伤科节伤范畴之节错证。

（一）病因病机

颞颌关节为联动关节，以纤维软骨将关节分为上下两腔。上腔在颞窝和软骨盘之间，关节囊松弛，主要为滑动运动。下腔在软骨盘和髁状突之间，关节囊紧张，主要为屈伸运动。

使颞颌关节运动的是咀嚼肌，包括咬肌、颞肌和翼外状肌。颞颌关节的运动有3种形式，即张口运动、闭口运动及侧方运动。造成颞颌关节紊乱的病因主要有以下两个方面。

1. 关节创伤及寒凉刺激

颞颌关节的急慢性损伤及感受寒凉刺激，可使关节盘内压力增高，导致关节盘的损伤或破裂，造成颞颌关节交锁而发病。

2. 咬合关系紊乱

由于口腔咬合关系紊乱导致关节周围的软组织形态和功能失调，反射性地引起周围肌群过度兴奋或抑制，如翼外状肌过度兴奋可导致关节脱位，活动时即出现关节弹响。

另外，颞颌关节的先天性畸形、牙齿磨损过度及不适宜的义齿和齿臼缺失过多等因素，可使关节长期运动不协调而发病。

（二）临床表现

大多数患者起病缓慢，偶有暴力致伤史。局部呈慢性酸痛，张口、咀嚼活动可加重疼痛，疼痛可放射至耳后等区域。张口活动受限，且张口时出现牵掣性疼痛。少数患者因颞神经和鼓索神经受压，可发生听觉障碍、眩晕及头痛等症状。

临床检查张口或闭口时，关节常发出"咯咯"弹响声，并可出现连续性的似揉玻璃纸样声响。两侧颞颌关节均无皮色改变。

（三）鉴别诊断

本病应注意与下列疾病相鉴别：

1. 下颌关节骨折

有明显暴力受伤史，下颌关节明显畸形，局部肿胀严重，疼痛及压痛明显。张口或闭合功能严重受限。X线检查可协助鉴别。

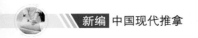

2. 类风湿关节炎

多发于中老年女性,伴有乏力、厌食、低热、体重减轻等全身症状,四肢关节常合并受累,多表现为对称性。实验室检查可有贫血、红细胞沉降率加快及类风湿因子阳性等表现。

(四)辨证施术

1. 治则

柔筋解痉,复合榫节。

2. 处方

分筋揉颌法,闭口对挤颌角法,压齿摇颌法,掌摩法,虚掌叩颌法。

3. 配穴

捏拿风池,指旋颊车、下关、大迎、听宫、听会,掐拿合谷。

施术时宜轻揉缓和。应避免咀嚼硬、韧食物,防止寒凉刺激,纠正不良咬合习惯。

五、落枕

落枕又称失枕,是指无明显外伤情况下出现的以颈项部肌肉痉挛、肌张力增高致使颈项部疼痛、颈项强硬、颈斜、功能活动受限为主要表现的急性疾患。

(一)病因病机

落枕发病时多累及胸锁乳突肌和斜方肌,故临床上多将该病分为胸锁乳突肌和斜方肌两种类型。

胸锁乳突肌位于颈部两侧,起自胸骨柄和锁骨胸骨端,斜向后上止于乳突外侧面。一侧收缩可使头部向同侧倾斜并向对侧回旋;两侧收缩可使头部后仰;若头部固定可上提胸骨,协助深吸气。

斜方肌起自颅骨后部上项线、枕外隆突、项韧带和第 7 颈椎棘突,全部胸椎棘突,分别止于锁骨外、肩峰及肩胛冈。该肌上部纤维可上提肩胛骨;下部纤维可下引肩胛骨;两侧同时收缩可使肩胛骨靠拢中线,若此时固定肩胛骨可使头部后仰。

本病多因平素体质虚弱或劳累过度,加之睡眠时躺卧姿势不良、卧枕高低不适,使颈部长时间处于过伸或过屈状态,导致颈部肌肉受到过度牵张而损伤。同时本病也可感受风寒而诱发。

中医学认为该病多因积劳损伤,或卧枕不适,气机受遏、血行瘀滞、气血瘀积而病;或气血行衰、腠理不固、寒邪客犯,肌腠痹闭而病。

(二)临床表现

一般晨起时突感颈项疼痛不适,症状多在 12～24 小时后加剧。以一侧胸锁乳突肌和斜方肌的疼痛、痉挛、强直为主。头颈部被迫采取强制体位,出现颈项歪斜、不能自由旋转,动则痛剧,尤以向患侧旋转为甚,严重者可向颈、肩或一侧上肢放射。若颈长肌损伤,则伴有头晕、恶心、耳鸣等交感神经症状;若前纵韧带损伤,则伴有颈前部坠痛感或吞咽困难。

临床检查可见颈项肌肉痉挛、肌张力增高、损伤局部可触及压痛明显的条索状硬结。颈4～颈 6 棘上或棘间韧带多伴有剥离和压痛。X 线检查多为阴性。

(三)鉴别诊断

本病应注意与以下病证相鉴别。

1. 颈部扭挫伤

具有明显外伤史,损伤部位肿胀、压痛剧烈。常伴有关节滑膜嵌顿、颈椎半脱位等。X 线检查可有相应改变。

2. 颈椎病

以中老年居多,有长期颈、肩、臂疼痛史,疼痛呈持续性或间断性,性质为麻痛、胀痛或刀割样痛并多向头、肩、臂及手指处放射。臂丛神经牵拉试验、椎间孔挤压试验多呈阳性。X线检查可见颈椎生理曲度改变,椎体有不同程度骨质增生,椎间隙变窄。

（四）辨证施术

1. 气血瘀积

（1）治则：疏通经络,活血止痛。

（2）处方：捏拿颈椎法,掐拿大椎,旋颈法,扳颈法,拔颈法。

（3）配穴：指点百会,指旋风府,提拿肩井。

2. 寒邪痹闭

（1）治则：温经散寒、祛风止痛。

（2）处方：扳推揉颈法,掌揉足太阳、足阳明经筋背支,旋颈法,扳颈法,拨振叩颈法。

（3）配穴：捏拿风池,提拿肩井,指揉天髎,掐拿委中、承山、昆仑。

施术须轻柔和缓,被动运动手法幅度宜由小渐大。局部注意保暖,睡枕要适宜。同时可以活血舒筋为主的独活寄生汤内服,外贴伤湿止痛膏。热敷、理疗等也有一定效果。

六、颈部软组织扭挫伤

由于外力作用于颈项部,造成颈项部的肌肉、肌腱、韧带损伤。严重者往往合并神经根撕脱或颈椎小关节的错移和小关节面的磨损。

（一）病因病机

外力是导致本病的根本原因,具体可分为相对静止和运动状态两种外力。

相对静止的外力是指暴力直接冲击于颈项部,造成颈项部肌肉、肌腱、韧带等软组织发生直接钝击伤;或由于头颈部的剧烈运动,如头手倒立、鱼跃前滚翻等所产生的牵拉或扭挫力间接作用于颈项部,导致颈项部运动幅度超出正常的生理范围,发生肌肉、肌腱及韧带等附着点的撕脱伤。

运动状态的外力指人体在运动状态下,如在高速运行的汽车中,当发生撞击或急刹车时,躯干与头颈产生瞬间相对位移,导致头颈部突然失去固有平衡,造成颈项部软组织急性扭挫伤。此种损伤又被称为"挥鞭式损伤"。

中医学认为颈之抻、扭、闪、挫,伤及筋肌节窍,致使筋肌气滞,节窍错移,颈肌拘挛而病。

（二）临床表现

伤后随即出现颈部疼痛、沉重感,多在伤后24～48小时后加重。颈项部呈僵直状态,多偏向一侧或表现为强直的前屈或后仰位。疼痛可向肩部、肩胛内侧或颈后放射。若损伤造成咽后壁水肿,可伴有吞咽困难;个别患者出现嗳气、耳鸣及雾视等交感神经症状。

检查皮下可有瘀斑,胸锁乳突肌或斜方肌等处可触及肿胀和条索状阳性体征。X线检查无骨折、脱位,可有不同程度的生理曲度改变。

（三）鉴别诊断

本病依据典型病史和体征,易于诊断,但临床上须注意与落枕、脑震荡、脊髓震荡相鉴别。

（四）辨证施术

治则：舒展筋肌,活血化瘀,柔筋理气,解痉镇痛。

1. 足太阳经筋颈支损伤

(1)处方：扳推揉颈法，捏拿足太阳经筋颈支、背支，掌擦肩背、灵台，扳颈法。

(2)配穴：捏拿委中、承筋、承山，掐昆仑。

2. 足少阳经筋颈支损伤

(1)处方：点按足少阳经筋颈支，整肩法，旋颈法，扳颈法，拨振叩颈法。

(2)配穴：掐拿风池、风市、阳关，肘运环跳。

3. 足阳明经筋颈支损伤

(1)处方：捏拿足阳明经筋颈支，推揉灵台、天窗，整肩法，拔颈法。

(2)配穴：膊运髀关、伏兔，掐拿梁丘、解溪。

4. 手太阳经筋颈支损伤

(1)处方：推锁整肩法，旋颈法，拔颈法，复肘法，拨振叩颈法。

(2)配穴：掐后溪、养老、小海、天宗、肩贞、臑俞、曲垣、肩外俞。

5. 手少阳经筋颈支损伤

(1)处方：捏拿颈椎法，掐拿颈侧法，推锁整肩法，拔颈法，拨络叩挠法。

(2)配穴：掐液门、阳池、三阳络、天井、消泺、肩髎、天髎。

6. 手阳明经筋颈支损伤

(1)处方：捏拿手阳明经筋，扳推揉颈法，旋颈法，扳颈法，拔颈法，拨振叩颈法。

(2)配穴：捏拿扶突、天鼎、肩髃、手三里、温溜、合谷。

本病损伤初期应避免颈部剧烈运动，后期应加强颈部功能恢复训练。

七、寰枢椎半脱位

寰枢椎半脱位是寰枢关节在各种致病因素作用下，造成寰枢关节的稳定性结构发生病理性变化所致。属中医学伤科节伤范畴之节移证。

(一)病因病机

寰枢关节由寰枢正中关节和成对的寰枢外侧关节构成。寰枢正中关节又包括寰椎前弓后面的齿突凹与齿突前关节面构成的前关节和由齿突后关节面与寰枢横韧带前面构成的后关节。寰枢外侧关节由寰枢侧块的下关节面与枢椎的上关节面构成。

此外，维持寰枢关节稳定的结构还包括关节囊、寰枢前膜、寰枢后膜、寰枢横韧带、翼状韧带、齿突尖韧带及覆膜等。

寰枢椎半脱位多见于青少年，尤其是儿童。常见的病因有以下几种：

1. 局部感染

咽喉炎、咽部脓肿、扁桃腺炎、中耳炎等炎症反应直接刺激邻近的肌肉、韧带，或通过颈项部丰富的毛细淋巴管使炎症在局部扩散，导致颈部肌肉张力降低、韧带松弛造成关节平衡失调，破坏了局部的完整性和稳定性。

寰枢横韧带受到炎症侵袭时，组织液渗出，韧带松弛。同样炎症也可侵犯寰椎，使寰椎脱钙，造成寰椎横韧带附着点撕脱。由于寰椎横韧带的病理变化，齿突后方失去维持，寰椎向前移位，而齿突则相应向后移位，这样，就产生压迫脊髓的危险。另外，炎症还可引起周围组织水肿，寰枢关节的各关节腔内滑膜分泌增加，关节腔积液，使关节囊松弛，造成脱位。

2. 外力损伤

儿童颈椎的关节呈水平位，韧带较松她，由于颈部活动频繁，加之齿突发育不完善，关节稳定性较低,稍有外力牵拉或抻扭,易发生寰枢椎半脱位。

另外,当头颈部突然遭受外力打击,形成向一侧旋转幅度过大时,翼状韧带受到牵拉伤。当一侧翼状韧带损伤后,两侧韧带平衡失调,使齿突受单侧牵拉而发生寰枢椎半脱位。

（二）临床表现

发病后以颈痛、肌肉僵硬、颈部畸形为主要表现。由于疼痛和痉挛,头部屈伸、旋转活动完全受限,被动活动时疼痛加剧,头倾向一侧,颈部屈曲。为减轻疼痛,患者常以手托住下颌。伴有脊髓损伤时则出现痉挛性四肢瘫痪,导致运动障碍和感觉消失。

检查在寰椎周围、枢椎棘突及项韧带处有明显压痛。儿童则多伴有咽喉炎、中耳炎等。X线检查可显示寰枢正中关节的前关节间隙增宽,寰椎倾向前方。

（三）鉴别诊断

本病应注意与落枕、颈椎结核相鉴别。

（四）辨证施术

（1）治则:理筋整复,疏通经络。

（2）处方:提拿风池,揉推扳颈法,旋颈法,拔颈法,拨振叩颈法。

（3）配穴:指旋风府,捏拿肩井,点按大椎,掐揉列缺、委中。

施术时,避免求愈心切而粗暴施术,谨防脊髓受伤。

八、颈椎病

颈椎病又名颈椎综合征,是一种缓慢进展的退行性病变。由于颈椎间盘病变、椎间隙变窄、关节囊松弛以及进行性骨赘形成而分别挤压相邻的颈脊神经根、颈脊髓、椎动脉、椎旁交感神经等神经血管组织所致。

（一）病因

现代医学认为颈椎病是颈椎解剖结构特殊和退行病变所致。就其病因而言,可概括分为内、外两方面。

1. 内因

（1）肝肾亏虚:年老体虚,肝肾气衰,不能柔筋利节,滋养骨骼导致颈椎及椎旁组织退行性变是普遍内因。

（2）先天发育不良:颈椎隐裂、颈椎融合、椎管狭窄、第 7 颈椎横突肥大等先天畸形,是构成导致以后发生颈椎病的特殊内因。

2. 外因

（1）急性颈椎损伤:颈椎的外伤性骨折、脱位以及青少年时期的颈椎外伤,是以后导致颈椎病的重要原因。

（2）慢性颈椎劳损:由于职业原因长期从事低头工作的人,因颈椎过多牵拉而引起韧带和关节囊松弛,继发颈椎稳定性降低,为骨赘的形成创造了条件。

（3）咽部及颈部感染:局部炎症可随淋巴扩散到关节囊,产生组织渗液,导致充血、脱钙及附近韧带松弛。故颈椎病患者易合并慢性咽炎,且当咽炎急性发作时,多诱发颈椎病的症状加重。

其他像平素体弱,感受风寒湿邪,外邪客犯,痹闭经络,气滞血瘀而易于发病。

（二）病机

对于颈椎病而言,其各阶段病理变化可概括为以下几个方面。

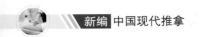

1. 颈椎间盘退行变性

颈椎病最为普遍的病理变化就是颈椎间盘退行变性。随着年龄的增长,构成椎间盘上、下壁的软骨板逐渐变薄,易被髓核侵蚀发生缺损,造成弹性已经下降的纤维环失去部分力学附着点而变得更加脆弱;同时由于软骨板上半透膜的通透作用发生障碍,使髓核和纤维环的血运供应受阻,加速了髓核和纤维环的变性。

由于髓核自身的膨胀力、颈部压力及不适当的外力作用,导致纤维环极易发生向心性破裂,造成髓核的膨出或脱出以及椎间隙变窄。

2. 钩突关节和椎动脉的变化

钩突关节的骨赘是颈椎特有的。由于颈椎间盘的病变、椎间隙变窄,使颈椎的高度降低,给钩突关节面造成过多的病理性摩擦,导致钩突关节骨赘。

椎动脉本身由于退行性变,导致血管粥样硬化、弹性下降。由于整个颈椎高度降低,使得退变的椎动脉长度超出颈椎的高度,造成长且迂曲易受增生物和突出物压迫的病理性结果。

由于钩突关节骨赘最易侵犯椎动脉,故绝大部分椎动脉型颈椎病是因为钩突关节骨赘压迫所致。

3. 颈椎骨质增生及其造成的压迫形式

除上述钩突关节骨赘外,颈椎的骨质增生多发生在后关节和椎体边缘。

骨赘的形成对人体当然是有害的,但不是绝对的。椎体前缘骨赘对颈椎稳定的保护作用大于危害性,可椎体后缘骨赘几乎都存在巨大危害性。骨赘大小与临床症状并非都成正比。临床上,常可见到骨赘较大而症状较轻,但有的却以极小的骨赘引起严重的症状。

一般认为颈椎骨赘,以及突出物所产生压迫症状的情况有两种。一是突出物或增生物直接压迫神经、血管组织。二是间接压迫,是由于突出物或增生物刺激周围组织产生损伤性炎症水肿压迫神经、血管所致。正是由于炎症水肿反复发作和缠绵难愈,刺激周围组织发生肥厚或钙化,导致形成永久性的直接或间接压迫症状。

4. 韧带、脊髓及神经根的变化

颈椎病患者黄韧带弹性减弱,发生变厚反应。变厚的黄韧带可发生钙化或骨化,直接压迫脊髓。所以黄韧带变性是造成脊髓后方压迫的重要原因。前、后纵韧带及项韧带出现松弛继而发生肥厚、钙化或骨化等保护性反应。其中项韧带的钙化部位多与椎间盘受损平面相一致,而且其纤维钙化较前后纵韧带钙化更常见。

颈脊髓若要受到突出物或增生物压迫时间较长,随着病变继续发展,则可出现脊髓变性、软化,甚至出现脊髓空洞,导致不可逆的损害。

颈椎病时神经根袖可发生纤维化及增生肥厚反应。神经根受压迫可发生神经根病变,长期严重的压迫可发生瓦勒变性。

颈椎病的发生是以颈椎间盘病变为原发性病变,后关节、钩突关节,前、后纵韧带及棘上韧带等病理改变为继发的,但两者可互为因果。另外,颈椎病多发生在颈椎下段,其理论依据主要有 6 个方面。

(1)颈椎下段活动频繁且幅度大,受损机会多,但颈 7 由于横突较大且有较多肌肉保护,稳定性高,故多见于颈 5、颈 6 受损。

(2)椎管前后经自上而下逐渐缩小,而颈脊髓与之相反,下段因颈膨大而增粗,故易出现脊髓压迫症状。

(3)椎间孔自上而下逐步缩小,但下段臂丛神经根(颈 5 至腰 2)一般较颈上段颈丛神经粗大,故易出现神经根压迫症状。

（4）颈 5、颈 6 横突孔距椎体近,当椎体有骨赘形成时,易在颈 5 或颈 6 处压迫椎动脉等组织。

（5）下颈段脊髓血运不良,且缺乏血管吻合,故易引起缺血性障碍。

（6）颈上段脊神经根几乎是平行离开脊髓,受损机会少;而颈下段脊神经根在椎管内向下斜行,受损机会多。

中医学认为该病是颈节筋肌积劳伤损,气血行涩,久而筋肌节窍失荣而致筋拘节粘;或旧伤血瘀未尽,值气血行衰或寒邪侵犯,则筋肌、节窍失于荣养而拘僵;或年老体弱,肝、肾气血俱亏,筋肌骸节皆失荣固而致病。

中医学指谓的肝肾气血亏虚,泛指现代医学的内分泌、泌尿、生殖及神经系统等多种功能失调。这种观点正与现代医学认为颈椎病的发生可能与内分泌紊乱、代谢功能障碍有关联的观点是基本一致的。

（三）临床表现

颈椎病的临床表现比较复杂,不仅可引起颈部不适,而且可影响到头、颈、四肢和内脏。现将颈椎病的症状、体征归纳为 7 种。

（1）颈椎各椎间关节及周围软组织损伤或炎症,导致颈肩背酸楚、疼痛和功能受限。

（2）颈丛和臂丛神经根受刺激或压迫,造成颈肩、臂、手放射性麻木、疼痛、无力和肌肉萎缩等。

（3）颈脊髓受刺激或压迫,造成下肢无力,走路不稳、瘫痪、大小便障碍等。

（4）椎动脉、脊髓前动脉、脊髓后动脉供血不足,可导致记忆减退、头晕、耳鸣、人猝倒、肢体运动障碍和深感觉障碍及共济失调等。

（5）颈交感神经受刺激或压迫,导致顽固性头痛、心悸、心动过缓、伪心绞痛。

（6）椎体前缘食管、喉返神经、膈神经受刺激或压迫,导致咽部异物感、吞咽困难、声嘶、呃逆及叹息样呼吸。

（7）脑干、颈脊髓内网状结构功能障碍,造成睡眠障碍,脑子不清醒,咽部分泌物增多,唇色苍白或发绀等。

临床检查:若韧带剥离或硬化则有响亮的"咔咔"声,若为椎体缘骨赘则为细小的"沙沙"声。受累棘突可有偏歪,椎旁可触及条索状或花生样硬性组织。颈神经根牵拉试验、椎间孔挤压试验、椎动脉扭曲试验阳性。

X 线检查:可见生理曲度改变,椎间隙变窄,椎体骨赘形成,钩突关节变形及韧带钙化等。

CT 扫描可见:钩突增生,颈椎后缘增生及骨赘形成,颈椎椎管狭窄,后纵韧带钙化,侧隐窝狭窄,椎间孔变小。

MRI 扫描显示:硬脊膜外缺损,压迫椎间孔、神经根或蛛网膜下隙;能从轴面上显示静脉丛及其扩张、纤曲,椎动脉本身及横突孔狭窄程度,神经根本身及椎间孔狭窄程度,椎管内径狭窄及蛛网膜受累程度等。

（四）鉴别诊断

1. 椎动脉型颈椎病与梅尼埃综合征

两病急性发作时,都以晕眩为主要症状,同时伴有耳鸣、耳聋、恶心、呕吐或猝倒等。椎动脉型颈椎病引起的眩晕属"中枢性眩晕",以中老年人居多,多与转颈和仰头有关。而梅尼埃综合征引起的眩晕较前者严重,属周围性(内耳性)眩晕,以青壮年为多,具体见表 11-1。

表 11-1　椎动脉型颈椎病与梅尼埃综合征的鉴别诊断

病名	椎动脉型颈椎病	梅尼埃综合征
病因	突出物或增生物压迫椎动脉	内耳淋巴代谢失调
眩晕	轻、中、重度慢性或突然性发作	一般为重度突然性发作
耳鸣	可有,多为双侧性	均有,多为单侧性
耳聋	可有,多为双侧性,神经性	可有,多为单侧性,神经性
眼球震颤	可有,可无,可为垂直性或水平性	规律性水平震颤,随眩晕消失而消失
神经系统	有脑干缺血症状或体征并伴有颈神经根受累	无
发作时间	发作数分钟,一般不超过 24 小时	一般需 3~10 天

2. 交感神经型颈椎病与冠心病

发作时都表现为肩、臂、手放射性疼痛,胸前区闷痛或刺痛,多发生在 40 岁以后。有报道冠心病的发作可能与颈神经根受到刺激有关,具体见表 11-2。

表 11-2　交感神经型颈椎病与冠心病的鉴别

病名	交感神经型颈椎病	冠心病
疼痛发作	缓慢	突然
疼痛时间	多在夜间或晨起时发作	多在活动后或受寒冷刺激
持续时间	长	短
疼痛部位	颈后,上肢,胸前	心前区或左上肢
疼痛性质	刺痛,胀痛,麻痛或灼痛	多为绞痛
疼痛与颈肩活动	有关	无关
疼痛时血压变化	多升高	多下降
颈丛神经牵拉试验	阳性	阴性
感觉障碍	多伴有	无
肌肉萎缩	可有	无
心电图检查	正常	异常

临床实际工作中,颈椎病还注意与头痛、枕大神经痛,前庭神经炎,脑动脉粥样硬化,椎管内肿瘤、颈椎结核,风湿性及类风湿颈椎炎,自主神经功能紊乱等疾病相鉴别。

（五）辨证施术

1. 积劳损伤

（1）治则：舒筋利节,解痉镇痛。

（2）处方：捏拿颈椎法,揉拿颈侧法,压脊揉运法,揉推扳颈法,拔颈法,拨振叩颈法。

（3）配穴：拿肩井,揉天宗、曲垣,拿天髎、肩外俞,虚捶大椎。

2. 寒邪痹闭

（1）治则：温经散寒,柔筋调血。

（2）处方：捏拿颈椎法，合擦颈侧法，推背捏拿法，旋颈法，推锁整肩法，拨振叩颈法。

（3）配穴：提拿肩井，捏拿委中、承筋、承山、昆仑、太溪。

3. 肝肾气衰

（1）治则：温中益气，补肾养肝。

（2）处方：揉推扳颈法，旋颈法，拨络叩挠法，压脊揉运法，壮腰滚擦法，宽胸按揉法，推腹摩运法，太极摩腹法。

（3）配穴：拿阴谷、筑宾、交信、大钟、三阴交、曲泉。

施术时，手法宜轻缓、柔和。对于严重椎动脉型、脊髓型及椎间孔明显缩小者要慎用颈椎各种被动扳法。注意局部保暖，睡眠宜低枕，适当进行颈部锻炼，预后多是良好的。

可配合直流电离子导入疗法。

第二节　上　肢　部

一、肘关节扭挫伤

肘关节因外力作用或持久反复劳损等因素，导致肘关节肌肉、韧带、关节囊出现牵拉、扭挫等损伤。属中医学节伤范畴之节粘证。

（一）病因病机

肘关节是屈成关节，是由肱尺关节、肱桡关节及桡尺近侧关节包绕在一个关节囊内的复合关节。肱尺关节是肘关节的主要部分，由肱骨滑车和尺骨滑车切迹构成。肱桡关节由肱骨小头与桡骨头关节凹构成。桡尺近侧关节由桡骨环状关节面和尺骨桡切迹构成。

肘关节囊纤维层近侧前面附着于肱骨冠突窝和桡窝上部；两侧附着于肱骨内、外上髁远侧；后面附着于鹰嘴窝、肱骨小头后面及肱骨滑车的外缘。远侧前面附着于环状韧带及尺骨冠突前方，后面附着于鹰咀上缘、外缘、桡骨环状韧带和尺骨上端，并且移行增厚形成桡、尺侧副韧带，另外肘关节还有桡骨环状韧带及方形韧带。

肘关节主要完成额状轴屈伸运动和垂直轴的旋转运动。屈伸运动发生在肱尺和肱桡关节间，完成屈伸运动的肌肉主要是肱肌、肱二头肌、肢桡肌和旋前圆肌。旋转运动发生在桡尺近侧关节，是在肱桡及桡尺远侧关节协同作用下完成的。让肘关节旋前的肌肉主要是旋前圆肌和旋前方肌；使肘关节旋后的肌肉主要是肱二头肌和旋后肌。

由于肘关节肌肉分布较表浅且活动频繁、复杂，其损伤主要见于以下几种。

1. 直接暴力损伤

跌仆、失足滑倒、高处坠落等情况下手掌直接撑地而使肘关节处于外展伸直位时，肘关节突然受到强大的暴力伤，造成关节囊、滑膜、肌肉、肌腱、韧带等受到不同程度的撕裂、扭挫伤，出现局部出血、水肿，严重者伴有关节腔内出血等急性挫伤症状。

2. 间接暴力损伤

肘关节在被动牵拉、扭转或过量反复运动时受到间接外力作用，伤及关节的软组织，引起出血、水肿及渗出等损伤。

中医学认为肘关节为八虚之一，其节窍多气多血，节周由手三阳、三阴经筋所围，节隙坚固而韧密，若跌仆、碰挫、押扭等损伤其节，气聚而拘挛，血溢瘀而肿痛；或伤络结之筋，致使筋拘络挛而不用。中医学并将其分为节伤气聚、气血瘀积和血瘀黏涩、筋拘节僵两个类型。

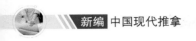

（二）临床表现

肘关节周围呈弥散性肿胀、疼痛。局部可见青紫色瘀斑，功能活动出现不同程度受限。肘关节屈伸、旋转时疼痛加剧，有时出现沿伸腕肌向下放射。日久可导致肘关节粘连。

临床检查可见肘关节内后方及内侧副韧带附着部压痛明显。前臂旋转及提物无力。X线检查须排除骨折、脱位等改变。

（三）鉴别诊断

本病应注意与网球肘、高尔夫肘相鉴别。

（四）辨证施术

1. 节伤气聚、气血瘀积

（1）治则：通经活络，散瘀止痛。

（2）处方：捏拿手六经，揉捏肘节，抱搓肘节，摇抖肘节法，握拿屈肘法，牵拉押肘法。

（3）配穴：掐拿极泉及臂臑、少海及曲池、尺泽及肘髎、青灵及手五里、内关及外关。

2. 血瘀黏涩、筋拘节僵

（1）治则：开拔关节，通痹止痛。

（2）处方：扳肘捏拿法，牵拔押肘法，摇抖肘节法，指拨肘节诸穴，理肘法，掌摩法。

（3）配穴：掐拿极泉及臂臑、天府及消泺、青灵及手五里、少海及曲池、合谷及后溪。

可结合音频作为辅助治疗。

二、肱骨上髁炎

肱骨上髁炎是指肱骨外上髁炎和肱骨内上髁炎，系由于腕伸或腕屈肌腱附着于肱骨外上髁或内上髁处的腱纤维不全撕裂伤及骨膜炎性反应所致，造成肘外侧或内侧出现疼痛及放射痛的症状，属中医学伤科筋伤范畴之筋拘证。

（一）病因病机

1. 肱骨外上髁炎

肱骨外上髁炎俗称"网球肘"，又名肱骨髁上滑膜炎、前臂伸肌总腱炎等。肱骨外上髁是前臂伸肌总腱、桡侧伸腕长肌、短肌和肘肌的起始部。其病因主要有以下两个方面。

（1）急性损伤：当前臂处于旋前位时，腕关节突然猛力背伸，致使前臂桡侧腕伸肌在肱骨外上髁附丽处因受到强力牵拉而发生部分撕裂。

（2）慢性损伤：由于长期从事屈腕、旋转、伸腕、伸指活动，使肌肉长期处于紧张状态，伸腕、伸指肌腱起点受到反复牵拉刺激，引起外上髁处骨膜、滑膜、肌腱的无菌性炎症反应。

损伤后，日久则并发肱桡关节处局部滑膜炎，滑膜壁增厚，若肘关节做屈肘运动时突然用力伸腕伸肘并有旋转时，可将增厚滑膜壁嵌入肱桡关节间隙而发生疼痛。

由于长期慢性炎症，导致肌肉痉挛，挤压走行肌肉间的神经血管束和桡神经的关节支，产生无菌性神经炎而诱发疼痛。

桡侧伸腕短肌肌腱慢性劳损，极易诱发桡侧副韧带受损，从而继发环状韧带损伤，这样就减弱了韧带对桡骨小头正常解剖位置的维系力。由于桡骨小头位置的不稳，影响肘关节正常活动而引起疼痛。

桡侧伸腕肌腱起点的急性损伤，骨膜破裂出血，形成血肿；继而渗出粘连、局部纤维组织机化，导致肱骨外上髁骨质增生形成锐棘或锐结，造成伸腕肌腱受到持续性的骨性刺激而发生疼痛。

2. 肱骨内上髁炎

肱骨内上髁炎较肱骨外上髁炎少见。俗称"高尔夫球肘",又名屈腕肌腱附着点损伤。肱骨内上髁是前臂屈肌总腱的附着点,另外旋前圆肌、掌长肌、桡侧腕屈肌、尺侧腕屈肌及指浅屈肌皆起于此。

(1)急性损伤:肱骨内上髁局部受到暴力直接打出伤;或跌仆时腕关节处于背伸、前臂处于外展的旋前姿势时,可造成肱骨内上髁屈肌总腱起点处发生撕伤。

(2)慢性劳损:当肘关节处于半屈位时,前臂过多的旋前活动以及腕关节屈腕运动过多过重,导致前臂屈腕肌腱肱骨内上髁起点处反复受到牵拉刺激,造成屈肌总腱附着处的集叠性损伤。

损伤后,局部炎性渗出,日久则血肿机化,局部纤维组织瘢痕化,形成组织粘连。

由于局部骨膜增生和肌肉痉挛压迫和刺激神经血管束,易诱发尺神经炎等变化,严重者可引起尺神经支配区内肌肉萎缩或导致肘管综合征的发生。

(二)临床表现

1. 肱骨外上髁炎

起病多缓慢,逐渐出现肘部放射性疼痛。持重及拧衣等运动可加重疼痛。若病轻者疼痛时隐时现,可自然痊愈。重者往往反复发作,疼痛多呈持续性,患臂无力,甚至出现持物掉落,日久可出现肘关节功能严重障碍。

临床检查可见肱骨外上髁处压痛,伸肌紧张或痉挛,米尔试验阳性。

X线检查可偶见局部钙化斑影,或肱骨外上髁处粗糙。

2. 肱骨内上髁炎

若为直接碰撞伤引起者,肱骨内上髁处可见红肿、压痛明显,功能活动主要是前臂旋前,屈腕以及环指、小指精细活动受限。

若因慢性劳损引起者,在发病初期一般多在劳累后感到肘内侧疼痛,进行性加重,疼痛可向上臂和前臂放射。

临床检查可见屈腕抗阻力试验阳性,前臂旋前抗阻力试验阳性。

X线检查晚期可见骨膜增生。

(三)鉴别诊断

本病应注意与创伤性肘关节炎、肘关节尺侧副韧带损伤相鉴别。

(四)辨证施术

1. 肱骨外上髁炎

(1)治则:舒展筋肌,解痉镇痛。

(2)处方:揉捏肘节法,扳肘捏拿法,旋转抖肘法,握拿屈肘法,牵拔抻肘法。

(3)配穴:捏拿极泉、臂臑、青灵、手五里、小海、尺泽、合谷。

2. 肱骨内上髁炎

(1)治则:分筋理节,舒通气血。

(2)处方:掐揉肘节法,捏拿手三阴经,旋转摇肘法,复肘法,理肘法,理指法。

(3)配穴:揉拿肩井、肩髎、曲池、小海、肘髎、尺泽、曲泽、内关、后溪。

鉴于本病损伤性质,故在施术时不宜有用强手法刺激,以免产生新的损伤。从事腕力劳动较多的人应根据情况改变原有劳动姿势。

三、尺骨鹰嘴滑囊炎

尺骨鹰嘴滑囊炎又称肘后滑囊炎、学生肘及矿工肘等。是由于急、慢性损伤引起尺骨鹰嘴部的滑囊肥厚、渗出等炎性反应。

（一）病因病机

尺骨鹰嘴是尺骨上端最坚硬的部分，同时也是肱三头肌肌腱附着处。肱三头肌肌腱附着处的浅层和深层均有滑囊。其中浅层为尺骨鹰嘴皮下滑囊，位于尺骨鹰嘴皮下与肱三头肌肌腱之间；深层为肱三头肌肌腱滑囊，位于肱三头肌肌腱与附着的尺骨鹰嘴骨面之间，其作用是减轻摩擦和缓冲震荡。急性损伤和慢性劳损均可导致本病的发生。

1. 急性损伤

若肘关节尖部受到直接外力的碰撞，可引起滑囊充血、水肿、渗出，滑囊壁出现肿胀、疼痛等损伤性炎症。

2. 慢性劳损

经常以肘部支撑而工作的人，因肘尖部在硬质物体上长期摩擦及机械刺激，可造成滑囊无菌性炎性变，渗出增加，滑囊壁轻度肿胀，日久可致滑囊壁纤维机化、囊壁增厚，甚至可出现绒毛样增生或钙质沉积，当肘关节活动时在皮下可触及摩擦感和机化的硬块。

中医学认为肘节为多气多血之节，筋肌隙膜气血充盈，若碰挫、跌仆、捋扭等损伤肘节，则筋肌挛急，筋隙狭阻，而致津液积留、气血瘀滞，故肿胀疼痛。

（二）临床表现

一般起病较缓，主要表现为肘后尺骨鹰嘴部位皮下有直径在 $2\sim4\ cm$ 的扁圆或椭圆的囊性肿块，质软、推之可移，多无压痛或疼痛较轻。若急性损伤合并感染时，肿块体积明显加大，局部红肿，皮温增高，压痛明显。

临床检查肘关节屈伸、旋转功能活动轻度受限。X 线检查一般正常，偶见钙化斑影，排除骨折、脱位等改变。

（三）鉴别诊断

本病急性损伤合并感染时，应注意与尺骨鹰嘴骨折、肘关节结核，通过 X 线检查予以鉴别。此外，应注意与肱三头肌肌腱断裂相鉴别。

肱三头肌肌腱断裂多由暴力直接打击处于紧张收缩状态的肱三头肌所致。检查尺骨鹰嘴上方有明显钝击伤造成肌腱断裂而引起的虚空感。肌力明显减弱，不能完成主动伸肘及抗阻力伸肘。X 线检查常可在尺骨鹰嘴部位发现撕脱性小碎骨片。

（四）辨证施术

（1）治则：柔筋利节，通经止痛。

（2）处方：掐拿肘节法，掐肘摇抖法，握臂屈肘法，复肘法，理肢法，掌摩法。

（3）配穴：掐拿肩髃、肘髎、手三里、少海、曲池、曲泽、外关、合谷。

若为急性损伤合并感染时，除做必要的血常规及摄片检查外，可暂停推拿，待感染控制后再行手法治疗。

可外敷云南白药，内服五虎丹、正骨紫金丹。

四、肘部外伤性尺神经炎

肘部外伤性尺神经炎是指尺神经在肘骨内受到压迫，引起的尺神经分布区的肌力减弱或麻痹以及皮肤感觉的障碍,又称为肘管综合征。

（一）病因病机

肘管系肱骨内上髁与尺侧腕屈肌双重起点间的纤维性腱弓,其本身即为一个狭窄的通道,当屈肘时,肘管变得更小,而尺神经在沟内的位置较固定不易移动。因此当肘关节发生病变时,容易侵犯尺神经,造成尺神经炎。其病因主要包括以下几个方面。

（1）肱骨髁部骨折复位不良、骨骺发育不良、肘外翻畸形等,使尺神经受到长期慢性牵拉而产生症状。

（2）尺神经沟局部骨折、创伤性肘关节炎,关节边缘增生、关节内囊物突出等,导致尺神经沟粗糙不平,直接压迫、牵拉尺神经而出现症状。

（3）习惯性屈肘支撑者、肘关节的过度活动,使尺神经反复滑脱原位,挫伤尺神经。

（4）尺神经沟局部的占位性病变,如脂肪瘤、腱鞘囊肿等,压迫尺神经出现症状。

（二）临床表现

前臂尺侧疼痛,第4、第5手指麻木。患手不可做精细动作,如写字等。后期可见环指、小手指主动活动功能消失,手部尺侧肌肉出现萎缩。

临床检查可见尺神经支配的手内在肌,如小鱼际肌、骨间肌萎缩;尺侧腕屈肌及指深屈肌肌力减弱;尺神经分布区域内,皮肤感觉障碍,提内耳氏征阳性;肱骨内上髁叩击试验阳性。尺神经沟切线位X线检查发现尺神经沟变形或不平滑等改变。

（三）鉴别诊断

（1）豌豆骨对尺神经的压迫系尺神经运动和感觉的混合性障碍,环指、小指形成爪形手并掌侧面皮肤感觉消失。

（2）钩骨对尺神经的压迫,手内在肌的运动麻痹而不存在感觉障碍。

（3）尺管远端对尺神经的压迫环指、小指背面皮肤感觉良好。

（四）辨证施术

1. 治则

舒展筋肌,开通闭塞

2. 处方

掐揉肘节法,捏拿手六经,复肘法,理肘法,理指法,搓掌法,虚掌叩前臂。

3. 配穴

捏拿曲泽及肘髎、少海及曲池、尺泽及天井、合谷及后溪。

对占位性压迫、骨折复位不良、肘外翻畸形等引起本症者,不宜推拿治疗。对尺神经滑脱引起本症者,应先给予复位,再对症治疗。同时可结合红外线疗法。

五、桡侧腕伸肌腱周围炎

桡侧腕伸肌腱周围炎是指肌腱周围滑动组织的损伤性炎症病变。又称"闪轧性腱鞘炎""桡侧伸腕肌群捻发音性腱周炎"等。属中医学伤科筋伤范畴之筋粘证。

（一）病因病机

桡侧腕伸肌包括桡侧腕长伸肌和桡侧腕短伸肌。桡侧腕长伸肌起自肱骨外上髁,长腱向下达手背,经过腕伸肌支持带,止于第2掌骨底的背面。其主要作用是伸腕、协助屈肘及使手外展和使前臂旋后。

桡侧腕短伸肌,位于桡侧腕长伸肌的深面起自肱骨外上髁的伸肌总腱处,在桡侧腕长伸肌

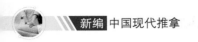

腱的背内侧穿过伸肌支持带,止于第3掌底背面,其主要作用是伸腕和协助手外展。

桡侧腕长、腕短伸肌走行至前臂背部桡侧中下 1/3 处时,其腱浅面由上至下依次有拇长展肌、拇短伸肌和拇长伸肌腱斜行跨过,与其交叉。尤其是与拇长展肌和拇短伸肌肌腱联系密切,且 4 个肌腱均无腱鞘保护,仅覆盖有薄薄的筋膜和疏松的腱鞘组织,故极易受损。

桡侧腕长、腕短伸肌是强大的伸腕肌,当手部用力握物或持重物时均须伸腕肌固定腕关节于伸腕位。所以,腕、拇指同时运动时,由于四肌作用力不一致,运动方向交叉不一,而使肌腱加重摩擦导致损伤。

1. 急性损伤

多见于猛力抻、扭伤或局部直接打击伤,导致肌腱周围的急性出血、渗出等损伤性炎症。

2. 慢性劳损

长期大量的腕部屈伸活动致使肌肉超负荷摩擦、劳损,导致筋膜与肌腱之间的损伤性炎症:浆液性纤维蛋白渗出、局部水肿、胀疼、摩擦及捻发音,继而纤维变性炎性粘连。

（二）临床表现

（1）有过劳史或外伤史,患手持物或上提重物时前臂远端疼痛或酸痛,尤以向尺侧倾斜时痛剧。

（2）腕部乏力,功能活动受限。

（3）前臂背侧循桡侧腕伸肌腱可有条索状肿胀,皮色稍红且有灼热感,局部压痛明显,患者握拳作腕屈伸活动时,可听到细微的摩擦声,即捻发音。

本病有时因慢性劳损而发病者,起病较缓仅有轻微疼痛或腕伸屈不利,易被忽视。

（三）鉴别诊断

本病应注意与腕管综合征相鉴别。

（四）辨证施术

1. 治则

舒展筋肌,活血化瘀,解痉镇痛。

2. 处方

掐臂抱揉法,扳臂搓理法,滚臂推拿法,握臂牵腕法,理肢法,理指法,掌摩法。

3. 配穴

掐揉肘髎、手五里、臂臑、曲池、手三里、合谷。

施术时手法宜轻柔,应减少腕及拇指的活动。

六、旋前圆肌综合征

旋前圆肌综合征是指正中神经在肘窝通过肱二头肌腱进入旋前圆肌肱头与尺头之间,在屈指浅肌腱纤维弓下受到挤压而发生的该神经运动、感觉和自主神经营养功能障碍的综合征。

（一）病因病机

旋前圆肌起于肱骨内上髁,由于桡骨中部外侧面。其主要作用是屈肘关节,并使前臂旋前。

1. 急性损伤

前臂前侧面受到直接暴力的打击;或跌仆时手掌撑地而前臂正处于旋前位,伤后治疗不当,使该处软组织发生纤维化而使腱性组织变得坚韧。

2. 慢性劳损

经常做强有力的前臂旋转工作者或长期用力屈肘、屈腕、屈指等运动,使得前臂所司屈肘、屈腕、屈脂及前臂旋前之诸肌群反复受到劳累性损伤,继之腱性组织变得坚韧或呈纤维化变。

其他像旋前圆肌、指浅屈肌起点处腱性组织的异常发育;或前臂骨折;或前臂局部的软组织肿物,如脂肪瘤、腱鞘囊肿等,均可导致本综合征的发生。

(二)临床表现

1. 临床表现

(1)酸痛:表现为前臂之前侧部位酸痛感。

(2)乏力:主要表现为屈指和握物无力。

(3)感觉异常:主要表现为拇指、示指、中指、环指桡侧半感觉异常和感觉减退。

2. 临床检查

(1)旋前圆肌有压痛,在指浅屈肌起点边缘可触及硬韧的腱性组织或异常的纤维化感。

(2)正中神经支配的内在肌可有不同程度的萎缩。

(3)手掌桡侧三个半指及示、中、环指桡侧近指间关节远端感觉减退或消失。

(4)旋前圆肌局部叩击试验阳性;中指屈指浅肌抗阻力试验阳性;屈腕试验阴性。

(5)肌电图检查有运动和感觉异常性电位及纤维震颤。

(三)鉴别诊断

本综合征应注意与肱骨内上髁炎相鉴别。

(四)辨证施术

1. 治则

舒展筋肌,柔筋止痛。

2. 处方

捏拿手三阴、三阳经,拳揉前臂法,掌擦法,掐揉肘节法,复肘法,搓掌法,理肢法,理指法,虚捶前臂外侧。

3. 配穴

揉拿肩井,指旋肩髃、曲池、少海、肘髎、尺泽、曲泽,指揉内关、外关、合谷。

可结合直流电荷离子导入疗法,也可用红花酊涂抹后进行红外线照射。

七、前臂缺血性肌痉挛

前臂缺血性肌痉挛又名伏克曼(Volk mann)挛缩,是由于前臂肌群因缺血而产生的一系列病变。

(一)解剖特色与病因

1. 前臂的血液供应障碍

前臂的血液供应主要来自肱动脉及桡、尺动脉,肱动脉在肱骨髁间连线下 2.5～4 cm 处分为桡、尺两个终支。桡动脉较细,且肱动脉发出后在肱桡肌、旋前圆肌及旋后肌之间向下外走行。在前臂中间位置处,位于旋前圆肌下端和拇长屈肌前面、桡侧腕屈肌与肱桡肌之间;在前臂中下 1/3 处,行于肱桡肌与桡侧腕屈肌腱之间,到桡骨末端时转至手背。在前臂的中下 1/3 处桡动脉位置表浅,仅有皮肤及浅筋膜覆。尺动脉是肱动脉较大的分支,在前臂上处,尺动脉位于旋前圆肌尺骨头深面,指深屈肌浅面,与尺神经相距较远,正中神经从尺动脉前方跨过并穿越旋前圆肌进入指浅、指深屈肌之间。在前臂中段,尺动脉行于指浅屈肌深面、指深屈肌浅面并有尺神经相伴行。在前臂下段,尺动脉行于尺侧腕屈肌和指浅屈肌之间,在尺骨下端经豌豆骨桡侧与居于内侧的尺神经相伴,共同经屈肌支持带浅面到达手掌。

2. 前臂的筋膜间室受压

前臂深筋膜为上臂筋膜的延续,该筋膜甚为发达、厚实,质地坚韧,并与桡、尺骨牢固地结合在一起。前臂深筋膜和桡、尺骨及骨间膜和肌间隔将前臂分隔成两个筋膜间室,即掌侧筋膜间室(又名屈肌筋膜鞘)和背侧筋膜间室(又名伸肌筋膜鞘)。

前臂伸肌(背侧)筋膜间室,内有桡神经深支,即骨间背侧神经以及骨间背侧动脉,由该间室引起的缺血性痉挛较少见,且其内的神经、血管对前臂不起重要作用,即使发病,造成的损害及对功能的影响也较小。

前臂屈肌(掌侧)筋膜间室,在解剖上有其特点,即筋膜经肘部下伸时,得到了肱二头肌腱的加强,变得特别厚韧,甚至可看作是肱二头肌腱的延续。肱二头肌腱向下延伸时,其肌纤维由内向外走行,附着于桡骨粗隆,但其所产生的加强深筋膜的纤维则自外向内和深筋膜交织,形状如同斜形的四边形,而此斜形四边形筋膜正交叉覆盖于肱动脉之上,其下有旋前圆肌、前臂屈肌和深面的正中神经;故该筋膜间室压力增高时,不可能有大的伸展余地,因而造成内部的神经、血管受到压迫而缺血,引起筋膜间室综合征。

该筋膜间室解剖上的另一个特点是:为了维持屈肌及其肌腱的位置,筋膜间室下部的筋膜同样也得到加强,其纤维横行,甚为坚固,并向远端形成腕掌韧带。桡动脉、骨间掌侧动脉、尺动脉、桡神经浅支、正中神经、尺神经、肱桡肌、旋前圆肌、桡侧屈腕肌、掌长肌、尺侧屈腕肌、屈指浅肌、屈指深肌、屈拇长肌等前臂主要的肌肉、神经、血管都走行于内,故一旦发病,病损严重,危害极大,急性损伤或长期慢性劳损均可使肱动脉,桡、尺动脉受损、受压造成前臂远端缺血而引发本症。

(二)致病机制

1. 急性损伤

(1)肱骨髁上骨折或肘关节脱位导致肱动脉破裂,前臂远端因缺血而引发本症。

(2)骨折后,石膏、夹板的固定中,因绷带过紧或固定姿势不良引起动脉受压,远端缺血引起症状。

(3)骨折后,血管破裂,血液流入前臂;或前臂急性挤压伤,造成筋膜鞘内软组织出血形成血肿;由于渗出、血肿等引起筋膜鞘内压力增高而压迫动脉,引起远端缺血症状。

(4)上臂外伤后因疼痛拒动,或肘关节粘连症等导致前臂长时间屈曲,动脉受压,造成远端缺血而引发症状。

2. 慢性劳损

因前臂长时间做某些剧烈活动,使肌肉过于疲劳而引发充血、水肿、渗出等无菌性炎症病变,造成筋膜鞘内压力增高,压迫动脉而发病。

(三)临床表现

1. 前期症状

(1)前臂持续性疼痛伴进行性加重。

(2)桡动脉搏动明显减弱甚至消失;手指发凉、麻木、发绀或苍白。

(3)前臂远端可出现肿胀、坚硬或有压痛。手指呈屈曲状,被动伸直时疼痛加剧。

2. 晚期症状

(1)随着前臂缺血性痉挛的形成,疼痛可随之减弱或消失;前臂远端变细,形如纺锤状。

（2）由于肌挛缩造成严重的手部畸形，呈伏克曼（腕半垂、指屈曲）挛缩，最后形成腕背伸，手指更加屈曲，肘、腕呈下垂状。

（四）鉴别诊断

本病依据典型症状及体征，较易作出诊断。

（五）辨证施术

1. 治则

舒经通络，活血化瘀，分筋理节，解痉镇痛。

2. 处方

掐揉肘节法，捏拿手六经，握臂旋肘法，掌揉前臂法，握臂抻腕法，搓掌法，理肢法，掌摩法，理肘法。

3. 配穴

掐拿极泉及臂臑、青灵及手五里、少海及曲池、曲泽及肘髎、尺泽及天井，内关及外关，合谷及劳宫。

施术时手法宜轻柔，切忌粗蛮用力。治疗期间不宜提重及前臂过度用力；注意保暖，积极进行功能锻炼，若手法治疗效果不佳，应及时转科治疗。

八、骨间掌侧神经卡压征

骨间掌侧神经卡压征系指骨间掌侧神经受旋前圆肌深头纤维或其他纤维束卡压所致的神经运动功能障碍。

（一）病因病机

骨间掌侧神经即骨间前神经，是正中神经的一根运动支，由正中神经在穿行旋前圆肌二个头时，从神经干的背侧发出，贴于前臂骨间膜掌侧并与骨间前动脉并行。骨间掌侧神经发出许多肌支，支配拇长屈肌、指深屈肌桡侧半支和支配示指、中指的屈指深肌的远侧指间关节，还能协调屈近侧掌指关节及指间关节。骨间掌侧神经在其走行途中遭周围结构压迫而发病。

（1）前臂的急性挤压伤后局部出血，血肿对神经干产生直接压迫。

（2）长期的体力劳动或某种固定姿势的重复运动，导致前臂肌群的慢性劳损性炎症，出现肌肉水肿、渗出、粘连、无菌性炎症反应，产生对神经的卡压。

（二）临床表现

本病由于发病位置较深，功能特殊易被忽视。一侧多见，可分为完全性和不完全性两类。早期患者以前臂近端疼痛为主，疼痛发作时与肢体的位置变动或静息有关，疼痛呈持续性但有间断性加重，可有夜间痛醒史。上肢常因疼痛而找不出一个合适姿势及位置来安放。本病疼痛是肌肉麻痹的先兆，到后期疼痛逐渐减轻，但大鱼际及前臂屈侧可见肌肉萎缩，发生不同程度的肌肉瘫痪。

临床检查可见：前臂掌面在旋前圆肌下缘相当于骨间掌侧神经投影处有压痛及叩击痛；手部皮肤感觉正常。轻者拇、示指或其他手指末节指间关节屈曲力量下降，常不能以拇、示指捏笔写字；重者不能屈曲拇、示指，甚至出现末节指间关节过伸、而近节屈曲增加。由于旋前方肌肌力下降，若将前臂置于旋后位时，则旋前受阻。

肌电图检查提示：神经传导速度减慢和拇长屈肌、示指屈指深肌、旋前方肌以及中指屈指深肌产生纤维震颤。

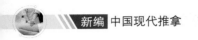

（三）鉴别诊断

本病应注意与肱骨上髁炎相鉴别。

（四）辨证施术

1. 治则

分筋理节，化瘀止痛。

2. 处方

掐揉肘节法，握臂旋肘法，掌揉前臂法，指拨手三阴经，捏拿手三阳经，理肢法，搓掌法，掌摩法，理指法。

3. 配穴

指揉肩髃、手五里、曲池、曲泽、少海、孔最、内关、合谷。

九、骨间背侧神经卡压征

骨间背侧神经卡压征系指桡神经背侧支在其解剖行程中，因牵拉、摩擦或机械性压迫致使其支配的肌肉产生不同程度的瘫痪。

（一）病因病机

骨间背侧神经又称骨间后神经，骨间背侧神经主要是运动支。在桡侧伸腕长、短肌覆盖下，沿桡骨颈平面和桡侧回返动脉相伴行进入旋后肌浅层的腱膜弓内。本病临床发病率仅次于腕管综合征。

（1）肱桡关节囊前壁增厚，肘关节屈伸、压迫位于附近的桡神经；桡骨颈骨折；尺骨上骨折合并桡骨头脱位或手术损伤等均可导致神经受损。另外肘关节内翻、桡骨头前脱位，使桡神经滑动到桡骨头后，复位时造成桡神经夹持于尺骨与桡骨间而致伤。

（2）占位性病变，如桡骨近侧脂肪瘤，以及关节肿胀、滑膜肿胀等均可引起走行于附近的神经干出现压迫症状。

（3）骨间背侧神经走行于腱膜弓时，因周围组织肿胀、组织瘢痕、腱膜弓增厚等原因均可使紧贴于桡骨颈部的骨间背侧神经在前臂作旋前或旋后活动时受到牵拉和卡压。

（二）临床表现

（1）本病多发于男性，一侧多见。临床以伸指无力且呈垂指状为主要表现。本征无感觉障碍。前臂背侧近端持续性疼痛，无放射感。其活动时疼痛可有缓解，休息时疼痛反而加重，常有夜间痛醒史。本征疼痛往往是瘫痪的先兆。临床检查可见：伸掌指关节，伸拇、伸指或外展拇指均受限、肌力减弱或消失。

（2）由于桡侧伸腕肌肌力正常，尺侧伸腕肌肌力减弱或消失，故腕部呈背伸并向桡侧倾斜。

（3）桡骨头背外侧，即相当于旋后肌投影处有压痛，若重压远端疼痛加剧。

肌电图检查可见神经传导速度减慢，伸拇伸指肌出现纤维震颤。

（三）鉴别诊断

本病应注意与网球肘相鉴别。网球肘有疼痛放射症状，但非神经本身受伤，无伸拇、伸指功能受限及各掌指关节功能障碍，但有前臂旋前、伸肘功能受限。

（四）辨证施术

1. 治则

舒筋柔筋，通络止痛。

2．处方

掐揉肘节法，握臂旋腕法，掐揉手六经，掌揉前臂法，理肘法，摇掌法，理指法。

3．配穴

捏拿肩井，指揉大椎、肩髃、手五里、曲池、曲泽、少海、内关、合谷、劳宫。

治疗期间应注意局部保暖，防止寒凉刺激。尽量减少前臂用力活动，可使用颈腕吊带。若手法治疗无效，应尽早转科治疗。

十、肱二头肌病变

肱二头肌是肩、肘关节运动的主要肌肉之一。由于人体肩、肘关节活动频繁，故肱二头肌的损伤是临床常见病。一般肱二头肌病变包括肱二头肌长头腱及滑膜鞘炎、肱二头肌短头腱损伤和肱二头肌长头腱滑脱，属中医学伤科筋伤范畴。

（一）病因病机

肱二头肌位于上臂前面，有长、短两头。长头以长腱起自肩胛盂上粗隆，短头起自肩胛骨喙突尖，两头在肱骨中点处汇成一肌腹，向下续行为肌腱和腱膜，经肘关节前面止于桡骨粗隆。该肌主要作用是使前臂旋后和屈曲肘关节。其血供主要来自肱动脉肌支，受臂丛外侧束肌皮神经分支所支配。

肱二头肌长头腱走行于肱骨上端大、小结节间的结节间沟，肱二头肌短头腱位于附着在喙突尖的喙肱肌的上部外侧。

肱骨横韧带是横跨结节间沟的固有韧带，并与结节间沟共同围成一纵行管道。管内容纳着外裹有滑膜鞘的肱二头肌长头腱。管的内表面覆盖着滑膜层并随长头腱带出，形成结节间滑膜鞘的壁层，与在管内包裹肱二头肌长头腱的结节间滑膜鞘的脏层相互移行。结节间滑膜鞘脏、壁层间有较窄的间隙，间隙内存有少量滑液。结节间滑膜鞘的作用是：当肱二头肌舒缩时减轻长头腱与结节间沟之间的摩擦。

1．肱二头肌长头腱及滑膜鞘炎

（1）急性损伤：当肱二头肌收缩时，肌胀力增高、肌腹缩短，长头腱在结节间沟力的支点部位张力剧增，长头腱开始滑动，滑膜鞘脏、壁层之间出现位移。若此时突然用力做肩关节外展外旋或负重屈伸肘关节运动时，易造成长头腱结节间沟力的支点部位发生急性损伤。

（2）慢性劳损：肩、肘关节是人体重要的关节，由于反复的重复运动，肱二头肌长头腱结节间沟部经长期频繁的摩擦刺激，导致肱二头肌长头腱及滑膜鞘充血、水肿，形成慢性无菌性炎症。

（3）退行性变：小结节及结节间沟因退行性变而致的外观形态改变是引起肱二头肌长头腱及滑膜鞘炎的主要原因之一。

肱骨小结节上部，结节间沟的内侧壁存在结节上嵴，结节上嵴可由小结节上部向上一直延伸到肱骨头的关节面，其形态、大小因人不定。此外，肱骨小结节上部及结节间沟内侧壁还可出现骨赘。骨赘和结节上嵴均属于慢性退行性骨质增生，骨赘和结节上嵴可单独存在，也可并存。据统计，结节上嵴及骨赘并存者占45％，无结节上嵴仅有骨赘者占3％。除结节上嵴和骨赘存在外，结节间沟的外侧壁和沟底极易出现退行性骨表面粗糙。所以当肱二头肌舒缩时，长头腱及滑膜鞘与骨质增生突出物及粗糙的结节间沟表面产生严重摩擦，引起损伤性炎症反应。

肱二头肌长头腱及滑膜鞘炎的病理变化概括可分为3期。

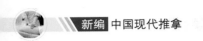

初期：滑膜鞘充血水肿，脏、壁层之间渗出物增加。

中期：滑膜层出现组织增厚。

后期：脏、壁层之间发生粘连。

由于滑膜鞘脏、壁层间的粘连，最后导致的结果是当肱二头肌收缩时，长头腱牢牢地被粘连住，难以活动。

肱二头肌长头腱及滑膜鞘长期的炎性反应反射地引起肱三头肌、喙肱肌、肩袖组织、胸大肌及胸小肌等痉挛，不但更加限制了肩关节运动，也引起这些肌群的炎性反应，成为诱发肩关节同周炎的主要原因。

另外，由于退行性变，长头腱本身变得增长和弛缓，加之结节间沟的表面粗糙和沟底的骨质增生长期摩擦损伤长头腱，使得长头腱变薄、变窄，更加脆弱。即使轻微外力的作用，也易造成长头腱的断裂。

2. 肱二头肌短头腱损伤

肱二头肌短头腱具有协调肩关节前屈，屈肘，上肢内收和前臂的旋后作用。外力损伤是造成本病的主要原因。

当肱二头肌收缩、肘关节处于屈曲位时，若外力将屈曲的上肢过度的外展或后伸时，容易引起肱二头肌短头腱喙突附着部发生撕脱；当肩关节外展或后伸时，肱骨上端小结节恰好处于肱二头肌短头腱的深面，导致粗糙隆凸的小结节滚擦挫伤短头腱。

肱二头肌短头腱损伤后，局部毛细血管破裂，血液渗出导致水肿；随着组织渗出减缓，进入吸收修复阶段，但易在喙突部位发生粘连，导致肩关节运动障碍。

3. 肱二头肌长头腱滑脱

肱二头肌长头腱滑脱有急性滑脱和习惯性滑脱之分。暴力是导致急性滑脱的主要原因。

强力的肩关节外展、外旋运动，导致胸大肌或肩胛下肌抵止部撕脱，造成长头腱滑脱并滑动于结节间沟内缘之上；或造成长头腱与肌腱联合处的较粗部位嵌顿于腱管而出现滑脱的症状。

肩关节外展时，强行的上臂内旋运动，由于长头腱强烈的牵拉作用，造成肱骨横韧带薄弱处急性撕脱，导致长头腱滑脱。

另外，肩关节脱位导致肱骨头位置的移行，肱骨大、小结节骨折等导致肱骨横韧带的撕脱游离，均可造成长头腱滑脱。

肱二头肌长头腱的习惯性滑脱临床发病率较高。结节间沟底变浅和肱骨横韧带松弛是发病的重要原因。

结节间沟底变浅主要有以下两个原因：一是肱骨小结节先天性发育不良，导致结节间沟内侧壁坡度变小；二是退行性变引起的结节间沟底骨赘以及结节上嵴向结节间沟外侧壁的延伸，均使结节间沟底变浅。

肱骨横韧带松弛是由于长期肩关节外展、内旋及屈肘运动，导致肱二头肌长头腱长期反复牵拉肱骨横韧带，造成韧带延缓，弹性减弱，慢慢失去约束肱二头肌长头腱的作用。

由于结节间沟底变浅及肱骨横韧带松弛，使得轻微外力即可导致长头腱从结节间沟脱出，形成习惯性滑脱。

中医学认为肱二头肌长头腱滑脱是年老体弱、气血行衰，筋肌失荣，弛软失固；或遇暴力牵扯，致使手太阴经筋络结肩前髃之筋肌滑移，嵌顿于骨之缝隙不可复归而病。对于长头腱及滑脱鞘炎和短头腱损伤则认为是积劳积伤或碰挫、扭抻伤损，致使气血瘀滞、筋失营润而黏涩；或风寒湿邪客留肩髃之筋，气血痹阻筋肌挛拘而病。

（二）临床表现

1. 肱二头肌长头腱及滑膜鞘炎

患者有肩部牵拉、扭抻等外伤或过劳史，少数患者可因感受寒凉而发病。疼痛多局限在肩前部，可向颈后及上臂放射；日久整个肩部肌肉僵硬，活动时疼痛加剧，功能活动出现障碍，疼痛以上臂外旋或屈肘外展时最甚。

检查可见肱二头肌长头腱处深压痛，肱二头肌及三角肌痉挛僵硬。肩关节外展外旋功能明显障碍。肱二头肌收缩时，在结节间沟处常可触及轻微的摩擦感。肱二头肌抗阻力试验阳性。

2. 肱二头肌短头腱损伤

疼痛以肩前内侧为主，常因寒凉或肱二头肌收缩等因素加重，为减轻疼痛，患者常保持患肢肩关节内收、内旋位。

检查可在肩关节喙突部发现明显压痛点。肩关节外展、外旋、前展及后伸功能活动受限。

3. 肱二头肌长头腱滑脱

滑脱后，肩前外侧结间沟处疼痛剧烈，局部肿胀，上臂无力，患肢肘关节常呈屈曲内旋位，并以健侧手托住患肢前臂，以减轻疼痛。

检查结节间沟处压痛明显，肩关节各方位运动均严重受限。做肩关节被动外展外旋时，结节间沟处可发出弹响、并可触及摩擦感。X线检查排除骨折、脱位。

（三）鉴别诊断

1. 肱二头肌长头腱滑脱与肱二头肌长头腱断裂的鉴别

（1）肱二头肌长头腱滑脱：肱二头肌长头腱处疼痛、压痛明显。肩关节被动外展外旋运动时，结节间沟处发出弹响声并可触及摩擦感。

（2）肱二头肌长头腱断裂：肩内侧剧烈疼痛，肘关节屈曲无力，当肘关节屈曲时，因断裂的部分肌纤维收缩，在上臂内侧面有大块肿物隆起。

2. 肱二头肌长头腱及滑膜鞘炎与肱二头肌短头损伤的鉴别

（1）肱二头肌长头腱及滑膜鞘突：结节间沟处肿胀、疼痛，压痛明显。疼痛以夜间为重，常有夜间痛醒史。疼痛可因劳累、寒冷或肱二头肌收缩而加重。

（2）肱二头肌短头腱损伤：喙突部位疼痛、压痛。以肩关节外展、外旋、前屈、后伸时喙突部疼痛加重为主要特征。

（四）辨证施术

1. 肱二头肌长头腱及滑膜鞘炎

（1）治则：柔韧经筋，活血化瘀。

（2）处方：掐臂捏揉法，滚臂推拿法，捏手三阳经法，扳臂搓理法，掌摩肩周法，理肢法。

（3）配穴：捏拿风池、云门、秉风、极泉、臂臑，指揉肩井、巨骨、肩髃、肩中俞、肩外俞。

2. 肱二头肌短头腱损伤

（1）治则：通经活络，解痉镇痛。

（2）处方：掐臂捏揉法，揉拿手三阴经，扳臂展肩法，扳臂搓理法，旋臂摇抖法。

（3）配穴：捏拿肩井，指揉大椎、肩贞、云门、中府，掐拿曲池、曲泽、内关、合谷。

3. 肱二头肌长头腱滑脱

（1）治则：理筋复位，疏通气血。

（2）处方：双掌揉肩法，掐臂抱搓法，滚臂推拿法，扳臂展肩法，旋臂摇抖法，拨捏复位法。

（3）配穴：捏拿风池、云门、天髎、中府、肩髎、极泉、臂臑、青灵，指揉秉风、天宗、肩贞、曲池及合谷。

十一、肩袖及冈上、冈下肌病变

肩部肌肉分内、外两层，外层为坚定的三角肌，内层为冈上肌、冈下肌、小圆肌和肩胛下肌4个肌腱共同构成的肩袖。当内层诸肌发生病变时，将分别导致肩袖损伤、冈上肌腱炎、钙化性冈上肌腱炎和冈下肌综合征，同属中医学伤科筋伤范畴之筋粘证。

（一）病因病机

冈上肌起自肩胛骨冈上窝，其肌腱在喙突肩峰韧带及肩峰下滑囊通过，参与构成肩袖，止于肱骨大结节上部。其作用是将肱骨头固定于肩胛盂中，并与三角肌协调作用使上肢外展。

冈下肌起自冈下窝及冈下筋膜内侧，其肌腱斜向外上方，部分附着于关节囊构成肩袖，止于肱骨大结节中部。其作用是稳定肱骨头及外旋肩关节。

小圆肌位于冈下肌下方，起自肩胛骨外侧缘，其肌腱斜向外部分附着于关节囊构成肩袖，止于肱骨大结节下部。其作用主要是协调冈下肌外旋肩关节。

肩胛下肌起自肩胛骨腹侧面，其肌腱移行外上部分附着于关节囊构成肩袖，止于肱骨小结节及小结节嵴上部。其作用是内收内旋肩关节。

1. 肩袖损伤

肩袖又名肌腱袖，位于肩关节的上方、前方和后方。肩袖附着于肩关节囊，由分别止于肱骨大、小结节的冈上肌、冈下肌、小圆肌和肩胛下肌共同构成，所以肩袖的完整性是肩关节稳定的重要保障。肩袖损伤有两方面原因。

（1）急性损伤：肩关节剧烈的外展外旋、内收内旋运动可造成肩袖的急性牵拉伤，这种损伤常可导致冈下肌、肩胛下肌肌腱抵止部发生牵拉延伸或撕裂，造成肩袖松弛。在肩袖急性损伤中，以冈上肌最易被牵拉撕伤。

（2）慢性劳损：由于肩关节活动频繁，造成构成肩袖的诸肌与肩关节上部喙肩弓等结构发生长期持久摩擦和牵拉损伤的积累，导致肩袖的慢性劳损。

2. 冈上肌腱炎

在肩部肌群中，冈上肌位于肩部上方，是肩部肌肉收缩时力量的交叉集中点，因此是最易产生损伤的肌肉。

外展是肩关节的重要运动形式，而冈上肌是主司肩部外展的主要肌肉，故活动频繁。当肩部外展时，冈上肌腱必须通过肩峰下面和肱骨头上面之间的狭小间隙，受到喙肩韧带和坚硬肩峰的摩擦而损伤。特别是肩关节外展、上举时，冈上肌腱行于大结节上部和肩峰与喙肩韧带下方时，受到上、下两个方向的挤压，加重了肌腱的挤压摩擦损伤。

当冈上肌腱发生炎症时，很易发生钙化而变得脆弱，肌腱的强度和韧性明显减弱，常因跌倒手撑地或突然的肌肉收缩而引起肌腱的完全性或不完全性断裂。

3. 钙化性冈上肌腱炎

钙化性冈上肌腱炎是自限性病证。原因尚不清楚，目前比较统一的有4种观点。

（1）冈上肌腱在近肱骨大结处有一明显的生理弯曲，并且被挤压在喙肱韧带和肱骨头之间，而此处正是被称为"危险区"的一个相对无血管区，血液供应较差，易导致肌腱坏死，形成钙盐沉积。

（2）由于冈上肌腱组织变薄和原纤维形成，使占优势的肌腱变性，导致钙化。

（3）由于缺氧导致"危险区"内冈上肌腱发生纤维软骨性变，引起钙化。

（4）由于长期的冈上肌腱炎症加之退行性变，使得冈上肌腱细胞活力下降，二氧化碳结合力降低，pH 值增高，在炎性纤维组织上引起碳酸钙和磷酸钙沉积。

以上所指 4 种钙盐的积聚，属不定型的钙盐沉积，均可刺激冈上肌腱发生炎症。

钙化性冈上肌腱炎从发病到恢复的病理变化过程主要有 4 期。

（1）钙化前期：肌腱出现纤维软骨性变，细胞排列不规则或排列成行，出现钙盐沉积。

（2）钙化形成期：钙盐大量沉积，纤维软骨性变区域逐渐被钙盐沉积物所取代。

（3）钙化吸收期：钙盐沉积物周围有许多薄壁毛细血管增生，并开始向钙盐沉积物内延伸。

（4）钙化恢复期：钙盐沉积物被清除，薄壁毛细血管已被胶原纤维所包裹，形成早期的瘢痕组织。

以上 4 种病理变化可同时存在于同一病灶内，只是以某一期的病理变化比较突出而已。

4. 冈下肌综合征

同样对于冈下肌综合征来讲，其病因至今仍不明确，目前对此综合征的发生主要有以下几种观点。

（1）冈下肌急性牵拉伤：冈下肌是肩关节的外旋肌，同时有稳定肱骨头的作用，当冈下肌在发挥其功能作用时突遇外来暴力的干扰，易造成冈下肌急性损伤。

（2）肩胛骨隆凸处摩擦伤：在肩胛冈中点下方 3～4 cm 处恰是肩胛骨隆凸处，冈下肌虽与肩胛骨隆凸处之间有疏松的结缔组织相隔，但缺少主要的滑囊装置，所以当肩关节运动时，冈下肌纤维与肩胛骨隆凸的骨表面产生较强的摩擦，造成冈下肌纤维的急性摩擦伤或慢性劳损。

（3）肩胛上神经牵拉、摩擦伤：肩胛上神经在从冈上窝至下窝的行程中，在经过冈盂切迹处时存在一个转折角，形成一个潜在的绞勒点。当肩胛骨运动时，肩胛上神经在冈盂切迹处受到牵拉和摩擦，易造成肩胛上神经损伤，导致冈下肌疼痛、萎缩。

另外，暴力的直接打击和风寒湿邪侵袭也可引起本综合征。

（二）临床表现

1. 肩袖损伤

疼痛常局限在肩顶部，可向三角肌止点处放射，局部肿胀，皮下可有瘀斑。若为肩袖破裂，损伤时患者能听到撕裂声。肩关节外展至 60°时，由于破裂的肩袖在肩峰下滑过，产生剧烈疼痛；继续外展超过 120°时，即破裂的肩袖超出肩峰外时，疼痛骤轻，此即所谓的"痛弧"。若肩袖破裂为完全性，则肩部运动严重障碍，并可在肩峰下触及破裂的间隙。久而可导致冈上肌、冈下肌失用性萎缩，而三角肌有时不但不萎缩反而变得肥大。

2. 冈上肌腱炎

肩部上外侧疼痛，并可向三角肌、颈后及前臂放射。肱骨大结节冈上肌腱附着处压痛明显。肩关节运动除在外展 60°～120°范围内产生疼痛外，其他方位运动几乎不受限制。严重的冈上肌腱炎可使肩部肌肉痉挛、出现肌肉萎缩。若为冈上肌腱断裂，会出现典型的肩外展肌力消失，不可外展上臂。

3. 钙化性冈上肌腱炎

发病初期仅有肩部钝痛感，但疼痛迅速加重、范围明显扩大。肩峰区域内红肿热痛、压痛明显,三角肌附着处多存有压痛,疼痛程度较单纯的冈上肌腱炎更加剧烈。

检查可在肩峰下滑囊处触及饱满感,并有明显压痛。肩关节活动明显受限,尤以肩关节外展、外旋为甚。

X线检查在肱骨大结节上方可发现形状不规则、密度不一的钙化阴影。若症状减轻时,钙化阴影可变小或消失。另外还可发现肱骨大结节有不同程度的骨质疏松。

4. 冈下肌综合征

肩痛、肩臂痛、肩颈痛,可牵扯到拇指,特点多为胀痛,也可为麻痛或酸痛。肩关节活动受限以上举不完全、后伸摸背困难为主要表现。

检查可在肩胛冈下方冈下窝处发现明显压痛点和痉挛的冈下肌肌束,日久整个肩部有麻木感,但无明显感觉障碍。X线检查无特殊发现。

(三)鉴别诊断

(1)肩袖完全断裂与冈上肌腱部分断裂。

两者主要鉴别在于冈上肌腱部分断裂有 $60°\sim120°$ 的外展疼痛弧,其他方位运动疼痛较轻并可自主地抬起上肢。而肩袖完全断裂,疼痛剧烈,失去肩外展功能,且不能主动抬起上肢。

(2)冈上肌腱炎应注意与肩峰下滑囊炎、肱二头肌长头腱及滑膜鞘炎相鉴别。

(3)钙化性冈上肌腱炎应注意与肩周炎、肩关节内游离体相鉴别。

(4)冈下肌综合征应注意与肩周炎、颈椎病相鉴别。

(四)辨证施术

1. 肩袖损伤

(1)治则:理筋整复,活血镇痛。

(2)处方:掐臂捏揉法,揉臂推拿法,牵肩拨络法,整肩法,旋臂摇抖法,揉拿肩周诸穴。

(3)配穴:捏拿风池、云门、天髎、中府,指拨臑俞、秉风,指掐肩中俞、肩外俞及天宗。

2. 冈上肌腱炎

(1)治则:疏筋活血,理筋镇痛。

(2)处方:掐臂捏揉法,滚臂推拿法,托肘旋肩法,捏拿手三阳经,压背膊运法,整肩法。

(3)配穴:捏拿风池、极泉、臂臑、青灵、手五里、少海、曲池,指旋肩外俞、曲垣、天宗,掐揉阳溪、内关、合谷。

3. 钙化性冈上肌腱炎

(1)治则:柔筋散结,活血化瘀,通利节窍,解痉镇痛。

(2)处方:掐臂捏揉法,旋臂摇抖法,掐拿手三阳经,指拨肩周诸穴,扳臂搓理法,掌摩法。

(3)配穴:掐拿风池,指揉风府、大椎、云门、秉风、肩髎、肩贞,掐揉曲池、合谷。

4. 冈下肌综合征

(1)治则:舒展筋肌,解痉镇痛。

(2)处方:滚臂推拿法,捏拿手六经,旋臂摇抖法,扳臂搓理法,压背膊运法,双掌揉肩法。

(3)配穴:指揉肩井、巨骨、肩髃、肩中俞、肩外俞、天宗,掐揉曲池、合谷。

十二、肩部韧带损伤

肩部韧带损伤主要是指肩锁韧带和喙锁韧带损伤,是由于肩部受到直接暴力冲击或猛力牵拉所致。一般来讲两韧带多合并同时损伤。

（一）病因病机

肩锁韧带位于肩锁关节上方，构成肩锁关节的关节面呈倾斜状，两关节面周缘有关节囊包裹，关节囊上部纤维层增厚形成肩锁韧带。肩锁韧带有保护和稳定肩锁关节的作用。

肩锁韧带位于肩胛骨的喙突与锁骨之间，由锥状韧带和斜方韧带组成，根据锥状韧带和斜方韧带的纤维走向，决定了喙锁韧带具有防止肩胛骨被推向内下方，并对肩锁关节的稳定起重要作用。

1. 肩锁韧带损伤

当直接暴力自上而下作用于肩峰，由于肩锁关节面呈倾斜位，可以减轻来自上方的外力对肩锁关节的损伤，同时也可在一定程度上防止锁骨肩峰端向下移位。在外力作用下，可损伤肩锁关节和关节囊。如果外力过大，除损伤韧带和关节囊外，常合并肩锁关节半脱位，由于肩锁关节面的倾斜，所以多发生锁骨向上移位。损伤部位可出现不同程度的血肿，若不存在脱位，待血肿吸收后，可自行恢复功能。

2. 喙锁韧带损伤

直接暴力或过度牵拉肩关节，除损伤肩锁韧带外，常合并同时损伤喙锁韧带。若两韧带同时损伤断裂，肩锁关节几乎全部失去了稳定作用，可出现肩锁关节全脱位。由于喙锁韧带对肩锁关节稳定是起决定作用的，因此当发生肩锁关节完全脱位时，说明喙锁韧带严重断裂。

中医学认为肩锁关节为手阳明经筋所络结，手太阴经筋所复结，若碰、挫损伤其间隙致使关节错移，节内津液停滞，节外络筋拘结，活动受限而为病。

（二）临床表现

肩部外伤后，局部肿胀、疼痛，有时局部出现畸形，肩部功能活动障碍。

若为肩锁韧带损伤，局部肿胀，疼痛主要位于肩峰与锁骨外侧端之间部位。

若为喙锁韧带损伤，局部肿胀，疼痛位于锁骨外侧下方与喙突之间部位。

若为两韧带合并损伤，同时伴有肩锁关节脱位，除出现两韧带损伤的上述症状外，肩锁关节处，肩峰与锁骨不在同一平面，肩部出现畸形，锁骨上端明显隆起，按压有波动感，局部肿胀严重。

X 线检查可见肩峰与锁骨间距离明显加大，若为陈旧性脱位，可发现喙锁韧带钙化。

（三）鉴别诊断

本病依据典型病史和体征，易于作出诊断。但应注意单纯韧带局部损伤与韧带完全断裂合并脱位的鉴别。

若为单纯韧带局部损伤，疼痛较缓和，轻微肿胀，对肩部功能活动影响不大。

若为韧带断裂合并肩锁关节脱位时，疼痛剧烈，肿胀严重，损伤部呈畸形表现，肩部功能活动严重受限。

（四）辨证施术

1. 治则

分筋理节，活血化瘀，通经活络，解痉镇疼。

2. 处方

滚臂推拿法，拨振叩颈法，弹拿手六经，旋臂指拨肩周法，握臂牵肩法，扳臂搓理法，双掌揉肩法，理肢法。

3. 配穴

捏拿风池、云门、肩井、中府、巨骨、肩贞、肩髃，指旋大椎、秉风，臑俞及肩髎。

急性损伤期内,手法宜轻柔缓和。若为脱位去除固定后的康复治疗,可加强手法力度,解除粘连。若为韧带完全断裂合并肩关节完全脱位,建议转科治疗。

可结合红外线和石蜡疗法。

十三、肩峰下滑囊炎

肩峰下滑囊炎,又称三角肌下滑囊炎,是由于外伤或自身的退行性病变所导致滑囊内壁炎症而引起的以疼痛、功能活动受限、局部压痛、肿胀为主要症状的疾病,属中医学伤科中筋伤范畴之气滞血瘀证。

(一)病因病机

肩峰下滑囊由相互连通的肩峰下囊与三角肌下囊所组成。肩峰下囊上面附着于肩峰及喙肩韧带,下面与肩袖及肩关节囊相融合,能有效地减轻冈上肌腱与肩峰及喙肩韧带之间的摩擦。三角肌下囊位于三角肌与大结节之间,可有效地减轻三角肌与大结节之间、肩峰及喙肩韧带与大结节之间的摩擦。

肩峰下滑囊的血供主要由旋肱前、后动脉和肩胛上动脉等的分支供应;其神经支配主要有腋神经,肩胛上、下神经等的分支所支配。

肩峰下滑囊炎可分为原发性和继发性两种。原发性病变直接是由肩峰下滑囊本身病变造成的。肩关节剧烈的运动,可因牵拉、碰撞直接撕裂损伤肩峰下滑囊。另外,由于长期的牵拉、挤压及旋转、滑动摩擦等劳损的积累,再加之中年以上的组织退变,肩峰下滑囊出现萎缩、变性、粘连以及局部薄弱处的磨损等导致本病的发生。

继发性病变是由肩峰下滑囊邻近周围组织结构病变所累及而造成的。半数以上的肩峰下滑囊炎是由于冈上肌腱炎和钙化性冈上肌腱炎所累及而致。

中医学认为该病因跌挫、扭抻或劳损致使筋肌挛急,筋隙狭阻,气血瘀滞,津液积留故肿胀疼痛;滞久不通,筋肌失荣而拘僵,故活动不能。

肩峰下滑囊炎的急性期,以渗出性肿胀为主要病理表现,滑膜囊内表面产生滑膜水肿、腔内积液的无菌性炎症。久而慢性炎症迁延导致滑膜增厚,滑膜囊上、下底壁局部粘连,或底部薄弱处磨损,并可能造成与肩关节腔相通。此时正常滑囊的润滑和缓冲作用减弱,由于与周围组织慢性炎症并存,导致本病主要的病理变化为肩关节的活动范围逐渐减小至完全消失。

本病发生的另一个病理特点是半数以上的情况是作为肩关节周围一些软组织病变的继发病。尤以冈上肌腱撕裂伤、退行性钙盐沉积和肩袖断裂为最多。通常在冈上肌单独发生病变时,其痛觉常不敏感,当病变波及肩峰下滑囊时,疼痛剧烈。从解剖学观点上可以认为当发生肩峰下滑囊炎时冈上肌腱炎早已发生。

另外,肩峰下滑囊炎的原发病变和继发病变有时很难加以区别,它们之间是互为因果,相互渗透的病理传变关系。

(二)临床表现

本病以疼痛,局限性压痛,功能活动受限为主要症状。

疼痛位于肩前深部多涉及至三角肌的止点,也可向颈部、肩胛、手臂处放射。疼痛一般为逐渐加剧,昼轻夜重;运动可加重,以肩关节外展外旋为重。

压痛点多分布在肩峰下,大结节处。若滑囊肿胀可在三角肌前缘鼓起一圆形肿块。压痛点及肿块常可随肩关节的运动而移动。

为了减轻疼痛,肩关节常保持内收内旋位。本病发展到后期由于滑囊壁的增厚和粘连,肩关节活动可完全消失而被肩胛骨与胸壁和胸锁关节活动所代替。晚期可出现三角肌、肩胛带肌萎缩。

X线检查可偶见不规则钙化斑点。

（三）鉴别诊断

本病主要与冈上肌腱炎相鉴别。两病的症状、体征非常相似，且易同时发作。目前，临床上较常采用压痛点挤压试验加以鉴别。

具体操作方法：当肩关节外展呈 90°时，固定肘关节从三角肌下方向三角肌上方缓慢加力挤压。引起疼痛或疼痛剧烈者为冈上肌腱炎，不发生疼痛或疼痛轻微者为肩峰下滑囊炎。

（四）辨证施术

1. 治则

分筋理节，活血散瘀，解痉镇痛。

2. 处方

捏肩揉臂法，掐臂推拿法，握臂牵肩法，扳臂展肩法，旋肩抖臂法，掌揉手阳明、手太阴、手少阳经，抱搓手六经。

3. 配穴

对拿风池，捏拿云门、天髎、中府、肩井、青灵、臂臑，指旋巨骨、肩髃、秉风、天宗、臑俞、肩贞。

注意局部保暖，初期应减少肩关节活动，后期应加强功能训练。

临床可结合直流电中药离子导入疗法。

十四、肩关节周围炎

肩关节周围炎是指发生在肩关节囊及其周围肌肉、肌腱、韧带、滑囊的退行性变和慢性非特异性炎症。本病属典型的自愈性疾病，通常又被称为漏肩风、五十肩、肩下举、肩凝症及冻结肩等，这些名称形象地说明了本病的发病原因、好发年龄、临床症状、病理传变以及疾病的发展等情况。

在世界医学发展史上，法国人 Duply 于 1872 年首次确定"肩关节周围炎"的诊断名称，故本病也称"Duply 综合征"。中医学早在晋代就有关于本病治疗的记载，《针灸甲乙经》云："肩胛周痹，曲垣主之。肩痛不可举，引缺盆痛云门主之。"

（一）解剖

肩关节是由肩肱关节、肩峰下结构、肩锁关节、喙锁连接、肩胛胸壁间关节、胸锁关节 6 部分共同构成的关节复合体。

1. 肩肱关节

肩肱关节是由肩胛关节盂和肱骨头构成的杵臼关节。肩肱关节软组织结构包括肩肱关节囊、肩关节滑液囊，喙肩韧带、盂肱韧带、喙肱韧带、肩袖组织、三角肌、胸大肌、背阔肌及肱二头肌长头腱。肩肱关节是人体最灵活和最不稳定的关节，其运动形势主要是前屈、后伸、外展、内收、外旋和内旋。

2. 肩峰下结构

肩峰下结构又称第 2 肩关节。是由喙突，肩峰、喙间韧带在肩关节上方形成肩穹隆构成第 2 肩关节的臼窝部分，起关节盂作用，肱骨大结节构成杵臼关节的髁突部分，肩峰下结构是典型的滑膜关节结构，主要作用是辅助肩关节进行各方位运动，以肩关节的外展、内收、上举及旋转运动中的作用最为突出。

3. 肩锁关节

肩锁关节是由肩胛骨肩峰关节面与锁骨肩峰关节面构成的平面关节，其作用有两个。一是使肩胛骨垂直上、下运动；二是使肩胛骨关节盂前、后运动。

4. 喙锁连接

喙锁连接又称喙锁关节，是由锁骨与肩胛骨喙突间构成的平面关节，关节间为韧带连接，运动幅度较小，其与肩锁关节和胸锁关节共同构成联合关节。

喙突是肩部肌肉、肌腱、韧带的重要附着点，肩锁韧带、喙锁韧带、喙肱韧带以及肱二头肌短头腱、喙肱肌、胸小肌均附着于喙突；喙突与肌腱之间还存有滑囊组织，故上述肌肉、肌腱、韧带及滑囊的病变均可累及喙突，引起喙突疼痛，导致肩关节功能障碍。

5. 肩胛胸壁间关节

肩胛骨与胸壁间连接虽不具关节结构，习惯上仍称肩胛胸壁间关节。肩胛胸壁间关节与肩肱关节联合作用可使上臂外展和前屈。

6. 胸锁关节

胸锁关节是由锁骨胸骨关节面与胸骨柄锁骨切迹及第一肋软骨所构成的摩动关节，是肩肱关节与躯干连接的唯一结构，其作用是协调肩肱关节的运动，当肩部抬高时，可有旋转锁骨的作用。

导致肩关节周围炎的真正病因，至今仍未完全明确。但绝大多数学者比较统一的观点是：以肩关节周围软组织退行性变的原发病因为基础，以肩外疾病的继发而来。

（二）病因病机

1. 原发性病因

（1）肩关节急性创伤：肩部扭挫伤、肩袖损伤、肩关节脱位、肱骨外科颈骨折等等肩部创伤，引起疼痛，炎性渗出，导致局部肿胀、肌肉痉挛，造成肩关节囊和周围软组织产生粘连，诱发肩关节的冻结。

（2）肩关节周围软组织劳损或退变：冈上肌腱炎、肱二头肌肌腱炎、肩峰下滑囊炎、冈下肌病变等疾患，均可导致肩关节囊的慢炎症和粘连。大量的临床检查及解剖证实，肱二头肌长头腱及滑膜鞘炎是在构成肩关节周围炎的众多原发性病因中的首发原因。

（3）肩部功能活动减少或上肢固定过久：肩关节功能运动减少，肩关节骨折、脱位或肩部术后固定过久等原因，导致局部血液供应不良、淋巴回流受阻、造成炎性渗出发生淤积；日久可使肩关节囊挛缩并与周围软组织发生粘连，从而诱发冻结肩。

2. 继发性病因

因肩关节以外疾患继发肩周炎的疾病，主要包括以下几个方面。

（1）颈椎源性肩周炎：指由于颈椎病引起的肩周炎。此种肩周炎的特点是：先有颈椎病的症状和体征，而后发生肩周炎，它是颈椎病的一种临床表现或者说是一种临床类型，而非肩关节及其周围软组织退行性改变所致，但此种颈椎病所致的临床症状是以后诱发肩关节冻结的原因之一。

（2）心脏疾患：系指冠状动脉供血不足，造成心肌缺血、缺氧而引起的心绞痛，其疼痛部位主要在胸骨后部，常可放射到肩、上肢或背部，尤以左肩和左上肢多见。此种疼痛多引起肩部肌肉痉挛造成肩关节功能活动障碍，从而诱发肩周炎。

（3）其他因素：肩周炎的发生尚与精神、心理因素，体内存有感染灶、内分泌紊乱及自身免疫反应等原因有关。从临床观察可发现肩周炎多与糖尿病、偏瘫、肺结核等疾患并存。

3. 中医学病因病机

中医学观点认为肩周炎为"肩痹",其发生有内、外两方面原因。

1) 外因

(1) 六淫：《素问·痹论》："风、寒、湿三气杂至,合而为痹也。"另外又说阳气胜者,为热痹。说明该病的发生多与风、寒、湿、热外邪有关。

(2) 外伤：《张氏医通》关于臂痛有这样记载："或因提掣重物,皆改痹痛。"

(3) 劳损：中医学对劳损又称劳伤,不仅损伤气血筋骨,也是关节疼痛的重要致病因素。《理筋续断秘方》云："劳损伤骨,肩背疼痛。"

2) 内因：中医学认为：肝肾亏损、气血虚衰以及内伤七情是其内因。

其中以七情异常,影响人体正常精神活动,导致筋肌关节疾病的发生,与现代医学认为肩周炎的发生与人的精神因素有关的观点是一致的。

（三）病理学变化

肩关节周围炎的病理变化比较复杂,大体可分为早期和晚期两个方面。

1. 早期病理学变化

盂肱关节造影和关节镜以及肩部超声检查证明,早期病变部位发生在纤维性关节囊。

具体改变为：关节囊收缩变小、关节腔可见滑膜充血、绒毛肥厚增殖填充关节间隙,导致关节腔狭窄,容积减小;肱二头肌长头腱关节腔内表面被血管翳所覆盖。手术检查发现：关节囊下部皱襞发生闭锁,其他软组织大致正常。

2. 晚期病理变化

除关节囊严重收缩外,关节囊发生纤维化增厚,关节周围其他软组织开始受到影响,呈现出广泛胶原纤维的退行性变。受损组织都呈进行性纤维化,软组织失去弹性、短缩和硬化。关节囊与周围肌腱、韧带发生大面积粘连。关节腔内滑膜增厚、滑膜与关节软骨粘连,关节腔内容量明显减小。此时通过关节镜可以观察到关节腔内有小鳞片组织漂浮。

3. 特殊部位的病理学变化

除上述变化外,在肩关节周围炎进行性病变中,以某些特殊部位的病理学变化尤为突出。

(1) 喙肱韧带及肩胛下肌腱：因纤维化而变粗短缩,将肱骨头固定于内旋位,限制肱骨的外展、外旋功能。

(2) 冈上、冈下肌腱：与肩胛下肌腱一起因变性而短缩,将肱骨头固定在肩胛盂上,限制肱骨头内旋、外旋功能。

(3) 肩肱关节囊：关节囊挛缩并与增生肥厚的滑膜粘连,使关节腔急剧缩小,限制肩肱关节各方位运动。

(4) 肩胛下肌的上、下滑膜隐窝：因滑膜组织增厚及纤维性关节囊过度的增生退变而闭锁,肩胛骨下关节囊与滑膜皱襞闭锁,导致关节囊与滑膜粘连于相应的骨骼上,当上肢被动强力外展时,可造成上述组织的撕脱。

(5) 肩袖：由于肩峰下滑膜壁增厚,滑囊因退行性变而闭锁,将肩袖牢固地粘连在肩峰的下方,造成肩关节活动范围逐渐缩小至完全消失。

(6) 肱二头肌长头腱：初期表现为肌腱肿胀,腱鞘充血、水肿,继而出现肌腱粘连,并有陈旧性出血,最后导致长头腱与沟底粘连。在肩周炎的发展过程中,肱二头肌长头腱的变化首先是滑动机制的闭锁,最后是长头腱完全黏附在肱骨上。而到了这个时期,临床上出现了症状的缓解,肩肱关节的功能开始逐渐恢复,所以肱二头肌长头腱是造成肩关节疼痛、肌肉无力和关节制动的原因。

就以上肩周炎整个病理学变化过程不难看出,早期与晚期病理学变化存在很大差异,而且两期病理学变化之间还有复杂的中间变化。

首先是关节囊及周围软组织最终都要受到侵犯。其次,病变的发展并不一致,不是所有组织都具有等同的病理学变化。再次,整个病理学变化的全过程,几乎是可以等同"逆转"的。就像人们逼真地形容"冻结肩"其名称的含义一样:肩关节的活动就像流水结冰一样慢慢地冻结起来,但在未来的某个时刻又渐渐地融化开来。

中医学关于肩周炎的病理学变化主要表现为:邪入经络,凝滞节窍;劳伤筋骨,气滞血凝;筋脉受损,瘀血凝滞;筋骨失养,筋挛骨松。

就目前而言,关于"原发性"冻结肩病因的最新临床研究认为是由于"喙肱冲击症"所造成的一种肩袖间隙缺血坏死性病损。

(四)临床表现

这里所述的临床表现是指狭义肩周炎,即冻结肩而言。本病临床上女性多于男性,又以左侧为多。急性期内,以疼痛为主要表现、性质为刀割样疼痛,夜间为甚,常有夜间疼醒史甚或彻夜不能休息。疼痛向上可放射至枕部,向下可放射至腕及手指,向后可放射至肩胛下角,向前可放射至胸部。随后,疼痛减轻,肌肉挛缩和关节运动障碍显著,肩关节各方位运动均严重受限,整个肩部肌肉僵硬,逐渐进入冻结阶段。肩关节周围广泛性压痛。晚期,疼痛大减,肩部肌肉萎缩,尤以三角肌萎缩最为明显。

中医学依据肩痹的病因病机、症状体征、将其分为血瘀节僵、肩凝气聚、肩凝痹闭3个主要类型。

(五)鉴别诊断

1. 肩内疾病

主要与肩关节脱位、肱骨解剖颈骨折、肩关节结核以及肩关节肿瘤鉴别。

2. 肩周病变

应注意与冈上肌腱炎、冈上肌腱断裂、肱二头肌长头腱断裂、肩峰下滑囊炎、喙突炎等疾病相鉴别。这里重点介绍肩周炎与冈上肌腱断裂的鉴别,具体见表11-3。

表11-3 肩周炎与冈上肌腱断裂的鉴别诊断

病名	冈上肌腱断裂	肩周炎
病史	青壮年都有严重的外伤史。中青年人因冈上肌腱退行性变,轻微外伤史即可导致断裂	以中老年人占多,女性患者高于男性,一般多无严重外伤史
症状	受伤时,肩部有撕裂感,疼痛剧烈,多在6～8小时后进行性加重	肩关节周围疼痛,以肩外侧为重,夜间痛重
功能障碍	出现60°～120°的"痛弧综合征"	全方位严重障碍
关节造影	显示冈上肌腱部分或全部断裂	关节囊挛缩变小

3. 肩周围神经疾患

应注意与胸廓出口综合征、臂丛神经炎、肩-手综合征相鉴别。这里重点介绍肩周炎与肩胛上神经卡压综合征的鉴别,具体见表11-4。

表 11－4   肩周炎与肩胛上神经卡压综合征的鉴别诊断

病名	肩胛上神经卡压综合征	肩周炎
病变部位	肩胛骨切迹	肩肱关节及其周围软组织
疼痛性质	由肩胛上神经受压引起,疼痛多为间歇性与肩胛骨活动有关	肩部痉挛之肌肉引起,以持续性疼痛多见,昼轻夜重
压痛点	局部无压痛	肩关节周围广泛压痛
肌萎缩	冈上肌、冈下肌萎缩	以三角肌萎缩为重、为多
功能受限	肩关节各方位运动轻微受限	肩关节各方位运动严重受限
X 线 及 超声检查	肩胛骨切迹斜位片可见切迹变异或畸形。造影及超声检查无关节囊改变	X线平片可见肱骨骨质疏松,造影及超声检查可见关节囊、缩小

4. 肩外疾患

重点介绍神经根性颈椎病与肩周炎的鉴别,具体见表 11-5。

表 11－5   肩周炎与神经根型颈椎病的鉴别诊断

病名	神经根型颈椎病	肩周炎
病因	主要是由于颈神经受到刺激或压迫引起	肩肱关节囊及其周围软组织退变引起
病变部位	颈椎	肩肱关节内、外软组织
疼痛来源	颈神经根受损,疼痛与神经分布一致	痉挛肌肉,与神经分布无关
功能受限部位	颈椎	肩关节
肩关节造影	无改变	关节囊收缩变小
肱二头肌张力增加	无疼痛现象	出现疼痛
疼痛来源	颈神经根受损,疼痛与神经分布一致	痉挛肌肉,与神经分布无关
功能受限部位	颈椎	肩关节
肩关节造影	无改变	关节囊收缩变小
肱二头肌张力增加	无疼痛现象	出现疼痛

（六）辨证施术

1. 血瘀节僵

（1）治则:舒展筋肌,活血逐瘀,开拔关节,疏通闭塞。

（2）处方:掐臂捏揉法,挼臂推拿法,扳臂指揉肩周诸穴,膊运腰背法,旋臂摇抖法,搓理手六经,挠背法,掌摩法。

（3）配穴:捏拿风池、青灵、臂臑、极泉、曲池、少海、内关、外关、合谷、后溪。

2. 肩凝气聚

（1）治则:分筋理节,调达气机,开拔关节、通经镇痛。

（2）处方:掐臂捏揉法,扳臂搓理法,旋臂摇抖法,托肘旋肩法,扳臂展肩法,扳臂搓理法,握臂牵肩法,挼臂推拿法。

（3）配穴：揉捏风池、云门、天髎、中府、肩髃、肩贞,掐揉极泉、青灵、肘髎、曲池、合谷,虚捶百会、大椎。

3. 肩凝痹闭

（1）治则：温通经络,祛风散寒,开拔关节,解痉镇痛。

（2）处方：掐臂捏揉法,擦臂推拿法,抓拿肩节法,推拿手六经,扳臂展肩法,托肘旋肩法,握臂牵肩法,旋臂摇抖法,扳臂搓理法,挠背法,理肢法,理指法。

（3）配穴：捏拿风池、云门、肩井、中府、秉风、极泉、臂臑、青灵、天府,指旋肩中俞、肩外俞、曲垣、天宗、臑俞、曲池及合谷。

肩关节周围炎尽管属自愈性疾病,但未经治疗或治疗不当均可使病变的肩关节不能恢复原正常功能,故患者应积极做好未病先防、已病防变、病后防复发和康复工作。本病预后多良好。

具体施术时,术者根据病情虚实、患者身体状况,酌情实施开拔类被动手法。治疗期间注意保暖,积极进行功能锻炼。

可结合音频电疗,以促进消炎、镇痛。

十五、腕关节损伤

腕关节损伤系由于腕部突然背伸、跌仆时手掌撑地等间接、直接外力作用而造成的腕关节损伤,属中医学伤科节伤范畴之节粘、节错和筋长、筋拘证。

（一）病因病机

腕关节或称桡腕关节,由桡骨下端关节面和尺滑头下方关节盘下面构成关节窝;舟骨、月骨、三角骨的上面构成关节头。关节囊比较松弛,与桡尺远侧关节之间有关节盘相隔,与腕骨间关节有骨间韧带相隔。

1. 腕骨

腕部有8块腕骨,分两行排列。近侧列由桡侧向尺例依次为：手舟骨、月骨、三角骨、豌豆骨;远侧列由桡侧向尺例依次为：大多角骨、小多角骨、头状骨、钩骨。

2. 韧带

腕关节囊周围软组织甚多,既有来自前臂的长肌腱,又有很多起自腕骨和掌骨处的短小手肌。其主要韧带有4条。

（1）桡腕掌侧韧带：位于关节囊的外侧缘,上方起自烧骨下端的前缘和茎突,斜向下方止于舟骨、月骨、三角骨和头状骨的掌侧面。

（2）桡腕背侧韧带：位于关节囊后面,上起自桡骨下端后缘,斜向内下方止于舟骨、月骨和三角骨的背面,并与腕骨间背侧韧带相移行。

（3）腕桡侧副韧带：起自桡骨茎突前面,止于舟骨、头状骨和大多角骨。

（4）腕尺侧副韧带：起自尺骨茎突前方并与关节盘的尖部融合向下分成两部分,一部分走向前外止于豌豆骨和腕横韧带上缘;一部分则与三角骨的内侧和背侧相连。

由于腕掌侧韧带在腕背侧韧带强大,限制了腕背伸范围,故腕部屈、收范围分别大于伸和展的范围。桡腕关节与腕骨间关节可做伸屈、侧偏和环绕运动;腕掌关节拇指部分可做屈伸外展、对掌和环绕运动;下桡尺关节和上桡尺关节联动可做前臂旋前、旋后运动。

本病多由外伤引起。急性扭伤多在腕部突然过度背伸、掌屈,尺、桡侧屈及旋转时发生,如跌仆时手的掌面或背面着地,或持物而突然旋转等动作,均可致腕关节扭伤。慢性损伤常因腕关节长期超负荷运动引起。

腕关节损伤的组织多为韧带,损伤局部组织渗出、肿胀。而韧带的损伤可因损伤时受力方向的不同而有所区别。受伤时,腕关节处于背伸位时,常损伤腕桡掌侧韧带;处于掌侧屈腕时,常损伤腕桡背侧韧带;处于尺屈位时,常损伤桡腕侧副韧带,处于桡侧屈曲位时,常损伤腕尺侧副韧带。若为反复性损伤,易造成复合性的韧带和肌腱损伤。

中医学认为腕关节乃多气少血之节,筋多肉少,为手三阴、三阳经筋起循之处。若因跌扑冲挫、持物抻扭以及积劳损伤而伤筋伤节,筋或长或拘,腕节或粘或错,气滞血瘀而作肿痛。临床上将其分为伤筋证、伤节证和节粘证。

（二）临床表现

腕关节急性损伤时,可见腕部肿胀、疼痛,活动时疼痛加剧,局部压痛明显。慢性损伤时只有轻微酸痛,无明显肿胀,只是在作腕部大幅度活动时,疼痛加剧。腕部常处于乏力和不灵活感。

（三）鉴别诊断

腕关节解剖结构较复杂,损伤致病种类繁多,但容易做出诊断。临床上应主要与桡尺骨远端骨折,舟状骨骨折,月骨骨折或脱位,舟、月骨无菌性坏死等病变相鉴别。

（四）辨证施术

1. 伤筋证

（1）治则：舒展筋肌,疏通气血,解痉镇痛。

（2）处方：理筋法,搓掌法,理肢法、理指法,旋臂摇抖法,握臂仰腕法。

（3）配穴：掐揉阳溪、内关、通里、曲泽、小海、青灵、合谷。

2. 伤节证

（1）治则：分筋理节,舒展筋肌,祛瘀镇痛。

（2）处方：握臂仰腕法,捏腕抻抖法,理肢法,搓掌法,理腕法,理指法。

（3）配穴：掐揉曲池、尺泽,指拨少海,指揉阳溪、列缺、内关、合谷。

3. 节粘证

（1）治则：疏通气血,开拔关节。

（2）处方：指揉诸经筋络节诸穴,掐臂托腕法,扳臂搓理法,理腕法,理肢法,握臂仰腕法。

（3）配穴：掐拿肩贞、肩髎、臂臑、手三里、列缺、合谷。

对于严重腕关节扭伤应进行 X 线检查以排除骨折、脱位等改变。急性期内手法宜轻柔,避免加重出血肿胀。

十六、桡尺远侧关节及三角软骨损伤

桡尺远侧关节及三角软骨损伤,又称桡尺关节远端半脱位、桡尺关节远端分离症,系指桡尺关节远端腕关节中的三角纤维软骨因外力作用而损伤,导致桡尺关节松动。本病属中医伤科范畴之节错证。

（一）病因病机

桡尺远端关节由尺骨头的环状关节面与桡骨的尺切迹以及尺骨头下面与关节盘的上面共同构成,关节囊松弛,附着于关节面和关节盘的周缘。关节腔呈"L"形,其垂直部分位于桡、尺骨下端之间;其横行部分在三角软骨盘与尺骨头下端之间,是桡骨围绕尺骨旋转运动的结构基础。

在尺骨头远端有一三角形纤维软骨盘,其尖端附着于尺骨茎突根部小凹中,其底边附着于桡骨远端尺切迹的下缘,并与尺切迹共同构成关节窝,同时将尺骨头与腕骨隔开。关节盘的前后缘有韧带相联结。软骨盘将桡腕关节和桡尺远侧关节分隔开来,两个关节腔互不相通。正常时,关节盘起稳定桡尺远侧关节,增强滑动和缓冲作用,减轻前臂旋前旋后时的损伤。

桡尺近侧和远侧关节为联合车轴关节,可使前臂做旋转运动。其旋转轴为桡骨头中心部至三角软骨盘尖部。当前臂处于正立位时,软骨盘处于松弛状态,可当前臂过度旋转时,易造成三角软骨盘的损伤。

当腕关节处于背伸或掌屈时,前臂过度旋转,三角软骨前后方韧带紧张;当前臂旋转暴力过于强大或腕关节背伸跌扑手掌着地时,前臂极度旋前或旋后尺偏,使三角软骨盘与桡骨连接处撕裂,造成桡尺远侧关节松动乃至分离。

三角软骨盘损伤破裂可单独发生,也可并发于桡骨下端骨折与桡尺远侧关节脱位或腕部其他损伤中。所以,软骨盘损伤破裂的早期症状有时会被其他严重损伤症状所掩盖而被忽视。若是桡骨远端或尺骨茎突基底部撕脱性骨折时,反而会避免三角软骨盘的损伤。

长期运用前臂旋转劳动而使腕部韧带产生慢性劳损者,若遇暴力更易发生本病。

三角软骨盘的中央部分最薄弱,由于先天性软骨盘发育不全或老年性退行性变,往往软骨盘上产生裂隙,而当遭受暴力冲击时,软骨盘上下韧带抵消不了冲击力时,软骨盘的中央部分就成了暴力冲击的中心,故极易造成破裂。

中医学认为腕桡尺之节,为手太阳、手少阳、手少阴三经筋所络结,若持物旋转过度或跌扑撑持伤其筋节,筋驰失固,节隙错移,节动受限,筋络拘挛,锐骨移浮隆突而病。

(二)临床表现

多有明显外伤史。腕部肿胀,握力下降或持物掉落,腕部尺侧疼痛,腕背伸支撑或尺偏旋前位疼痛加重。腕关节各方位活动均受到不同程度限制。腕关节自然凹陷消失,腕关节间隙与尺侧尺骨基突远端压痛明显。下桡尺关节背侧间隙松弛并有摩擦感,日久握腕可伴有弹响声,前臂旋转时可出现绞锁现象。

三角软骨盘挤压试验呈阳性。

X线检查可见桡尺远侧关节间隙增宽、尺骨头向外背侧移位。碘油或空气造影可显示三角软骨盘破裂口及造影剂通透裂口流入桡尺远侧关节腔。

(三)鉴别诊断

本病应注意与腕关节扭伤及月骨无菌性坏死相鉴别。

1. 腕关节扭伤

急性期症状与本病证状相似,但腕关节损伤部位不限于尺骨小头部位,也多无关节绞锁和弹响声。X线检查可协助鉴别。

2. 月骨无菌性坏死

两病有相同损伤史,但压痛部位不同。月骨无菌性坏死压痛部位在腕关节正中部。同样X线检查可协助鉴别。

(四)辨证施术

1. 治则

分筋理节,活血化瘀,舒筋固节,解痉镇痛。

2. 处方

旋臂摇抖法,扳臂搓理法,握臂押腕对挤法,理肢法,理腕法,理指法。

3. 配穴

掐神门、通里、阴郄、少海。

治疗期间应避免前臂及腕的旋转活动,可佩戴护腕并使用颈和前臂昂带。

十七、狭窄性腱鞘炎和腱鞘囊肿

腱鞘炎和腱鞘囊肿是手部慢性软组织损伤的常见病,其中腱鞘炎包括桡骨茎突狭窄性腱鞘炎和屈指肌腱腱鞘炎。腱鞘炎和腱鞘囊肿均属中医伤科筋伤范畴之筋粘证。

(一)病因病机

腱鞘包裹在肌腱表面,其作用是固定肌腱并可减少肌腱与骨面的摩擦。腱鞘可分为纤维层和滑膜层两部分。纤维层又称腱纤维鞘位于外层,为深筋膜增厚而成,包裹着肌腱并附着于骨,与骨共同形成骨纤维性管道,对肌腱起约束和滑动作用;滑膜层又称腱滑膜鞘,位于腱纤维鞘内面,是双层筒状滑膜鞘管,其内层紧贴肌腱表面,外层贴附在腱纤维鞘内面,两层之间存有少量滑液,以减少肌腱运动时摩擦,腱滑膜鞘的两层在骨面与肌腱之间相互移行形成腱系膜。

手的掌面深层,有拇长屈肌腱鞘和屈指总腱鞘。拇长屈肌腱鞘从腕部到指端包裹拇长屈肌腱;屈指总腱鞘尺侧与小指屈肌腱鞘相通;示指、中指、环指的腱滑膜鞘穿过各指的腱纤维鞘,止于掌指关节附近,不与屈指总腱鞘相通。

手的背面,深筋膜增厚形成伸肌支撑带并向深面发出 5 个纵行筋膜隔,将腕后区分为 6 个骨纤维性管,各管分别容纳相应的伸肌腱。其中拇长展肌和拇短伸肌腱鞘中有两条肌腱通过,两肌腱位置表浅,在绕过桡骨茎突到达第一掌骨时,形成一定角度;而拇长展肌腱也常有分裂的腱束;该腱鞘内衬滑膜层,外覆伸肌支撑带,其深面为桡骨茎突之粗糙不平细窄的纵沟,故肌腱穿过时易发生摩擦受损。

腱鞘炎和腱鞘囊肿的病因病机大体相同,且多发生在关节肌腱滑动处。

1. 腱鞘炎

(1)桡骨茎突狭窄性腱鞘炎:是由于腕及拇指过度劳累或久处寒湿导致肌腱、腱鞘的损伤性炎症所致,由于该腱鞘处于桡骨茎突纵沟,狭窄又不平坦;又有二条肌腱通过,加之二肌腱绕过桡骨基突时又存一定角度和拇长展肌腱常有分裂的肌腱束等因素,致使腱鞘相对狭窄,易于造成肌腱损伤。损伤后,炎症水肿,日久腱鞘内外层逐渐增厚。病理切片可显示:慢性炎症改变,腕背韧带失泽、有充血和细胞浸润反应;腱鞘呈浆液性滑囊炎,有的出现钙质沉着;肌腱水肿,有的呈现部分纤维断裂。

(2)屈指肌腱腱鞘炎("弹响指""扳机指"):是由于扭、挫等外伤;或手指过度频繁的用力劳动等慢性劳损;或从事用力握持硬物工作导致工具把柄等硬物与掌骨头之间相互挤压均可导致骨纤维管损伤而发病。

本病病理学变化的关键是腱鞘出现环状狭窄。起初仅表现为充血、水肿、继而腱鞘增生肥厚和管壁纤维变性,造成管壁狭窄;从而使狭窄处肌腱因受挤压而变细,未被挤压肌腱两端渐渐形成葫芦状肿大,阻碍肌腱的滑动;当肿大的肌腱强行通过腱鞘狭窄处,即发生"弹响";若肿大的肌腱不能通过时,则手指不能屈曲,发生闭锁。

(3)腱鞘囊肿:本病病因至今不十分明确,不过从临床观察来看,青壮年患者半数以上有外伤史,但很少因直接暴力而得;年轻患者因关节囊和腱鞘受伤后,内膜衬里破裂或纤维组织退变引起。

此病以腱鞘内滑液增多而发生囊状物外突为其病变特征。久之,囊肿嵌顿于关节间与周

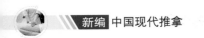

围组织发生粘连,导致粘连性变性。

腱鞘囊肿好发部位:一是舟骨与月骨韧带间,在伸拇长肌腱和伸指总肌腱之间发生,此处囊肿如蚕豆大,外形光滑,位置表浅,触之饱满有波动感,易于在皮下挤破,但易复出;二是腕掌桡侧,桡骨下端与大多角之间韧带,如豌豆大、光滑、固定、坚韧,不易破裂;三是屈指肌腱近端指节之滑车部的结缔组织,形如绿豆大小,硬韧,可移。

此外,中指近侧指间关节的腱膜扩张部一侧易好发囊肿;腕管掌侧发生囊肿,易伸入腕管合并正中神经受压。

（二）临床表现

1. 腱鞘炎

（1）桡骨茎突狭窄性腱鞘炎:起病一般较缓慢,个别因过度用力而突然发病者。早期仅觉腕背桡骨茎突处及拇指周围酸痛感并伴有轻度肿胀,屈腕或拇指活动时疼痛加剧。疼痛可向手指、前臂甚至肩部放射。拇指活动乏力,内收、外展功能受限。晚期,由于功能废用可引起大面积萎缩。

（2）屈指肌腱腱鞘炎:本病多见于中年妇女,任何手指均可发生。起病缓慢,初起时患指酸痛无力,以晨起时为重,患指屈伸功能受限,稍做活动后好转。随病情加重,当屈指时,患指可突然停留在半曲状态,若再用力屈指,则发生弹响。同样伸直手指时也是如此。严重时手指常绞锁在屈曲或伸直位。

2. 腱鞘囊肿

本病有单房和多房之分,多见于青壮年及妇女。囊肿多缓慢发生、逐渐长大,一般无明显不适,只是在局部活动时才有酸胀感和轻微疼痛,有时疼痛可向囊肿周围放射。若囊肿与腱鞘相连,患者远端则出现软弱无力的感觉。检查可见表面光滑、边界清晰,不与皮肤粘连,压痛不明显。

（三）鉴别诊断

狭窄性腱鞘炎根据典型症状和体征较易作出诊断。但腕背侧囊肿应注意腕背隆突综合征相鉴别。

腕背隆突综合征:第2、第3掌骨背侧基底部有局限性骨性隆起,局部压痛,触之较囊肿坚硬;但腕关节活动不受限制,反而腕背伸时有轻松感。腕掌关节背侧切线X线检查可发现:第2、第3掌骨背侧基底与头骨之间关节间隙变窄,边缘有唇样骨赘形成。

（四）辨证施术

1. 桡骨茎突狭窄性腱鞘炎

（1）治则:舒展筋肌,疏通充血。

（2）处方:捏拿手三阴经,掐拿手三阳经,滚臂推拿法,掌摩法,理肢法,握臂抻腕旋转法。

（3）配穴:捏拿风府,侠白,掐尺泽、太渊、曲池、臂臑。

2. 屈指肌腱腱鞘炎

（1）治则:分筋理节,柔筋软结,散瘀镇痛。

（2）处方:掐臂捏揉法,滚臂推拿法,理肢法,搓掌法,理指法,摇指法,指擦法。

（3）配穴:掐揉鱼际,太渊、合谷、手三里、孔最、尺泽、肘髎、手五里。

3. 腱鞘囊肿

（1）治则:柔筋散结,化瘀镇痛。

（2）处方:掐臂捏揉法,撩臂推拿法,握指牵抻法,指揉硬结及阳溪,理肢法,理指法。

（3）配穴：捏拿天府、侠白、尺泽、孔最、鱼际、肩髃、手三里、合谷。

治疗期间，防止寒凉刺激和过度劳累。

十八、腕管综合征

腕管综合征又称腕管狭窄症，是指正中神经在腕部骨纤维管中受压，所引起的运动、感觉和自主神经功能紊乱的一系列症候群。

（一）病因病机

腕管又称骨纤维性管，由屈肌支持带和腕骨沟共同围成。其后壁是腕骨沟及附着于腕关节囊前面的筋膜；掌面是屈肌支持带，横跨在腕部桡侧的舟骨和大多角骨以及腕部尺侧的豌豆骨和钩骨之间。

腕管内有指浅、指深屈肌腱各 4 条和拇长屈肌腱及正中神经通过。指浅、指深屈肌腱被屈肌总腱鞘包裹；拇长屈肌腱被拇长屈肌腱鞘包裹；正中神经经过两腱鞘之间的浅面与屈肌支持带之间到手掌，在手掌支配第1、第2蚓状肌、手掌桡侧三分之二皮肤和桡侧三个半指掌面皮肤及其背面末两节皮肤。

腕管是缺乏伸缩性的骨纤维性管道，管腔比较狭窄。正常情况下，腕管内屈指肌腱的来往滑动不易妨碍正中神经。但当管内内容物体积增大或管腔缩小时，如急性扭挫伤、慢性劳损或肌腱发生非特异性慢性炎性变化时，可使得肌腱水肿增粗；当发生骨关节炎或退行性骨质增生以及骨折、脱位、屈肌支持带增厚等原因时，可直接造成管腔变窄。不管是管腔内内容物体积增大或管腔变窄，均可造成正中神经受到压迫而引起腕管综合征。

中医学认为本病是风寒湿邪侵筋入络；或碰撞跌挫，伤筋损节，致使血瘀经络，气血流通受阻而致。

（二）临床表现

本病好发于中年妇女及手工劳动者，以单侧多见。起病较缓慢，起始主要表现为正中神经受压症状。拇、示、中指麻木、刺痛或灼痛，劳累后疼痛加重，有的可在夜间突然痛醒。疼痛或灼痛可向指端放射，偶可见向肘及肩部放射。

病情迁延数月后逐步出现拇短展肌、拇短屈肌、拇对掌肌萎缩及麻痹及肌力下降，拇指外展功能受限；拇、示、中及环指桡侧感觉减退至消失。若病情继续发展，正中神经皮肤支配区内出汗减少，皮肤干燥，表皮脱屑，指甲干、脆，甚至出现皮肤溃疡等一系列自主神经营养功能障碍的表现。

临床检查可见：腕管中央部位叩击试验阳性；腕关节掌屈位试验阳性；压脉带试验阳性，出汗试验阳性。

特殊检查可见：肌电图检查可见大鱼际区出现神经变性改变。X 线检查排除局部骨性改变。

（三）鉴别诊断

本病应注意与颈椎病及多发性神经炎相鉴别。

1. 颈椎病

颈椎病神经根受压时，疼痛、麻木不单纯局限在腕、掌、指部位，往往在颈、肩、臂部位同样有广泛的疼痛、麻木或感觉减退区。

2. 多发性神经炎

其症状多为双侧性，除出现正中神经受压迫症状外，桡尺神经同样出现受累症状，呈现手套样感觉麻木区。

（四）辨证施术

（1）治则：分筋理节，疏通气血，开拔关节，疏通瘀痹。

（2）处方：掐臂捏揉法，扳臂搓理法，捏拿手三阴经，掐揉手三阳经，握臂牵腕法，搓掌法，理指法，摇指法，虚叩腕节法。

（3）配穴：掐揉鱼际，太渊、合谷、手三里、孔最、尺泽、肘髎、侠白、天府。

治疗期间注意腕部休息，防止受寒凉刺激。对骨性改变而致者，应转科治疗。

十九、腕尺管综合征

腕尺管综合征，又称腕部尺神经卡压综合征，是由于尺神经在腕部尺神经管处受到压迫后产生的一系列症状。

（一）病因病机

腕尺管又称 Guyon 管，是由屈肌支撑带的尺侧端与其浅面的腕掌侧韧带围成。该管起于豌豆骨近侧到钩骨远侧，管的内侧壁为豌豆骨；外侧壁为钩骨；前壁为腕掌侧韧带、小鱼肌腱弓和掌腱膜；后壁为屈肌支撑带和豆钩韧带。

腕尺管内仅有尺动脉和尺神经伴行，两者经钩骨钩的尺侧弯向下外进入手掌。尺神经在腕尺管内分为浅、深两支。浅支主要支配小鱼际表面与环指、小指尺侧掌面的皮肤感觉；深支为运动支，经小指展肌与小指短屈肌之间，穿越小指对掌肌到达手掌，分支到小鱼际诸肌，全部骨间肌、拇收肌和第 3、第 4 蚓状肌。

腕部外伤或局部受压均可导致腕尺管变窄压迫尺神经，引起腕尺管综合征。

局部外伤，如扭挫伤、擦伤及劳损等易引起尺神经受压；长期过紧的表带卡压腕尺管或睡眠时压迫豌豆骨时间过长以及腕尺管内尺动脉周围炎、尺动脉阻塞而致的肿胀或硬结均可使局部尺神经受到压迫，从而诱发本综合征。另外，局部的占位性病变，如腕部尺神经附近的腱鞘囊肿，以及局部解剖上的变异，如掌长肌肌腱的变异、豌豆骨的腱性条带等也可造成尺神经受到压迫。

（二）临床表现

若卡压发生在腕尺管近端或腕尺管内，因浅、深两支均受压，则可同时出现运动和感觉障碍；若卡压只在远端尺神经浅支，则只出现小指、环指尺侧的感觉异常；若卡压发生在钩韧带远端桡侧，多数只是运动支受累；若卡压发生在掌部，则小鱼际肌肌力正常，第 3、第 4 蚓状肌及全部骨间肌可瘫痪。

若为感觉障碍主要是腕掌尺侧部与小指、环指疼痛、麻木，疼痛可向肘部尺侧乃至腋窝放射。严重者掌指部感觉消失，但手背感觉良好，可有夜间痛醒史。若为运动障碍主要是小鱼际肌、骨间肌、拇收肌，第 3、第 4 蚓状肌麻痹，甚至出现萎缩。患侧小指、环指持物功能丧失；各手指因拇收肌、骨间肌、小指展肌的瘫痪而不能内收、外展。严重者可出现爪形手。

临床检查：腕掌尺侧叩击试验阳法；第二至第五指夹纸试验阳性；手指内收、外展抗阻力试验阳性。肌电图检查可见尺神经传导速度减慢并呈现肌肉纤维震颤。

（三）鉴别诊断

本病应注意与腕管综合征、颈椎病相鉴别。

（四）辨证施术

（1）治则：疏通气血，开拔关节。

（2）处方：掐揉腕掌诸穴，掐臂捏揉法，握腕搓抖法，扳臂搓理法，理腕法，理指法，理肢法。

（3）配穴：掐拿肩髎、肩贞、臂臑、合谷。

患者平素宜用护腕，减少腕部劳累性活动。施术时，做腕关节拔伸类手法切忌暴力，以免发生新的损伤。

二十、掌指及指间关节损伤

掌指及指间关节两侧均有侧副韧带加强，以限制关节的侧向活动。当手指受到各方位暴力作用时，均可引起侧副韧带损伤乃至断裂，属中医学伤科范畴之节伤证。

（一）病因病机

掌指关节由掌骨头与近节指骨底连接而成，近似球窝关节。掌指关节囊松弛，周围有韧带加强。前方为掌侧韧带，含纤维软骨，比较坚韧；关节囊两侧为连接掌骨小头两侧后结节与近节指骨底两侧的侧副韧带，此韧带伸指时松弛，并有加强关节稳定性及限制关节侧向运动的功能。关节囊的背面只有伸肌腱而无韧带。掌指关节可作屈、伸、收、展及环转运动。

指间关节属典型的滑车关节，关节囊松弛也有掌侧韧带及侧副韧带加强，关节囊背侧同样只附有伸肌腱。指间关节只可做屈伸运动。当伸指时侧副韧带紧张，手指不可做侧向运动；当指屈曲时侧副韧带松弛，可有较小的侧屈运动。

由于掌指关节屈曲时，侧副韧带紧张。指间关节伸直时，侧副韧带紧张、屈曲时松弛。因此当手指受到挫伤，过度背伸、掌屈和扭转等暴力时，均可引起侧副韧带损伤。由于侧副韧带与关节囊紧密相连，所以，当侧副韧带撕裂时，常伴有关节囊的撕伤，使掌指、指间关节发生扭伤、错缝或脱位。

临床上，一般以一侧副韧带损伤多见。如跌仆时指尖触地或手指被来自迎面的暴力冲击，从而使关节向侧面过度屈曲，造成一侧副韧带牵拉损伤或撕裂，并常伴有暂时性半脱位或发生韧带附着处的撕脱性骨折。

一般来说，掌指关节侧副韧带损伤多发生在关节伸直位；指间关节副韧带损伤多发生在屈曲位。同时由于杠杆作用，损伤多发生在拇掌指关节以及第2至第5指的近节指间关节。

中医学认为该病多系指节挫伤或抻、扭过度致使筋腱撕掳或节隙错移，肿痛而病。

（二）临床表现

常有明显的外伤史。伤后关节周围肿胀、疼痛剧烈，局部压痛明显，功能活动受限。若一侧副韧带断裂，疼痛肿胀更加剧烈外，关节稳定性下降，患指出现侧弯畸形及侧向活动。若同时伴有关节囊撕裂，则侧向运动更加明显。

指间关节分离试验阳性。X线检查排除骨折、脱位等改变。

（三）鉴别诊断

本病主要是通过X线检查鉴别单纯韧带撕伤与骨折及脱位等骨性改变。

（四）辨证施术

（1）治则：分筋理节，散瘀镇痛。

（2）处方：扳臂搓理法，理肢法，握腕抻指摇抖法，搓掌法，摇指法，理指法。

（3）配穴：掐揉侠白、臂臑、曲池、尺泽、手三里、内关、合谷。

施术时，用力适宜，切忌暴力造成新伤。注意期间减少运动及屈曲活动，防止寒凉刺激。

第三节 胸 背 部

一、胸壁挫伤

胸壁挫伤又称胸胁迸伤，是指外来暴力或扛、抬、搬、举重物时用力不当引起的胸壁及内部气血、筋骨、经络等发生的病变，属中医学伤科内伤范畴之气滞血瘀证。

（一）病因病机

本病主要是由于外来暴力突然撞击或挤压胸背部；或猛然用力扛、抬、搬、举重物时与呼吸配合不协调所造成的胸背部皮肤、皮下组织或胸部较深层软组织，如肺泡壁、肺毛细血管等组织损伤而致。

此种损伤可伤及胸壁各层软组织或造成肺部水肿、肺毛细血管破裂出血等。若强大暴力骤然挤压胸背部，如高压气浪、水浪冲击胸背部，加之上腔静脉缺乏瓣膜，而此时声门紧闭，气管及肺内残留气体不能排出胸腔，致使胸腔内压力突然增高，迫使静脉血广泛逆流渗入头、颈及上肢部位的组织内，出现皮肤发绀及口、眼内瘀斑；造成肺内瘀血，湿肺，出现呼吸困难，临床上称之为损伤性窒息，甚至导致颅内压骤然增高，出现意识障碍及神经系统的一系列症状。

中医学认为胸壁挫伤造成手太阴肺经络脉受损，血溢于外，瘀血停滞而致肺失清肃，气滞血瘀，肺气阻遏而病。若伤后失治，余瘀未尽，结而不化，经久不愈而为宿伤、陈伤。

（二）临床表现

本病有外伤史。胸腔疼痛，深呼吸、咳嗽或转动体位时疼痛加剧。多伴有胸闷、气促、呼吸困难；或有低热、烦躁、口渴；若为胸部爆震伤可有痰中带血或咳吐泡沫样血痰。若为陈伤多见胸部隐隐作痛，若复感风、寒、湿邪则疼痛走窜，胸闷不适，时轻时重，多在劳累后加重。

胸部 X 线检查无特殊异常改变。

（三）鉴别诊断

本病应注意与肋软骨炎相鉴别。

（四）辨证施术

（1）治则：宽胸，理气，通经，肃肺。

（2）处方：掌揉法，牵臂展胸法，扳臂展胸法，抹肋法，分肋法，理胸法，推擦任脉。

（3）配穴：掐揉内关、合谷，点揉膻中、肺俞及膈俞。

治疗期间避免重体力劳动，若遇感冒、咳嗽须服用镇咳药。

二、胸锁关节炎

胸锁关节处非化脓性肿胀、掀热、疼痛称为胸锁关节炎，属中医学伤科节伤范畴之节粘证。

（一）病因病机

胸锁关节由胸骨锁骨端关节面、胸骨柄上缘两侧锁切迹及第一肋软骨构成。在关节腔内有一纤维软骨盘，中央薄且多穿孔，其上部、下部分别与锁骨胸骨端和第一肋软骨相连。关节囊松弛薄弱，前后有胸锁前、后韧带附着，锁间韧带附着关节上面。

胸锁关节可以进行锁骨外部的上下、前后运动以及以胸骨锁切迹为中心的环转运动，上述运动范围均较小，但胸锁关节与肩锁关节协调配合，可大大增加肩关节的活动范围。因此，本病可严重影响患肢的运动。

本病发病缓慢,常有创伤史,如胸锁关节挫伤、关节脱位的复位史等;或由于长期慢性劳损,多见于从事上肢繁重劳动、肩关节及胸锁关节负重过大的体力劳动者。

本病多由于关节周围的软组织如肌腱、韧带、关节囊或关节盘及关节软骨发生局部循环障碍;加之损伤后修复情况不佳等引起各种组织的退行性变所致。损伤后,胸锁关节间关节囊、肌腱、韧带等组织由于慢性炎症,形成局部组织渗出,继而出现纤维性增生、沉着乃至粘连。

中医学认为胸锁关节间隙,为无髓之骨所衔充,多液少血,若外力挫伤,或积劳伤损节隙,液积气聚,气血瘀滞节粘而肿痛;或罹风寒湿邪,客留节隙,正邪相搏,寒湿凝结而红热肿痛。

（二）临床表现

本病多有创伤史,多见于一侧,发病缓慢。胸锁关节处发生疼痛性隆起且向周围逐渐扩大,尤以锁骨胸骨端肿胀明显。进而出现患肢乏力可引起整个患肢功能活动受限。

X线检查锁骨、胸部无明显病理改变。

（三）鉴别诊断

本病应注意与慢性外伤性胸锁关节脱位、锁骨骨髓炎及锁骨结核相鉴别。

（四）辨证施术

1. 气血瘀滞节粘证

（1）治则:分筋理节,疏通气血,祛瘀镇痛。

（2）处方:扳推揉颈法,握臂牵肩法,掐臂推揉法,扳臂指拨肩周法,抓拿肩节法,开胸点振法,旋臂摇抖法。

（3）配穴:指揉气舍、气户、云门、中府,推按缺盆,捏拿肩井及肩髎、巨骨及秉风。

2. 寒湿凝节证

（1）治则:祛风散寒,通经活络,分筋理节,解痉镇痛。

（2）处方:拨振叩颈法,推按锁窝法,提拿肩井法,掌摩肩周法,宽胸按擦法,挠背法。

（3）配穴:指揉天牖、天窗、天鼎、气舍、气户、云门、中府,捏拿风池、肩井及曲垣。

本病经推拿治疗后,疼痛很快就可减轻,但肿胀消退缓慢,可适当加入药物治疗。

可配合内服复元活血汤,努伤化瘀丸,外用金黄膏、舒筋膏、朱仁膏等。

三、胸廓出口综合征

胸廓出口综合征是指胸廓上口出口处,由于各种原因导致臂丛神经,锁骨下动、静脉受压迫所产生的一系列上肢神经、血管症状的总称,本病是导致肩臂痛的常见病因之一。此征包揽以往的颈肩综合征、前斜角肌综合征、肋锁综合征以及过度外展综合征等,由于不同病因产生的症状有相似点,而同一病例又往往不止是一种病因起作用,为了减少命名上的混乱,目前国内外通称之为"胸廓出口综合征"。

（一）病因病机

胸廓上口由后方的第1胸椎、两侧的第1肋以及前方的胸骨柄上缘围成。臂丛下支及锁骨下动、静脉分别自下而上、自前而后在胸膜顶前方出入胸廓上口。

斜角肌组:包括前、中、后斜角肌。前斜角肌起于第3～6颈椎横突,斜向外下止于第1肋前斜角肌结节;中斜角肌起于第2～6颈椎横突,止于第1肋上面的锁骨下动脉沟后方;后斜角肌与中斜角肌缠绕,起于第5～7颈椎横突,止于第2肋。此外,相当多的人在前、中斜角之间有一细小肌束,称为小斜角肌,右侧多于左侧,小斜角肌可看作前斜角肌的分离束,止于锁骨下动脉沟,并分隔锁骨下动脉与臂丛下干。斜角肌组其共同作用是:单侧收缩时,颈部屈向同侧,头部略转向对侧;两侧收缩时,可使颈部前屈或上提肋骨协助深吸气。

前斜角肌间隙为前、中斜角肌与第 1 肋之间的狭长三角形间隙。由第 8 颈神经前支和第 1 胸神经前支合成的臂丛下干与锁骨下动脉并行而越过此间隙,由于两者位置较低,常同时受压;而锁骨下静脉在前斜角肌止点的前方经第 1 肋上面的锁骨下静脉沟,静脉的前面与锁骨内端和锁骨下肌相邻,故这一间隙周围任何异常均可导致静脉受压。

肋锁间隙为第 1 肋与锁骨的间隙。锁骨下动、静脉在此更名为腋动、静脉,加上臂丛神经干与锁骨之间隔有细小的锁骨下肌。此有限的间隙前窄后宽。锁骨下肌有上提第 1 肋和下牵锁骨的作用。

胸小肌起于第 3～5 肋前面,以短腱形式附着喙突。胸小肌肌腱与喙突形成一个向上的拱桥结构,腋动、静脉及臂丛经此结构下通向臂部。此处发生异常是本征的病因之一。

本综合征的发病可由于胸廓上口发育异常颈肋、前斜角肌肥大或痉挛、第 1 肋与锁骨间隙的狭窄以及胸小肌肥厚或喙突异常等多种病因所诱发。

1. 颈肋与第 1 肋发育异常

颈肋为第 5～7 颈椎横突的肋突过度发育而来。另外,第 7 颈椎横突发育过长也可出现与颈肋综合征相似的症状。

第 1 肋发育异常多为第 1 肋前部发育不完全,其前端未能达到胸骨柄外侧的附着部,而多以韧带附着于第 2 肋;另外,一种情况是第 1 肋先天性位置过高。由于第 1 肋发育异常多伴有低位臂丛,导致臂丛下干位置更低,还必须越过位置较高的第 1 肋。

颈肋、第 7 颈椎横突过长、第 1 肋发育不全伴有低位臂丛及第 1 肋位置过高,均可导致臂丛下干、锁骨下动脉在出胸廓上口时被过度抬高,而引起神经、血管症状,即颈肋综合征。

2. 斜角肌发育异常和痉挛

斜角肌发育异常多见前、中斜角肌肌腹部分融合成二肌在颈椎横突起点处融合,使得臂丛各干或组成臂丛的各颈神经前支必须穿过融合的肌纤维;也可见于前斜角肌包括小斜角肌发育肥大或肌肉止点过于靠后,接近中斜角肌止点导致前斜角肌间隙变窄,而造成神经、血管受压。

斜角肌痉挛多由于支配各肌的神经受到刺激而引起,可见于炎症、臂丛的受牵拉或椎间孔处骨赘等。斜角肌痉挛可直接压迫神经、血管,此即所谓的前斜角肌综合征。

3. 肋锁间隙变窄

第 1 肋发育位置过高,锁骨骨折后错位愈合及大量骨痂形成;胸锁关节脱位复位不良及锁骨下肌肥大或斜角肌痉挛致第 1 肋抬高等原因均可造成肋锁间隙变小,从而压迫神经、血管,即肋锁综合征。

4. 胸小肌及喙突的异常

胸小肌发育肥厚以及喙突部附着区域过大、喙突骨折后愈合不良等,均可使血管神经束在此处的通路变窄而受压。特别是在上肢过度外展时,压迫症状尤为严重,故本征又称作过度外展综合征。

此外,锁骨上窝淋巴肿大、肺尖部肿瘤等病因,也可对神经、血管产生压迫。

（二）临床表现

本综合征以中年女性及右上肢多见。以患侧上肢疼痛、感觉异常,前臂两侧到手及指尺神经区域受压迫为主要表现。病程较长者有局部感觉丧失、肌力减弱甚至肌萎缩;动脉受压严重者,臂、手有疲劳感、发冷或肌力下降,在上肢活动或感受寒凉时加重;静脉受压严重时,手指水肿、发绀,可有浅静脉曲张。较为严重的病例,可发现大动脉干或静脉干的血栓,患肢血液循环严重障碍。对动脉受压的患者可由于大神经干缺乏血液供应而出现患肢缺血性弥漫性神经痛,晚期可出现肢体远端溃疡或坏死。

动脉受压检查:安德森(Adson)试验阳性;过度外展试验即怀特(Wright)试验阳性。

神经受压检查:莫雷(Morley)试验阳性;举臂运动试验可为阳性。

X线检查:确定有否颈肋,第7颈椎横突过长,锁骨及第1肋畸形等。对血运严重障碍者造影检查可确定是否存有血管闭塞、狭窄等。

肌电图检查:神经传导速度可减慢,神经支配肌能力下降。

（三）鉴别诊断

本综合征主要与以下疾病相鉴别。

1. 颈椎疾患

颈椎病、椎管内肿瘤、颈椎结核等也可导致上肢疼痛及功能障碍,当病变累及交感神经干时,也可出现上肢血管症候。一般来说,颈椎及椎管内肿瘤多有明显的颈部及神经根症状,或伴有脊髓压迫症状。椎间孔压缩试验、颈神经根叩击试验以及X线检查有助于鉴别。

2. 臂丛神经及其末梢支损伤

由直接暴力打击、牵拉等所引起的臂丛神经损伤,有明显的外伤史,伤后随即出现症状。

此外,肘部损伤或腕管综合征等症状多局限在肢端。

（四）辨证施术

（1）治则:分筋理节,通痹止痛。

（2）处方:揩臂捏揉法,扳臂搓理法,指揉肘节法,揩臂推举法,牵臂展胸法,理肘法,理指法,旋臂捏抖法,掌摩法。

（3）配穴:指揉天鼎、缺盆、云门、中府,指按极泉、曲池、小海、合谷。

治疗期间注意局部保暖,治疗后宜用三角巾悬吊患肢。可进行扩展胸廓出口为目的的运动。

四、肋软骨炎

肋软骨炎又称非化脓性肋软骨炎,肋软骨增生病,为非化脓疼痛性局限肿胀。本病有自愈倾向。

（一）病因病机

每一肋均由肋骨和肋软骨结合而成,各肋软骨前端与胸骨或者直接连接,或者形成胸肋关节。肋软骨与肋骨前端的小凹相连接构成肋。在连接处周围,肋软骨膜与肋骨骨膜相互移行。肋骨和肋软骨都覆有骨膜和软骨膜,均含有丰富的血管。

肋软骨膜由结缔组织构成。软骨膜的内层靠近软骨表面处细胞成分较多,可能为未分化的实质细胞,可直接分化为软骨细胞。软骨本身的营养只能靠分布到肋软骨膜的毛细血管的渗透作用提供,故软骨发生病变,病程较长,愈合缓慢。

本病病因至今仍不明确,目前认为的病因是:由于上呼吸道感染而致的反复咳嗽,胸肋关节内、外韧带的损伤对软骨膜的牵拉刺激而致。另外,骨伤科重视应力和劳损因素,因为本病多发于上肢软骨膜,呈增生性肥厚;肋软骨呈"弓"形弯曲、"棱"形肿胀,韧带增厚短缩。镜下组织学检查,可见软骨膜、韧带等纤维性增生,有炎症性浸润,软骨组织增生及钙盐沉着等。

中医学认为本病系气血亏虚、营卫不和、阴阳失调、筋骨失荣;或偶因胸胁闪挫、外邪乘虚而入,气血运行失畅,瘀滞筋骨,阻塞经络、不通而痛。

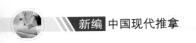

（二）临床表现

本病多发于第 2、第 3 肋的肋软骨与肋骨交界附近。发病急者，突感患处刺痛、胀痛或跳痛，疼痛多为间歇性，上肢活动或咳嗽时加重。多数患者局部多为钝痛，患处局部渐渐隆起，此局部肿大可持续数月或数年。疼痛可向肩背、腋窝或锁骨上窝处放射。常感胸闷、呼吸不畅。休息、向患侧卧或屈胸时疼痛减轻。局部压痛明显，但无皮肤肤色改变，少数患者可伴有低热。

检查上肢抗阻力内收时，疼痛加剧。X 线检查多无骨质及其他改变。

（三）鉴别诊断

本病与肋骨结核在症状上有相似之处，应加以鉴别。

肋骨结核有血原性和侵蚀性之分。血原性者，症状较轻，局部有自发性疼痛和肿胀，咳嗽、喷嚏时加重。局部可触及轻度压痛及粗大之肋骨。常见脓肿和窦道。X 线检查可见溶血性膨胀性破坏及新骨形成。侵蚀性者，其症状常被原发病灶的症状所掩盖，X 线检查可见边缘性或中心性腐蚀。

（四）辨证施术

（1）治则：宽胸理气，活血通瘀。

（2）处方：可用肋掌振法，掌揉法，牵臂展胸法，扳臂推胸法，分肋法，摩肋法进行治疗。

（3）配穴：指揉内关，指按天突、膻中、中府，点按肺俞、心俞、膈俞。

治疗期间，注意局部保暖，防止感冒。每日可配合自我保健按摩法。方法如下：

坐位或仰卧位，以掌根或指腹按揉压痛点及周围 5～10 分钟，随后将患处擦热，每日 1～2 次。

可配合超短波和石蜡疗法。

五、胸椎小关节紊乱综合征

本综合征又称胸椎小关节错位、胸椎椎骨错缝、胸椎小关节滑膜嵌顿等，系指胸椎关节突关节、肋小头关节、肋横突关节由于身体扭转不当或抬举重物或呼吸不协调而导致的相互位置发生相对错移而引起的一系列症状，俗称"岔气"，属中医学伤科范畴之节错证。

（一）病因病机

胸椎椎骨的上、下关节突，其关节面呈额状位、平面形；关节囊较为紧张但薄弱，其滑膜层附于关节软骨周缘。

肋椎关节由肋骨的后端与胸椎构成，包括肋小头关节与肋横突关节。肋小头关节由肋骨小头关节面与胸椎椎体两侧的肋凹及椎间盘构成。而且第 2～10 肋的肋骨小头均与相邻的两个胸椎的肋凹相关节。肋横突关节是由第 1～10 肋骨的肋结节关节面与相应的胸椎横突上的肋凹构成的。肋小头关节和肋横突关节均为平面关节，关节囊较松弛。

胸部椎间关节的运动包括屈伸、侧屈和旋转。椎间关节的神经分布由相应各脊神经关节支分布，并且每个椎间关节可以至少接受两个关节支的分布。

本病的发生主要因躯干突然扭转，胸椎脊柱过度旋转，使胸椎椎间关节发生快速大幅度旋转，在回位过程中，关节囊特别是滑膜层在对应的关节面中受到嵌顿，不能完全复位；或者是运动椎间关节的肌肉、韧带等软组织受到撕裂伤，疼痛反射性地引起肌的痉挛。滑膜嵌顿与软组织损伤常同时发生，互相影响，故疼痛与运动受限等症状有次日加重的倾向。

疼痛与肌痉挛的机制是因椎间关节与运动关节的长、短肌均受脊神经后支的节段性支配，关节囊滑膜的嵌顿可反射性引起牵涉痛。此外，软组织的损伤可引起局部炎性介质的释放，加重疼痛,而疼痛可致肌肉的进一步痉挛、局部变得僵硬。但因受损的软组织多为深部的小肌群,在宽厚的竖脊肌掩盖下,故局部并无明显肿胀。

（二）临床表现

发病突然,有牵拉及身体扭转不慎等外伤史。一侧胸背发生疼痛、疼痛可沿肋间神经向前胸壁放射,有时可牵涉颈项部,有时可使身体僵持在某一体位,动则痛剧。呼吸变浅,咳嗽、深呼吸疼痛更加明显。脊柱的主动及被动运动均因疼痛而受限制。

检查可见肋椎关节处片状疼痛,可伴有胸椎棘突偏歪。牵动患侧上肢常可激发或加重疼痛。X线检查可见有脊柱弯屈度的改变。

（三）鉴别诊断

本病应注意与肋间关节及胸肋关节半脱位以及肋间神经痛相鉴别。

1. 肋间关节及胸肋关节半脱位

主要表现在疼痛部位及压痛点的不同。表现为胸壁前或稍外侧的显著疼痛,局部可见明显肿胀,呼吸困难,沿肋间神经可有放射痛。

2. 肋间神经痛

主要表现为疼痛性质的不同。表现为沿肋间神经分布区出现针刺样或刀割样的闪痛,时时发作。

（四）辨证施术

（1）治则:分筋理节,开通闭塞,解痉镇痛,宽胸理气。

（2）处方:压脊揉运法,分肋推抹法,宽胸按揉法,拨络叩挠法,膊运脊背法,开胸点振法。

（3）配穴:肘运环跳,膊运风市,指揉阳陵泉、阳交、悬钟。

施术时,手法切忌粗暴。患者应适当休息避免劳累。病程久者可配合加强肩背、胸背肌肉锻炼。

六、急性腰肌扭伤

急性腰肌扭伤是急性腰部损伤症候群中最常见的一种。由于人体在活动时,腰部肌肉、筋膜和韧带承受超负荷运动而引起不同程度的纤维断裂所导致的一系列临床症状,属中医学伤科节伤范畴之筋粘、节错证。

（一）病因病机

脊柱腰段位于胸段及骶段之间,既承担身体二分之一以上的重量,又因活动频繁,是身体复杂运动的枢纽。其周围仅有一些肌肉、筋膜、韧带等软组织,缺少骨性结构保护,故较易受到损伤。作用于脊柱的肌肉如下。

1. 直接作用于腰背部脊柱的肌肉

（1）背肌:浅层有背阔肌,斜方肌,上、下后锯肌,大、小菱形肌等;深层有骶棘肌、横突棘肌、横突间肌、棘突间肌。

（2）腰肌:主要包括腰方肌、腰大肌。腰背部浅层肌肉主要功能是运动和固定上肢,其损伤对腰部影响较小。腰背部深层肌肉,总称"竖脊肌",从骨盆到头颅,沿脊柱两侧纵行排列,具有广泛的起点和止点,其中以骶棘肌最为强大,尤以在腰部为甚,其主要功能是牵拉脊柱伸直并过伸。

横突棘肌、横突间肌及棘突间肌协同作用共同维持躯干的正常姿势。

腰大肌与髂肌汇合为髂腰肌,其作用是屈髋,当髋关节固定时可拉骨盆前倾并屈腰。腰方肌单侧收缩时,可侧拉脊柱;两侧收缩时可固定腰椎以承受外力。

2. 间接作用于腰部脊柱的肌肉

还有腰前外侧壁肌,包括腹直肌、腹内斜肌、腹外斜肌、腹横肌;股后肌,包括股二头肌、半腱肌、半膜肌等;臀肌,包括臀大肌、臀中肌、臀小肌。

腰背部肌群运动功能复杂,在维持脊柱正常姿势上起着重要作用。从形态结构及位置上分析,此肌群两侧都收缩时,可使脊柱背伸;一侧收缩时,可使脊柱向同侧倾斜。腰背部深层短肌还可使脊柱侧屈及回旋。髂肋肌等表浅肌肉,因止点偏外,尚有使脊柱转向同侧的功能。

腰背部筋膜分为前、中、后3层。前层覆盖于腰方肌的前面,又称为腰方肌筋膜。腰背筋膜是全身最厚、最强大的筋膜。通常将腰背筋膜分为深、浅两层。深层即腰背部筋膜中层,分隔骶棘肌和腰方肌。浅层最厚,附着于骶棘肌的表面,并与深层形成包绕骶棘肌的肌鞘。腰背部筋膜的作用是保护肌肉和加强腰部支持力。

急性腰肌扭伤除外来暴力直接打击外,多为间接外力所致。一个结构正常、活动灵活的脊柱,可以在一定时间内承受一定强度的力而不致受到伤害;但在以下特殊情况下,超越了脊柱一时所能承担的负荷,必然会引起腰部组织的损伤。

(1)二人负重,一人上肩快或下肩早、或途中失足跌倒,造成两人负重动作不协调,身体突然失去固有平衡而处于瞬间不利的姿势或产生重心的突然转移;这样在完全没有准备的情况下,正常需要应力和幅度较小的动作,由于情况突变、精神骤然紧张,全身可同时突然地反射性地发动应力和幅度过大的某种或多种动作。如此,一些根本与此动作无关、或不需要发生反应的肌肉,也参与动作反应而同时收缩起来,使得肌肉的收缩力往往大大地超过实际的需要;或因肌肉的收缩不完整而导致引起不必要或不正常的运动方向;使相应而产生的动作幅度过大或极其不协调,致使脊柱及其周围组织受到不平衡或骤然牵扯,可造成肌肉不分部位或多个部位的撕裂伤、以及韧带、筋膜的牵拉伤和小关节的损伤,甚至可导致脊柱附件撕脱性骨折。

(2)弯腰将物体向上搬提,当弯腰幅度超过90°时,正常骶棘肌维持脊柱位置和保护韧带的作用将大大降低,整个脊柱后方的张力改由韧带来承担。若物体体积过大,当垂直向上搬起时,造成物体重心距离躯干中轴过远,因杠杆作用增加肌肉、韧带的承担力;或由于物体过重,超越了弯腰位所能承受的限度,均可造成应力的肌纤维和韧带撕裂。撕裂多发生在近应力部位的肌肉及韧带的起止部。

(3)思想准备不充分,对客观估计不足,如搬取一个较小的箱子,但此箱装满了较重的东西,而误以为较轻,事前肌肉没有足够的准备;或蹲位站起、转身泼水、甚至打喷嚏等,可因肌肉准备不足或应力准备过小,造成所产生的暴力瞬间传至韧带,而韧带本身为弹性较小的组织,势必易造成不同程度的韧带损伤。

(4)一些先天性畸形,如骶椎腰化,使外力作用点转移至骶髂关节;或脊柱隐裂造成棘突及椎板缺损,使部分肌肉、韧带失去应有的附着点,或两侧小关节不对称等都改变了正常的局部解剖关系,破坏了脊柱及腰骶部正常的稳定性,稍遇不稳定因素,极易发生损伤。

急性腰肌扭伤的病理变化是损伤组织出血、水肿和吸收修复的过程。损伤的程度和范围视应力的大小而异。一般损伤组织多为参差不齐的撕裂伤。组织损伤出血的形式可为散在的点状、条状或较大的片状,并可形成不同程度的血肿。损伤相邻组织可产生炎性渗出,形成组织间水肿、渗出,血肿吸收后可形成瘢痕。

由于肌肉和筋膜在动力功能上是一个整体,肌肉损伤后出现紧张和痉挛,势必会影响到筋膜,日久可造成筋膜变性。相反筋膜的损伤性炎症反应,水肿、粘连和瘢痕化又可进一步影响到肌肉,造成局部肌肉和筋膜变得脆弱。当肌肉发生补偿失调时,又可继发韧带、关节囊和椎体关节突与软骨的改变,包括椎间盘退行性变和脊柱的增生性改变,以至于形成难以治愈的顽固性腰部疾患。

中医学认为该病因跌仆、闪挫、押扭而伤至腰背经筋脊节;或劳损伤于筋节,筋粘节涩;或年老体弱,筋节不固,损伤筋节,致使筋拘节错、气血瘀滞而作肿痛,并将其分为足太阳经筋腰痛和足阳明经筋腰痛两种。

（二）临床表现

1. 疼痛、压痛及牵扯痛

损伤时常伴有腰部断裂感或撕裂声,重者即可不能活动,甚至出现强制体位;也有的当时不重,隔日因组织水肿、疼痛加重而影响功能活动,起卧皆困难,卧位不敢翻身,咳嗽、喷嚏、深呼吸等均可使疼痛加重。疼痛多呈局限性、持续性。患者多能准确指出痛点。压痛点多为一处,但也可同时出现几处。压痛点多固定、与受损部位一致。绝大多数压痛点位置较深,表面并无肿胀,压痛点多集中在腰部两侧及骶髂关节附近。约半数以上的患者同时出现下肢牵扯性疼痛,部位多在臀部、大腿后部及大腿前内侧,或出现下肢不敢屈伸。

2. 肌痉挛及腰椎强直和侧凸

大多数患者出现腰肌痉挛,由于保护性肌紧张致脊柱强直,骶棘肌坚硬隆起。损伤在一侧者,可出现背柱保持性侧凸,侧凸为向健侧凸。弯腰及向健侧侧屈时疼痛加重,伸腰或卧床时肌肉可稍微松弛,疼痛较轻,但若手触局部肌肉,痉挛可再度出现。

临床检查:直腿抬高试验或屈髋屈膝试验,由于骨盆旋转牵扯腰部肌肉并使腰骶部紧张,故可使疼痛加重。

X线检查可见脊柱变直或出现保护性侧凸,中年以上患者常伴有骨质增生、椎间隙变窄等变化。需排除骨肿瘤、骨结核等病变。

（三）鉴别诊断

本病应与严重的棘上、棘间韧带断裂,横突及关节突骨折,椎体压缩性骨折、后纵韧带钙化及腰椎椎间盘突出症相鉴别。

（四）辨证施术

1. 足太阳经筋腰痛

（1）治则:舒展筋肌,解痉镇痛,通经活络,调达气血。

（2）处方:推背捏拿法,压背揉运转,拨络叩挠法,抖拉押腰法,壮腰㨰揉法,圆旋复腰法。

（3）配穴:按拿心俞、膈俞、肝俞、肺俞、肾俞、委中、昆仑及太溪。

2. 足阳明经筋腰痛

（1）治则:柔筋舒筋,通经止痛。

（2）处方:扳腰抖拉法,壮腰㨰揉法,推背捏拿法,扳腿叩振法,㨰腿运捏法,拨络叩挠法。

（3）配穴:指揉身柱、神道、至阳、天应、八髎、委中、承筋、承山。

施术时,应根据患者实际情况选择最宜放松的体位,不可强求某一种体位。治疗期间,应卧硬板床,严重者应卧床休息3～4天。

可配合感应电疗。

七、慢性腰肌劳损

慢性腰肌劳损又称腰背肌筋膜炎、功能性腰痛以及肾虚腰痛等。主要是指腰背部肌肉、筋

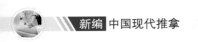

膜等软组织长期慢性疲劳性损伤,是导致慢性腰痛的主要原因之一,属中医学伤科腰疼范畴之筋粘、筋僵证。

（一）病因病机

腰背部肌肉尤其是腰背部伸肌,具有紧张收缩和等长收缩的双重作用,前者产生或控制脊柱的运动;后者在任何位置时均要拮抗重力的牵拉而维持躯干的姿势、位置和正常的生理弯曲。随着年龄的增长,这种长期负荷造成的软组织水肿、渗出增生、粘连挛缩等纤维变性刺激或压迫神经根而产生腰痛,这就是腰肌劳损的病理基础。常见的病因有以下几点:

（1）急性腰扭伤后没能得到及时正确的治疗,或治疗不彻底,或多次反复扭伤致使受损的腰肌筋膜得不到完全修复。局部存在慢性无菌性炎症、微循环障碍、肌酸等代谢产物堆积,刺激神经末梢引起症状,受损的纤维变性或瘢痕化,也可刺激或压迫神经末梢而出现腰痛。

（2）长期不良的劳动姿势,如长期弯腰工作的人,由于劳动中长时间姿势不良,使全部或部分腰背肌处于紧张收缩状态,日久会发生腰背肌疲劳性损伤。

（3）先天性发育畸形,如脊柱隐裂使部分肌肉和韧带失去力学附着点,破坏了腰椎关节的稳定性;一侧腰椎骶化或骶椎腰化、两侧腰椎间小关节不对称,造成腰背肌运动不一致,小儿麻痹症下肢畸形或股骨头坏死等,造成行走姿势不平衡,导致部分腰背肌长期处于紧张疲劳状态而损伤;棘突过宽成吻形,扁平足、扁平髋等畸形也可导致腰背肌代偿性劳损。

（4）脊柱外伤性骨折,脊柱内在骨性平衡被破坏,导致腰背肌相应运动失衡,日久导致腰背肌代偿性劳损。

（5）风、寒、湿邪侵袭,促进腰背部肌肉筋膜紧张、痉挛而变性,引起腰痛。

（6）体质虚弱者,由于腰背部肌肉发育不良,瘦弱无力,不胜劳累,腰部稍长时间或较轻微的运动都会引起损伤,出现腰痛。

中医学认为因闪挫、扭转,筋肌损伤,筋肌粘拘、硬僵,时时作痛而病;或因劳损、寒湿邪客,气血痹闭,筋肌失荣,久而粘连拘僵而痛;或因肝肾虚亏,年老体弱,筋肌失于调达濡润,节窍粘涩,筋肌弛弱或硬僵而病。中医学并将其分为气聚凝筋证、瘀血凝筋证、寒湿凝筋证及肾虚腰痛证。

（二）临床表现

（1）长期反复发作的腰背部疼痛,呈钝性胀痛或酸痛不适,时轻时重,缠绵不愈。

（2）休息充分、局部保暖、适当活动或经常改变体位等可使症状减轻。劳累、受寒湿影响症状加重。

（3）腰背部压痛范围广泛,压痛多分布在腰椎横突旁、棘突旁、骶髂关节及骶骨背面。轻者压痛点多不明显,重者可伴有一侧或两侧肌肉痉挛僵硬。

（4）腰背部主动和被动活动多无障碍。少数急性发作时,可出现肌肉痉挛、脊柱侧弯、下肢牵扯痛等。

X线检查除少数发现腰骶椎先天性畸形和骨质退变性增生外,多无异常发现。

（三）鉴别诊断

本病应注意与以下疾病相鉴别。

1. 腰椎间盘突出症

典型的腰腿痛伴下肢放射痛,脊柱侧弯,腰部功能活动障碍,腱反射异常,以及皮肤感觉障碍和神经根受累症状。

2. 腰椎结核

有低热、盗汗、消瘦等全身症状。实验室检查可见红细胞沉降率加快,X线检查可见椎体骨质破坏或椎体脓肿。

3. 增生性脊柱炎

腰痛主要表现为静息痛,以夜间、清晨腰痛明显,可活动后疼痛减轻。脊柱可有叩击痛。X线检查可见腰椎骨质出现钙化,关节边缘有增生骨赘形成。

4. 陈旧性腰椎骨折

有急性腰部外伤史,伴有腰部功能活动障碍,X线检查可见椎体压缩或附近骨折。

（四）辨证施术

1. 气聚凝筋证

（1）治则：舒展筋肌,疏通气机。

（2）处方：推背捏拿法,压背揉运法,揉腿搓摩法,扳腿叩振法,拨络叩挠法,牵拉足踝法。

（3）配穴：肘运承扶,掐拿委中,膊运腘窝,捏拿昆仑、太溪。

2. 瘀血凝筋证

（1）治则：舒展筋肌,化瘀通络。

（2）处方：捏拿背侧法,压背揉运法,挠背法,屈压抻腰法,摇膝旋髋法,垫腘屈膝法,捏拿腿六经,点按振叩法。

（3）配穴：点按命门、阳关、腰俞,快速捏拿曲泉、阳陵泉、委中、昆仑、行间、大敦。

3. 寒湿凝筋证

（1）治则：舒展筋肌,调达气血,祛寒利湿,散瘀镇痛。

（2）处方：壮腰揉擦法,膊运肾俞、志室,对背整腰法,正斜扳腰法,扳腿斜拉法,推背捏拿法,拨络叩挠法,扳腿叩振法。

（3）配穴：揉运殷门,指拿委阳、附阳、承山、飞阳、昆仑。

4. 肾虚腰痛证

（1）治则：温中补肾,调和气血,振阳散寒,柔筋止痛。

（2）处方：壮腰擦擦法,膊运背侧法,推背捏拿法,掌揉肾俞、志室,揉拿督脉,掐拿足三阳经,揉拿足三阴经,擦腿运捏法,拨络叩振法,太极摩腹法。

（3）配穴：掐揉委中、承筋、承山、太溪、昆仑。

平时宜束以腰围,活动中尽可能不改变体位、姿势,纠正不良姿势。注意保暖,节制房事。可配合音频和蜡疗。

八、腰部棘上及棘间韧带损伤

腰部棘上及棘间韧带损伤主要是指韧带的撕裂伤和剥离伤,是导致腰背痛的常见病因之一。

（一）病因病机

棘上韧带起于枕外隆突,由纵行胶原纤维组成,结构坚韧,最下端止于骶正中嵴,其中止于第5腰椎比例的占5%;向下止于第4腰椎棘突的比例最大,约占73%;向下止于第3腰椎棘突的约占22%。

棘间韧带由深至浅分为3层,其深层纤维联结两棘突;中层纤维连接3个棘突;浅层纤维连接3～4棘突,并与皮下相结。棘间韧带在腰部较为发达,其作用是限制脊柱过度前屈。

棘间韧带较棘上韧带薄弱,其纤维联结于相邻的棘突之间,主要是由胶原纤维和少量的弹性纤维组成。棘间韧带起于上一椎骨的棘突,向下止于下一椎骨的棘突根部及椎弓上缘;向前与黄韧带融合;向后移行于棘上韧带。其纤维由深至浅也分层交叉排列。

棘间韧带由上至下逐渐增厚,在腰部最为发达。据临床造影统计,棘间韧带的厚度由第1、第3腰椎的6 mm左右到第4、第5腰椎的11.7 mm左右。棘间韧带有加强脊柱椎体间稳定、防止腰前屈时椎体前移以及后伸时椎体后移的作用。

棘上及棘间韧带损伤多由于外力所致。

腰背部受到直接暴力冲击,首先可引起棘上韧带断裂伤;高处坠落足臀部先着地或弯腰上提重物等间接暴力,由于脊柱胸腰段过度前屈,棘上韧带可因过度牵拉而致撕裂伤。

另外,长期从事弯腰工作者,由于棘上韧带位于腰背弧的最外层,棘上韧带浅层处于最紧张位、应力最大,由于反复的牵拉刺激,可造成韧带纤维断裂或浅层纤维与骨质相连接层发生轻微掀离等较小的损伤,由于积累性损伤,日久可出现韧带较大范围的剥离和撕裂。

棘间韧带在有棘上韧带损伤处,常同时受损。当腰部前屈超过90°时,维持脊柱正常姿势的骶棘肌、多裂肌等失去作用。此时,棘上、棘间韧带共同受到牵张以维持和巩固脊柱的弯曲姿势,过度或积累性牵张易造成两韧带同时受损。当腰部旋转时,棘上及棘间韧带离旋转中心轴较远,所受到的牵张及扭转应力最大,也易造成同时损伤。

$L_5 \sim S_1$及多数$L_4 \sim L_5$棘突无棘上韧带,较为薄弱的棘间韧带成为唯一连接两棘突间结构;而此部位恰好处于固定的骶椎和活动的腰椎之间,所受到的牵拉应力最大,故此处是棘间韧带损伤的好发部位。此部位损伤发病率可占棘间韧带损伤的90%以上。

直接暴力所致棘间韧带单独损伤者较为少见,除造成与棘上韧带同时损伤外,可伴有腰肌及髂腰韧带损伤,甚至出现脊柱屈曲型骨折及棘突骨折。

临床上,棘上及棘间韧带损伤可占腰部软组织损伤的20%左右,尤以棘间韧带损伤是造成下腰痛的重要原因之一。

由于棘间韧带有保证脊柱前屈、后伸时椎体间稳定的特殊作用,使得韧带本身易受到挤压、牵拉及交叉排列状纤维间的摩擦,致使棘间韧带在青年时期就发生不同程度的退变。据1961年Rssanen棘间韧带标本统计,20岁时棘间韧带的退变率就高达50%以上;加之棘间韧带在$L_5 \sim S_1$处解剖结构上的缺陷,再至40岁时,若合并椎间盘退变后柱体的失稳,可促进和加重棘间韧带的退变,其退变率高达75%以上。退变的韧带纤维呈玻璃样变,肿胀、萎缩或断裂,此即构成了棘间韧带易受到损伤的病理解剖基础。

韧带损伤处碘油造影可见造影剂突向韧带中线或穿过韧带呈桥状连接,或韧带区内出现圆形及椭圆形阴影,分别显示韧带出现部分或完全断裂以及韧带出现囊腔化等病理改变。

损伤的韧带修复后可发生瘢痕及组织增生。镜下可见白细胞、巨噬细胞及淋巴细胞浸润,毛细血管壁增厚,软组织内神经变性及钙盐出现沉积等。

(二)临床表现

1. 棘上韧带损伤

患者多有腰背部外伤及弯腰劳动史。主诉腰背脊柱中线部疼痛,轻者表现为酸痛,重者呈刀割样疼痛,疼痛可向棘旁及臀部放射。急性损伤时,局部可有肿胀、皮下淤血。

临床检查可见损伤之棘上及棘间压痛明显,且多数以上伴有腰肌损伤;损伤处可触及条索状剥离及左右滑动感。严重者可见棘突间隙过宽或棘突裂隙。弯腰抬物试验呈阳性。

X线检查需排除骨折等改变。

2. 棘间韧带损伤

患者自诉有弯腰搬物扭伤史,疼痛与腰部功能障碍同时发生,疼痛剧烈,患者自觉有腰部突然失力感和断裂分离感。疼痛部位在脊柱中线两棘突间,有时可向骶部及臀部放射。脊柱直立时痛轻或无痛感。功能障碍主要表现为腰椎不能前屈或得力前屈时,自己无力伸直腰部。

临床检查可见棘突间压痛明显,疼痛部位较棘上韧带损伤深而且剧烈。急性损伤时局部可见肿胀或皮下淤血。仰卧屈髋试验阳性;直腿抬高试验可为阴性。

X线检查:正面片可示腰椎无特殊改变,脊柱隐裂及骶椎腰化等仅供参考。腰椎前屈侧位片,有时可见棘突间隙增宽。

(三)鉴别诊断

棘上及腰间韧带损伤根据病史、症状及临床检查,较易作出诊断。但棘上韧带损伤易被腰肌扭伤症状所掩盖,临床上应加以重视。另外,棘间韧带损伤应注意与腰椎间盘病变及腰椎小关节病变相鉴别。

(四)辨证施术

1. 棘上韧带损伤

(1)治则:合其榫节,疏通气血,舒展筋肌,祛瘀止痛。

(2)处方:抖拉松腰法,屈压抻腰法,滚擦壮腰法,推脊托拿法,压背揉运法,拨络叩挠法。

(3)配穴:膊运肾俞、志室,掐拿委中、承山、昆仑、太溪。

2. 棘间韧带损伤

(1)治则:合其榫节,通经活络,分筋理筋,活血止痛。

(2)处方:圆旋复腰法,对背整腰法,壮腰滚揉法,扳腰抖拉法,垫腘屈膝法,压背揉运法,扳腿叩振法,揉拿捏筋法,拨络叩挠法。

(3)配穴:膊运腰阳关、命门,肘运环跳,掐拿足三里、承筋、承山、昆仑、太溪。

施术时,施以被动手法时宜慎重,防止加重病情。尽量避免腰前屈劳动和负重,平素应配用腰围,防止受凉,宜卧硬板床。

九、腰椎间盘突出症

腰椎间盘突出症又称腰椎间盘纤维环破裂症、腰椎间盘髓核脱出症,是临床最为常见的腰腿痛疾患,属中医学伤科节伤范畴之节粘证。

(一)病因病机

椎间盘是连接上、下相邻椎体之间的纤维软骨性结构,由软骨板、纤维环和髓核组成。

软骨板为椎体上、下两面覆盖的一层厚而坚韧的透明软骨板,与椎体骨松质紧密相连,其大小和外形与相连椎体一致,构成椎间盘的上下界。软骨板除有承受压力、保护椎体的作用外,还具有半透膜作用,在渗透压作用下,椎间盘与椎体骨松质之间可通过软骨板上的细孔进行生理交换。

纤维环是连于上、下软骨板周边的纤维软骨环,由多层环状和辐射状的纤维交织而成,并与前、后纵韧带紧密相融。纤维环主要由胶原纤维和一定量的弹性纤维构成,其作用是将相邻椎体连接成一个整体,使椎体间既有轻微活动,活动范围又受到明显限制。

髓核为灰白色的胶状物质,填充于上、下软骨板和周围纤维环之间。髓核主要含黏多糖软骨素和水分,富有韧性和弹性,在脊柱负重和运动时,能缓解外力。当压力过于强大时,髓核可冲破纤维环而发生突出。

椎间盘不仅是椎间主要的连接和支持装置,更是椎间重要的运动装置。在脊柱运动时,椎间盘有保护、控制的功能并能平衡、缓解外来的冲击力。椎间盘受压迫时,只会暂时变形而不会被永久性压缩,当压力消失后可迅速恢复原状。当椎间盘承受压力时能吸收并重新分配外来压力,即髓核变扁变平,将纵向压力转变为放射状,均匀地传递给软骨板和纤维环。

本病的发生多在腰部急性外伤、慢性劳损或感受风、寒、湿邪侵袭后,但这些仅仅是诱因,而腰椎间盘本身的退行性变化或先天性发育缺陷才是本病的解剖学基础。

外伤是造成本病的最常见诱因。腰椎间盘在整个脊柱运动和负重时,承受的压力最大。所受到的破坏及磨损最严重。在腰部急性损伤及慢性疲劳性损伤时,纤维环易破裂而导致髓核突出。腰椎间盘突出在脊柱椎体椎间盘突出中,发病率最高,尤以 $L_4 \sim L_5$、$L_5 \sim S_1$ 为多。

有时发病无明显的腰部急、慢性外伤史,而是在感受风、寒、湿邪侵袭而诱发。这是在存有腰椎间盘先天性缺陷的基础上,寒、湿侵袭腰部,由于小血管闭塞而至肌肉痉挛,引起局部血运障碍,造成椎间盘营养不良,加之腰肌的痉挛而使椎间盘内压力升高,导致突出。

椎间盘的退行性变是本病的重要病因。退行性变虽在 20 岁后开始,但各部分退变的速度并不一致。30 岁后纤维环的韧性和弹性已大为降低,频繁的脊柱运动使其受压,旋转扭曲时易发生环形或放射状撕裂;而此时髓核仍保持较好的膨胀力,纤维环破裂时即可从破裂处向外突出。中年以后,椎间盘各部分退变都非常明显,导致椎间盘萎缩、椎间隙变窄,脊柱负重能力明显下降。此时即是纤维环破裂,由于髓核内纤维组织增多甚至出现纤维化,膨胀力降低,难从破裂处突出。所以,临床上腰椎间盘突出时造成严重压迫症状的多在 40 岁以前。

中医学认为脊骨为藏髓之节,藏诸筋,会诸脉,若因旋扭、闪挫,致使节错,筋络挛急而腰痛;脉络受阻,气血滞涩经络,经筋失制,拘挛而为腿痛;久则筋肌失荣、萎弛麻木。

（二）临床表现

腰腿痛为本病的主要表现。一般先出现腰痛、多局限在下腰及腰骶部,压痛明显。随后逐渐出现放射性疼痛,先从臀部开始,沿坐骨神经分布区域向下至大腿后侧、腘窝、小腿外侧及足外侧。

腰部活动受限制及出现脊柱姿势的改变,其改变的目的是缓解突出物对神经根的压迫。腰部活动受限主要表现为前屈和后伸障碍;脊柱姿势的改变有脊柱侧弯、腰椎前凸增大、腰椎曲线变直或逆转,其中以脊柱侧弯最为多见。

多数患者可在腰骶部有明显压痛点,重压压痛点可增加神经根受压程度,而出现放射性压痛。此外,环跳、委中等处会有不同程度压痛。

神经根受压严重或病程久者常有患肢麻木,也可有局部皮肤过敏、感觉迟钝或痛觉消失等。感觉异常区域与神经分布区域一致。

若巨大突出物压迫马尾神经时,可出现马尾综合征,导致两侧重度神经痛、会阴部麻木,大、小便无力等症状。晚期可出现下肢不全瘫痪、足下垂、下肢尻外侧及会阴部痛觉消失,可有急性尿潴留或大小便失禁等。

临床检查:直腿抬高及加强试验阳性;伸足试验可见伸拇长肌肌力下降。腱反射多数患者减少或消失。

X 线平面检查可观察腰椎生理曲度、脊柱侧弯、椎间隙变化、有无骨赘形成等。同样需排除骨折、结核、肿瘤等改变。CT 扫描可清晰地诊疗椎间盘病变的实际情况。

（三）鉴别诊断

临床上本病应注意与下列疾病相鉴别:

1. 急性腰扭伤

除有急性外伤史外,疼痛剧烈,可有臀及下肢的牵扯性痛。无沿坐骨神经分布区的压痛点,无肢体感觉异常,无腱反射异常。

2. 梨状肌综合征

为下肢外展外旋或过度内旋,损伤梨状肌并累及坐骨神经所致,其症状与腰椎间盘突出症有相似之处,但无腰痛及脊柱侧弯等表现。直腿抬高试验在 60°以前疼痛明显,超过 60°后疼痛反而减轻。

3. 腰椎结核

此病在骨关节结核中发病率最高,腰痛多为持续性钝痛,常伴有低热、午后潮热、夜间盗汗、乏力、红细胞沉降率加快等。X 线检查可见椎体边缘骨质破坏、椎间隙改变等。

（四）辨证施术

（1）治则：分筋理节,开通闭塞,疏通气血,散瘀镇痛。

（2）处方：抖拉松腰法,屈压抻腰法,对背整腰法,挠背两侧法,壮腰搋揉法,肘运环跳法,掐拿阳陵泉,搋腿运捏法,採腿搓摩法,捏拿足三阳经,虚叩腰腿法

（3）配穴：捏拿委中、承山、足三里、绝骨及昆仑。

治疗后应卧硬板床休息,并配以腰围以保护腰部,防止受凉。

配合电针刺疗法可解除痉挛。

十、第 3 腰椎横突综合征

第 3 腰椎横突综合征是一种常见的腰痛或腰臀部疼痛疾病,以往常常将其归类于慢性腰劳损类,但由于第 3 腰椎横突解剖特异,故把其当作一个独立的疾病来认识。由于第 3 腰椎横突受到牵拉应力最大,易在此部位发生损伤,致使腰神经后外侧支在穿越病变组织时受到卡压,故本病也是"卡压综合征"的一种。

（一）病因病机

腰椎横突由椎弓根和椎弓板融合处向外突出而成,其中以第 3 腰椎横突最长,弯度大,活动多,由于杠杆作用其所受牵拉力最大。腰椎横突有众多肌肉、韧带及筋膜附着。相邻横突间有横突间肌,横突尖端与棘突间还有横突棘肌。横突前面有腰大肌及腰方肌,并有胸腰筋膜深层附着,横突的背面有竖脊肌附着。另外,腹内斜肌和腹横肌借胸腰筋膜起于第 1 至第 4 腰椎横突。两横突间有横突间韧带附着,腰神经后支和外侧支穿过横突间韧带,故在此易受到卡压而产生腰痛。

第 3 腰椎位于腰椎生理前凸顶点的中间位置,是腰椎的活动中心,是腰椎前屈、后伸,左右侧弯及旋转的枢纽。第 3 腰椎横突较其他腰椎横突长,所以此处承受的牵拉应力最大,横突上所附着的肌肉、韧带及筋膜所受的牵拉力也大,故此处构成易受损伤的解剖学基础。据报道,在腰椎横突骨折中,绝大多数因止于横突上的软组织强烈收缩造成撕脱所致。由此可见,止于横突上的肌肉、筋膜、韧带等受牵拉、撕裂的机会更多。

正常时,两侧横突附近的肌肉、韧带及筋膜是起协调作用或相互拮抗的,以维持人体腰椎的动态平衡。若因一侧腰部肌肉、韧带或筋膜收缩或紧张,其同侧或对侧均可在肌肉的牵拉作用与反作用中遭受损伤。若在第 3 腰椎横突过长或左右横突不对称的情况下,更易拉伤。

若急性腰部软组织损伤后,未能及时给予治疗或治疗不当,或因反复拉伤致使横突周围局部出血、渗出、产生纤维性变性,或形成瘢痕粘连、筋膜增厚、肌腱挛缩等病理改变,导致穿过肌

筋膜的血管神经束受到刺激和压迫,影响神经的血运和营养供应,可致神经水肿变粗,而出现第3腰椎横突周围乃至臀部、大腿后侧及臀上皮神经分布区域的疼痛。

(二)临床表现

本病好发于从事体力劳动的青壮年,有不同程度的外伤史。主要为腰痛及腰臀痛,少数患者疼痛范围可波及股后、膝下、内收肌及下腹部,有的腰臀痛沿大腿向下放射到膝部或小腿外侧,但无间歇性跛行。早期患者腰、臀部可稍呈丰满,晚期则患侧臀肌萎缩。

患侧第3腰椎横突尖端压痛明显,并可触及活动的肌肉痉挛结节,半数以上患者对侧横突或其他部位也有不同程度的压痛。臀中肌后缘与臀大肌前缘的衔接处可触及隆起的索状物,且压痛明显,此为痉挛的臀中肌。有些病例可见股内收肌痉挛紧张,并有压痛。

检查一般直腿抬高试验多在50°以上。腰椎X线检查常无特殊改变。

(三)鉴别诊断

本病根据症状、体征,容易作出诊断。但应注意与腰椎间盘突出症、急性骶髂关节损伤、梨状肌综合征相鉴别。

(四)辨证施术

(1)治则:舒筋通络,活血散瘀,消肿止痛。

(2)处方:肘运环跳,膊运腰背法,壮腰滚擦法,抖拉松腰法,拔腿运捏法,掌擦法,指拨法。

(3)配穴:按揉肾俞、命门、秩边、居髎,掐揉委中、承山、阳陵泉、解溪。

治疗期间应减少腰部的活动,注意局部保暖,防止受凉。

十一、腰椎小关节滑膜嵌顿

腰椎小关节滑膜嵌顿也称腰椎小关节紊乱、滑膜蒂嵌顿,是指关节滑膜被嵌于两关节间所致,属中医学伤科节伤范畴之错移证。

(一)病因症机

腰椎小关节又称腰椎关节突关节,是典型的滑膜关节,由下一腰椎上关节突与上一腰椎的下关节突的关节面构成。腰椎小关节外面包以关节囊,内衬以滑膜,滑膜上布以丰富的感觉神经末梢,对刺激反应极为敏感。关节囊上、下两端松弛,内衬以脂肪垫,可起缓冲作用。有人曾报道关节内有小的半月板,自关节边缘伸向关节腔,并随关节的屈伸而运动。

腰椎小关节有维持和加强脊柱的稳定作用,但并无负重作用。腰的小关节在横断面上呈弧状排列,允许脊柱屈伸和侧弯,对旋转运动起限制作用;腰骶间小关节呈额状位排列,除使脊柱具有屈伸和侧弯能力外,尚可有一定范围的旋转运动。

腰椎小关节由脊神经后内侧支发出的分支支配,但每个小关节至少接受2条脊神经后内侧发出的分支支配。腰椎关节突关节在腰部屈伸时,可有5～7mm的移动范围,关节囊也随之运动。当腰椎前屈时,关节囊紧张,腰椎后伸时则松弛。为防止腰椎屈伸过程中关节滑膜被嵌顿,多裂肌有部分纤维附着于关节囊,当多裂肌收缩牵拉脊柱后伸时,同时将关节囊拉紧;当脊柱过度前屈时,腰椎小关节后缘间隙被拉开,关节囊、后侧的滑膜层就紧贴于关节间隙;由于关节间隙被拉开时,可能在关节腔内产生负压,这样就使得关节后侧滑膜层易被负压吸附而进入关节间隙内;若此时做急剧的腰部后伸运动,关节滑膜可能由于退出不及时而发生嵌顿。

另外,本症也可继发于外伤性腰椎小关节半脱位及腰椎压缩性骨折等。

中医学认为腰节为督脉之气所发,筋节受损气机阻遏或溢血瘀滞,筋肌拘挛而痛急,节错不得动而病。

由于腰骶部小关节呈额状排列位,或有时小关节两侧不对称,故腰骶部小关节滑膜嵌顿发病率占整个腰部的 85% 以上。由于关节滑膜含有丰富的感觉神经末梢,故发生嵌顿后,导致剧烈的疼痛,必然造成腰肌的反射性痉挛;强烈的腰肌痉挛又使被嵌顿的滑膜受到更大力量的挤压,持久性的挤压,导致关节滑膜过分肿胀。滑膜上端的肿胀可对位于椎间孔内的神经根发生挤压刺激,导致放射性疼痛。若日久失治,使关节面处于交锁状态,可造成关节突关节粘连。

（二）临床表现

本病多发于青壮年,常在弯腰后伸直过程中或扭转身体时突然发生腰部剧烈疼痛,疼痛可出现在腰部、腰骶部甚至在臀部或大腿部。脊柱任何方向的活动以及咳嗽、喷嚏、大声说笑等都会使疼痛加重。

临床检查可见腰椎变平或脊柱代偿性后凸或倒凸,骶棘肌强直痉挛。在椎旁 5~8 cm 处可有局限性的深部压痛。脊柱各方位活动严重受限。腰部叩击试验可使疼痛加剧;直腿抬高试验可因骨盆受牵引旋转引起疼痛而受限。

X 线检查除生理曲度发生改变外,多无异常;但在小关节发生创伤性关节炎时,可见关节面密度异常及关节间隙狭窄。

（三）鉴别诊断

临床上,根据症状、体征对本病诊断并不困难,但应与以下疾病相鉴别。

1. 腰脊柱峡部裂

多在腰部扭转或过仰时发生,多无明显症状。病程长者,缺陷处的纤维组织被牵拉而出现腰部疼痛,其疼痛性质较关节滑膜嵌顿缓和,腰椎侧位片可帮助鉴别。

2. 椎体滑脱

若为外伤引起者,多属于崩裂性脊柱滑脱,多数是由于峡部裂后,因慢性应力和劳损等因素,使上椎体向前滑脱。其产生的腰部疼痛性质类似于关节滑脱嵌顿,但其放射性疼痛可向双臀、双下肢放射,或有典型的坐骨神经痛症状。腰椎 X 线检查可帮助鉴别。

（四）辨证施术

（1）治则:合其榫节,通经活络,舒展经筋,活血止痛。

（2）处方:圆旋复腰法,正斜扳腰法,对背整腰法,扳腰抖拉法,压背膊运法,拉腿拨拿法。

（3）配穴:肘运环跳,掐拿足三里、承筋、承山、昆仑、太溪。

经手法治疗症状缓解或消失后,要求卧硬床休息 1~2 天,腰部勿负重,避免短期复发。

十二、腰椎椎管狭窄症

腰椎椎管狭窄症又称腰椎椎管狭窄综合征,是指骨或纤维结构异常致使腰椎椎管变小,压迫马尾神经或神经根引起的症状群。

（一）病因病机

腰椎椎管由各腰椎椎孔连成,其前壁为椎体后面、椎间盘后面和后纵韧带,后壁为椎弓板、棘突基底部和黄韧带,两外侧是椎弓根和椎间孔,后外侧为关节突。

成人腰段椎管内、腰缘水平以上容纳脊髓末端,此水平以下容纳马尾神经。硬脊膜包围在脊髓和马尾外面,并形成神经鞘,随马尾神经穿过相应的椎间孔。硬脊膜与椎管管壁之间存有硬膜外腔,故椎管内容物有一定的活动空间。发生椎管狭窄时,此空间缩小或消失。

腰椎椎管管径以椎体后缘至棘突基底间距离为矢状径,两侧椎弓根间为横径。据统计,矢状径平均为 17 mm(14~20 mm),横径平均为 24 mm(19~29 mm)。一般来说,若矢状径小于 13 mm、横径小于 18 mm,可定为椎管狭窄。而其中,矢状径的变化要比横径重要,故临床上又将矢状径 10~15 mm 定为相对狭窄,若矢状径小于 10 mm 则为绝对狭窄。

由于本征病因复杂,概念也不甚清楚,许多问题尚未取得一致意见。但目前比较多的采用病因国际分类法,即将腰椎椎管狭窄症分为先天性(或发育性)及获得性两大类。

1. 先天性及发育性椎管狭窄症

这其中包括特发性和软骨发育不全性。先天性椎管狭窄症系早期发育不良的结果。椎管矢状径和横径呈均匀一致性狭窄,椎管容纳量减少;其病理学主要以软骨发育不良及畸形性骨炎为特征,椎管一般矢状径小于 12 mm,平均为 10 mm 左右。

2. 获得性椎管狭窄症

(1) 退行性变:退行性变包括中心部、周围部、侧隐窝及神经根管和退变性脊柱滑脱。此种类型的椎管狭窄以节段性为特征,伴有脊柱的骨性关节炎。棘突的长度与宽度增加,棘突基底部突向椎管,椎板呈不规则隆起增厚,同时黄韧带也可见增厚。

在严重狭窄区内,可见硬膜外脂肪常常缺如,硬膜搏动微弱或消失,若经减压后搏动可自行恢复,脊柱关节突常膨大且向后下方突出,后关节突可从后外侧突向椎管,椎管横断面呈"三叶"状,这是引起马尾神经压迫的主要原因。而侧隐窝的狭窄是由于小关节突突出向腹侧所致。另外,关节软骨面呈典型的退行性变,出现不同程度的半脱位,造成神经根受压;严重的退行性变可致椎体出现滑移。椎体滑移后,可进行性加重因椎板下缘峡部及黄韧带增厚对马尾神经的压迫;可加重因峡部不连的缺损,产生过多的纤维软骨对侧隐窝处神经根的压迫;若腰 5 在骶椎上方向前滑移,可伴有第 5 腰椎马尾神经移位,从而导致腰 5 神经根的受累症状。

(2) 医源性:椎板切除术后、脊柱融合术后及髓核溶解术后等脊柱区域手术可能会造成局部解剖关系异常而致椎管狭窄。

(3) 创伤晚期的改变:脊柱外伤骨折后,椎管结构发生变异,其晚期退行性变加重了椎管的狭窄程度。其他像氟骨病、椎管内静脉曲张等均可导致椎管狭窄。

由上可知,椎管组织的退行性变是造成椎管狭窄的根本原因,并且管腔狭窄多来自软组织增厚,骨连接段纤维环平均管腔矢状径较骨性段更小。

骨性组织的增生或发育狭窄是造成神经根受压的因素之一,但更重要的是来自管壁软组织的退行性增厚所致,椎管前方黄韧带和关节囊增厚、椎间盘侧后突等因素均造成神经根受压变形。另外,对 X 线片所测定的椎管管径有时与实际情况相差甚远,故在临床工作中要加以注意。

(二) 临床表现

缓发性、持续性腰腿痛,常累及两侧,站立、行走和腰部屈伸时疼痛加重,蹲位及腰部前屈时可缓解。多见 L_5~S_1 神经根受压,出现小腿和足背外侧皮肤感觉异常及部分肌肉如拇长伸肌肌力下降,检查可见椎体压痛、下肢放射痛、腱反射减弱或亢进,直腿抬高试验阳性。马尾神经受压可出现鞍区皮肤麻木,大、小便受影响及下肢不全性瘫痪。生理曲度前凸减小或消失,腰部后伸试验阳性。

间歇性跛行是本病最突出症状。几乎所有患者在短距离行走后即出现单侧或双侧下肢麻木,沉重无力,疼痛加重,被迫下蹲,待休息后可缓解,但继续行走症状再次出现,这主要是神经根血运障碍所致。

X 线平面检查可见脊柱生理弯曲度改变,椎间隙变窄、骨赘形成及腰段椎管狭窄等。CT

扫描可清楚地显示椎管狭窄程度及侧隐窝狭窄程度,上、下关节突的增生肥大及向后延伸的骨赘等情况。

超声检查对三叶形椎管狭窄情况有较高的诊断价值。

（三）鉴别诊断

本病应注意与马尾神经肿瘤、腰椎结核等疾病加以鉴别。

（四）辨证施术

（1）治则:舒通经络,开闭通痹,疏通气血,散瘀镇痛。

（2）处方:肘运环跳法,㨰腿运捏法,揉腿搓摩法,膊运腰背法,壮腰㨰擦法,抖拉松腰法,屈压抻腰法。

（3）配穴:点按督脉,指揉腰阳关、委中、承山、足三里、昆仑。

治疗本病宜轻柔缓和,切忌盲目使用被动类运动手法。患者平素宜保暖,使用腰围护腰,卧硬板床。

十三、腰椎椎管侧隐窝综合征

腰椎椎管侧隐窝综合征又名腰椎椎管侧隐窝狭窄症,是指椎管侧方狭窄、将神经嵌压而引起的腰腿痛及间歇性跛行。本病名由 Ciric 于 1980 年命名。

（一）病因病机

腰椎椎管侧隐窝又名"侧椎管",即指椎管向侧方延伸的狭窄间隙,也是腰椎神经根管的狭窄部分。腰椎椎管侧隐窝的存在,取决于椎孔的形态,因第 1 腰椎处以椭圆为主,大部分无侧隐窝;在第 2、第 3 腰椎处近似三角形,有着不很明显的侧隐窝;而在第 4、第 5 腰椎处则以三叶形为主,故大部分有着明显的侧隐窝。

侧隐窝的构成可分为上、下两部分:上部为骨关节部,其前方为椎间盘纤维环、椎体上后缘;后部为关节突冠状部、关节囊、黄韧带及下关节突前缘;外侧为椎间孔狭窄的下部;内侧为硬膜囊及硬膜外结缔组织。下部为骨性部,前为椎体后部,后为椎弓峡部,外侧为椎弓根,内为硬脊膜囊,外下方为椎间孔内口,为一略呈扁三角形间隙。

因上节突向前倾斜,所以椎弓根上缘处侧隐窝的前后径最窄。一般将椎体后缘至上关节突前缘的距离称为侧隐窝的矢状径,正常时在 5 mm 以上,若小于 3 mm 则定为狭窄。侧隐窝的矢状径越小,横径越大,则表示其越深越窄。由于第 4、第 5 腰椎椎孔多呈三叶形,侧隐窝矢径可至 2～5 mm,上关节突增生变形又较多,所以第 4、第 5 腰椎最多引起侧隐窝狭窄。

腰神经根管为腰神经根从硬脊膜囊穿出点至椎间孔内口的一段,为腰神经通道的第 1 段,向外与椎间孔连续。腰神经根管内宽外窄,前后略扁。腰神经根管虽不长,在其走行中,要通过几个较为狭窄的间隙——椎间盘与黄韧带间隙、侧隐窝、上关节突旁沟及椎弓根下沟。如果构成这些间隙的解剖结构发生病理变化,使神经受到卡压,从而导致腰腿痛。

侧隐窝综合征的原因为骨性或软组织导致其狭窄,压迫神经根。先天形成的侧隐窝狭窄为本综合征的发生提供了解剖学基础,但该病几乎见于中年以后,可见后天因素极为重要,其中主要为外伤导致。

外伤除直接造成椎间小关节损伤外,还可通过椎间盘变性、椎间隙变窄引起一系列继发性改变。首先病变间隙的上、下关节面发生紊乱,表现为上关节突前倾,下关节突后移,导致相邻椎体的相对滑脱,使椎管的矢状径缩短。其次小关面相互间关系的变化也可导致创伤性关节炎、小关节突肥大、黄韧带肥厚等一系列病理变化,这些变化最终引起侧隐窝狭窄和神经根

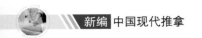

受压。

侧隐窝狭窄也是椎管狭窄的原因之一,即凡能引起椎管狭窄的因素也可导致侧隐窝狭窄,其狭窄因素有以下几个方面:

1. 黄韧带肥厚

侧隐窝后壁的黄韧带正常厚约 2 mm,若此处黄韧带肥厚(有报道此处黄韧带可增厚至 7~10 mm),就会使侧隐窝狭窄,并嵌压神经根。

2. 侧隐窝后壁的骨质增生

尤为上关节突内侧缘和相应椎板上缘增生,突向隐窝,形成隐窝内骨赘,直接挤压神经根。另外,椎弓板内壁上的神经根沟较深,形成杯状,把神经根紧紧地包绕着,造成神经根在侧隐窝内,没有丝毫退避的余地。

3. 椎间盘退行性变引起侧隐窝狭窄

当椎间盘发生变性,脊柱力学平衡失调,椎间小关节及椎体后部应力增大,导致椎间小关节突及椎体后外缘骨质增生,从而引起外侧隐窝狭窄;也可因椎间盘变性导致椎间隙变窄、椎体滑移,从而引起侧隐窝狭窄。另外,侧隐窝底部的极外侧型椎间盘突出可使侧隐窝狭窄压迫神经根。

4. 腰椎峡部裂

由于其可产生过多的纤维软骨和瘢痕组织,导致侧隐窝狭窄,引起神经根受压。

(二)临床表现

有半数左右病例有明显的外伤史。其临床特点为根性神经痛,症状较为严重,故又称其顽固性疼痛。可伴有间歇跛行,步行后可出现下肢酸楚、无力,下蹲、弯腰和坐位时缓解,卧位时可无任何症状。睡眠时下肢喜屈曲及侧卧位,仰卧时疼痛加重。咳嗽时伴有下肢放射痛,有些患者可有不同程度的括约肌功能障碍,如大便干燥、尿频、排尿费力等。少数患者可有脊柱功能活动受限。

直腿抬高试验多为阴性,下肢外侧感觉减退,可出现下肢肌肉萎缩,伸踇长肌和踝背伸肌肌力减弱,踝反射可降低。

X线平面检查对诊断有参考意义的是椎间隙变窄、椎体滑脱、关节突为球形、椎间小关节有骨关节炎改变;在正侧片上可见椎间小关节向中线靠拢,使椎板间隙变小,椎间小关节增生、硬化或小关节间隙模糊不清;在侧位片上示病变的上关节突前倾、椎管矢状径变窄,椎体后缘骨质增生及椎间隙变窄等。

CT扫描可见病变部位均有不同程度的小关节增生,侧隐窝的矢状径变窄;如关节突同时向中线方向增生,再加上椎体后缘骨质增生突向椎管内,黄韧带可肥厚。

(三)鉴别诊断

本病应通过现代检查手段与典型的椎间盘病变及椎管狭窄加以区别诊断。

(四)辨证施术

(1)治则:分筋理节,舒经通络,开通闭塞,通经止痛。

(2)处方:抖拉松腰法,对背整腰法,壮腰擦擦法,肘运环跳法,膊运风市法,掌振腰关法,分挠脊背法,掐拿足三阳经,叩拍患肢法。

(3)配穴:指旋腰阳关、肾俞、大肠俞、八髎、秩边,掐拿委中、承山、阳陵泉、昆仑。

治疗时,手法施术要充分、深沉,切忌粗暴。若经手法治疗2周以上疗效不显,或症状持续性加重,则应转骨科治疗。

第四节 下 肢 部

一、髋关节扭伤

髋关节扭伤是由于暴力作用致使髋关节过度展、收、屈、伸而使髋关节周围肌肉、肌腱和关节囊发生撕伤或断裂所致,属中医学伤科节伤范畴之节粘症。

（一）病因病机

髋关节是典型的球窝关节。髋臼呈倒置杯形,月状关节面呈马蹄形,覆以较厚的关节软骨;其余部分为髋臼窝,通常为哈氏腺填充以维持关节内压力的平衡。髋臼切迹之间有髋臼横韧带补充。髋臼切迹与髋臼横韧带之间的小孔有股骨头韧带、动脉及神经进入。髋臼的周缘有髋臼唇附着,以增强髋臼的深度。股骨头向上内前方,除股骨头韧带附着处外,均覆以关节面软骨,约占球面的 2/3。髋关节的关节囊较强厚,近侧附着于髋臼边缘、髋臼唇缘及髋臼韧带,远侧前面止于转子间线,向下可达小转子,后面附着于转子间前内侧,故股骨颈前面全部在关节囊内,而股骨头后面只有内侧 2/3 部在关节囊内。髋关节囊内有滑膜衬在关节囊的内部,并覆盖于髋臼唇的两面,髋臼窝的哈氏腺及股骨头韧带。

关节囊前面有强大的髂股韧带,后面有耻股韧带和坐骨韧带保护关节,又可限制关节的活动。此外强劲的髋周肌肉也是维护髋关节稳定的因素。

若高处跳落时双脚着力不匀、摔倒或者由于劳累、感风寒刺激等因素,致使髋关节周围肌肉、韧带发生撕伤和断裂。

中医学认为髋髀关节为虚窍、机关之室,为真气之所过,血络之所游。若跌仆闪挫、气血瘀滞节窍而粘涩凝结,进而出现络节筋肌拘挛痛急、节肿筋翻不能屈伸。

（二）临床表现

伤侧髋关节疼痛、肿胀、活动受限。患肢不敢负重行走,或见跛行及拖拉步态。在股骨大粗隆内下方可触及压痛,或有条索样剥离韧带。股骨大粗隆叩击,疼痛加重或沿大腿内侧向膝部放射。骨盆可见倾斜,髋关节内收,外展、前屈与后伸功能活动受限。

检查托马征阳性。X 线检查无骨质及关节间隙改变。

（三）鉴别诊断

临床上应注意与外伤所引起的髋部滑囊炎相鉴别。

髋部滑囊炎以外观肿胀明显,但压痛不明显为特征。

（四）辨证施术

（1）治则:分筋理节,活血祛瘀,解痉镇痛。

（2）处方:屈膝旋髋法,拿腹提抖法,推腹摩运法,扳腿叩振法,拉腿拨拿法,滚擦足三阴经。

（3）配穴:肘运环跳,掐拿阳陵泉、足三里、地机、漏谷、公孙、三阴交。

二、弹响髋

弹响髋又称阔筋膜紧张症、髂胫束劳损症等,是指伴随髋关节屈伸活动在髋部出现弹响声的病证。

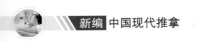

（一）病因病机

阔筋膜位于大腿上部的前外侧，它与阔筋膜张肌深、浅两层及臀大肌筋膜交织组成髂胫束，越过股骨大转子后方，向下止于胫骨外髁。

各种急、慢性损伤使臀大肌和阔筋膜张肌发生痉挛时，导致髂胫束发生紧张而增厚，其张力明显增大。故当髋关节屈伸、内收或内旋活动时，髂胫束的后缘或臀大肌肌腱前缘反复摩擦而发生弹响声。

除此以外，少数病例继发于股骨大粗隆异常等病变。

本病病理改变是髂胫束的后缘与臀大肌肌腱前缘增厚或纤维带形成。故当髋关节活动时增厚的组织滑过股骨大粗隆突出时，发生弹响，即所谓"阔筋膜劳损症"。

髋关节弹响多发生在关节外，关节内弹响较为少见。一种类型是发生在儿童，这是由于儿童股骨头在髋臼的后上方边缘轻度发生自发性移位，当大腿突然屈曲内收时，发生弹响；第二种类型发生在成年人，由于慢性劳损，髂股韧带呈条索状增厚，在髋关节后仰，尤其是外拉时与股骨头剧烈摩擦而产生弹响，即所谓"髂胫束劳损症"。

（二）临床表现

髋关节作屈曲、外展或内、外旋时，可出现弹跳动作并伴有弹响声。髋关节发生弹响时，可触及或看到一条粗而紧的索状纤维带在股骨大粗隆上滑动。一般患者自觉髋部不适感，无疼痛感。若合并局部滑囊炎，可有局部压痛。病程持久者，可出现下腰部疼痛。

X线检查一般无骨性改变。

（三）鉴别诊断

应注意与先天性髋关节脱位相鉴别。

（四）辨证施术

（1）治则：弹拨筋结，舒筋通络。

（2）处方：㨰腿运捏法，揉髋搓摩法，拨络叩振法，捏拿足三阴经，掌摩法。

（3）配穴：肘运环跳，掐拿风市、委中及阳陵泉。

三、梨状肌综合征

梨状肌综合征是由于梨状肌的损伤引起坐骨神经、臀上皮神经、隐神经、股后皮神经、臀下神经及臀上、下动脉和静脉受压的一系列症状，属中医学伤科足少阳经筋病。

（一）病因病机

梨状肌起自骶骨前面的外侧，斜行向上，由坐骨大孔穿出骨盆，止于股骨大转子顶部，其作用是协同其他肌肉完成大腿外旋动作。

梨状肌在通过坐骨大孔时，将坐骨大孔分为梨状肌上孔与下孔。梨状肌上孔分布有臀上动脉、静脉和臀上神经；梨状肌下孔有阴神经、股后皮神经、坐骨神经、臀下神经及臀下动、静脉，其中以坐骨神经与梨状肌关系最密切。

由于梨状肌与坐骨神经发生解剖上的变异，当大腿用力外旋，或由于局部感受风寒，梨状肌收缩，增粗变短时，由于肌肉间隙变小，就造成穿过其间隙的坐骨神经和股总神经发生受压症状。

梨状肌的各种损伤，如下肢突然用力外展外旋、负重的蹲位站立或下肢负重内旋等，梨状肌受到过度牵拉而损伤，导致肌肉保护性痉挛，从而造成梨状肌上、下孔的神经血管束产生压迫症状。

此外,女性盆腔炎、附件炎等炎症可波及梨状肌,从而引起梨状肌上、下孔神经血管出现相应症状。

不管是急、慢性损伤,还是解剖上变异以及其他因素,均可使梨状肌紧张、持续性痉挛,使局部充血、肿胀,渐而纤维变性,导致肌束增厚增粗、硬化或粘连,构成对周围神经血管的持续性刺激和压迫;而受到刺激的神经血管,又促使梨状肌出现持续性的紧张痉挛、肿胀等反应,形成恶性循环。

中医学认为股部内收、内旋失度,伤足太阴经筋所络结骶尻部而致筋肌拘结,故臀痛;日久聚结不散,气血瘀滞,经筋失于调达,筋肌挛急而腿痛,并将其分为筋拘气滞证、筋结血瘀证。

(二)临床表现

有外伤和感受风寒史。患病时自觉患肢变短,走路跛行。臀部深在性疼痛,且向同侧下肢后面或后下方放射。严重者出现臀部"刀割样""烧灼样"疼痛。走路时身体呈半屈状,偶有小腿外侧麻木及会阴部不适感。腹压增加时,如大小便、咳嗽时,患肢常疼痛加剧。

临床检查梨状肌局部变硬,深部压痛明显,可触及深部弥漫性钝厚以及条索状或束状肌束,日久患侧臀部肌肉可见萎缩。

直腿抬高试验60°之前疼痛,超过60°后疼痛减轻,梨状肌紧张试验阳性。

(三)鉴别诊断

本病应注意与椎间盘突出症相鉴别。

(四)辨证施术

1. 筋拘气滞证

(1)治则:舒展筋肌,疏通气血,解痉镇痛。

(2)处方:膊运臀两侧法,膊运腰骶法,捏拿足三阳经,肘运兼点法,掌振叩挠法。

(3)配穴:点风市、阳陵泉、阳交。

2. 筋结血瘀证

(1)治则:舒展筋肌,疏通气血,化瘀散结,解痉镇痛。

(2)处方:肘运环跳,膊运腰骶法,肘运并点法,滚腿运捏法,揉腿搓摩法,屈膝旋髋法,牵摇足踝法。

(3)配穴:指旋压风市、足三里。

辅以中药抗炎镇痛、舒筋活血,也可结合超短波治疗。

四、臀上皮神经损伤

臀上皮神经损伤又称腰背部筋膜炎、臀上皮神经炎等,是指腰背筋膜与臀筋膜纤维损伤,致使纤维鞘内压力增高而影响臀上皮神经出现的疼痛症状。

(一)病因病机

臀上皮神经属皮支,起自腰3脊神经后支的外侧支,经骶棘肌下面穿过背阔肌筋肌,向下越过髂嵴,穿出臀筋膜分布于臀上部皮肤。

臀上皮神经在越过第4腰椎棘突与髂嵴最高点连线外1/3处下方时,有动、静脉血管伴行,并要穿过一个长约1cm的纤维鞘,其中以第2腰椎脊神经后外侧支最为明显。纤维鞘中包绕顺序由外向内依次为神经、静脉及动脉。由于第1腰脊神经后外侧支是穿过骶棘肌的,因此,在第2腰椎水平线以下的骶棘肌紧张、痉挛,以及在臀上皮神经的解剖分布行程中,软组织损伤的水肿、肌肉痉挛,都是造成臀上皮神经受压、受损的原因。

由于腰背筋膜与臀筋膜在髂嵴交接处,两筋膜的纤维解剖分布方向相互交叉,所以在身体突然做左、右旋转时,两筋膜交叉纤维之间相互摩擦,极易造成损伤。若髂嵴发育缺陷者此处更易损伤。

损伤后,局部软组织张力增高,导致髂嵴下方纤维鞘内静脉回流受阻,从而使纤维鞘内压力增大,出现压迫臀上皮神经症状,引起疼痛。

若局部软组织疼痛、肿胀得不到控制和恢复,局部静脉淤血就可影响到与其同行的动脉血液供应,日久造成臀上皮神经变性系病理学改变。

（二）临床表现

绝大多数患者有腰背部碰挫、扭伤史,一侧腰臀部呈酸痛、刺痛或撕裂样疼痛。急性损伤时,疼痛可下窜大腿,但不过膝,也无下肢麻木症状,但弯腰及起坐功能受限。

临床检查在髂嵴高点下 3～4 cm 处皮下可触及一条索状硬物体征,压痛明显,其周围软组织肿胀、钝厚,但无明显神经根受刺激体征。

（三）鉴别诊断

本病应注意与腰椎间盘病变、腰椎后关节紊乱及梨状肌综合征相鉴别。

（四）辨证施术

（1）治则:舒筋通络,活血止痛。

（2）处方:肘运环跳,膊运腰髎,壮腰滚擦法,膊运臀侧兼点法,拨络叩挠法,拔腿运捏法,屈膝旋髋法,理腿六经法。

（3）配穴:掐拿风市、神门、足三里、太白、解溪。

五、股内肌损伤

股内肌为大腿内侧的一组肌肉,由于外伤或慢性劳损可引起股内肌局部肿胀、疼痛、功能受限,属中医学伤科之筋粘证。

（一）病因病机

股内收肌包括内收长肌、内收短肌和内收大肌 3 块肌肉。股内收肌的主要作用是使大腿内收、外旋和屈曲。

本病主要是因直接外力的打击伤或间接外力的牵拉伤所致,如劈腿动作过大或强力牵拉外展以及用力蹬空等动作易造成股内肌损伤。

股内肌损伤后,损伤部位的纤维出血、形成血肿,久而血肿机化产生粘连,可刺激神经引起病理性反射性肌肉痉挛;或由于血肿骨化,转化为骨化性肌炎,或诱发耻骨部骨质增生等改变。

中医学认为跌磕、跳跃冲挫,伤足太阴经筋,导致气血瘀滞,筋肌粘连,挛急痛急而病。

（二）临床表现

大腿内侧疼痛,患侧髋关节、膝关节呈稍屈外旋状,呈跛行步态,严重者足尖不敢着地行走。损伤部位变硬、肿胀,局部压痛明显。髋关节被动内旋、外展动作疼痛加剧,"4"字试验阳性。

X 线检查多无异常发现,晚期可见耻骨肌起点处骨质增生。

（三）鉴别诊断

本病根据病史、症状,较易作出诊断。

（四）辨证施术

（1）治则：分筋理节，柔筋解痉，通利节隙，祛瘀镇痛。

（2）处方：捏拿足三阴经，掌揉腿内侧，拉腿拨拿法，拔腿叩振法，屈膝旋髋法。

（3）配穴：捏拿足三里，掐阴陵泉，弹拿地机、太白、三阴交。

六、膝关节内外侧副韧带损伤

膝关节两侧有内、外侧副韧带加强，当膝关节的活动出现异常时或韧带受外力的直接作用下，均会造成损伤。属中医学伤科筋伤范畴之筋长、筋拘证。

（一）病因病机

膝关节内侧副韧带呈基底在前、头端向后的扁宽三角形，分为前纵部、后上斜部和后下斜部3部分。内侧副韧带与内侧半月板紧密相连，两者又与关节囊融合并可随膝关节屈曲而前后滑动。

膝关节外侧副韧带为一独立的元束，其位置稍偏于膝关节中轴线的后方，起于股骨外上髁，止于腓骨小头，外侧副韧带不与外侧半月板相连，中间隔以腘肌肌腱。外侧副韧带紧张时，与髂胫束共同作用限制膝关节内收和胫骨的旋转，并有防止膝关节过度伸直作用。

膝关节保持完全伸直或完全屈曲位时，两韧带紧张；膝关节半屈曲位时，两韧带松弛。膝内外侧副韧带起保持膝关节稳定和协调关节活动作用。

内侧副韧带损伤多数是由于膝关节处于半屈曲位时，侧副韧带松弛、关节稳定性差，当外力作用于小腿使其外翻或伴有旋转时，造成撕裂损伤。

外侧副韧带损伤较内侧少见，除非强大外力作用于小腿，造成小腿强度内收而损伤。

内侧副韧带损伤，根据外力作用的大小、作用时间的长短，可发生韧带牵拉性扭伤或部分以及完全断裂伤。部分断裂可发生在韧带浅层、深层、上部或下部和附着处。完全断裂可为横断、斜面或纵行，可发生在浅层胫骨附着处或深层胫骨附着处，或与此相反。其断裂韧带的断端可窜入关节间隙，扰乱关节活动，使关节内侧失去连接，丧失稳定，甚至韧带断裂时合并关节囊、广泛撕裂以及半月板交叉韧带损伤，即膝关节损伤三联症。

外侧韧带损伤，轻者仅致韧带扭伤，严重者造成韧带断裂或韧带腓骨茎突部撕脱以及发生撕脱性骨折合并关节囊破裂、腓总神经、腘肌肌腱及髂胫束损伤。

韧带损伤后，局部出血与周围组织粘连，或血肿机化，影响关节屈伸活动。

中医学认为内侧副韧带为足三阴经筋所络结；外侧副韧带为足少阳经筋、足太阴经筋的支筋所络结；若损伤筋结，致使筋拘挛结，气血瘀滞而作肿痛，牵涉经筋而病。中医学将内侧副韧带损伤分为筋长、筋拘证；将外侧韧带损伤分为足少阳经筋和足阳明经筋损伤。

（二）临床表现

1. 疼痛

若为侧副韧带扭伤或不完全断裂者，患者仍可坚持行走，其疼痛仅限于内侧或外侧；若为完全断裂者，膝关节稳定性丧失，反射性地引起周围肌紧张，关节活动可引起剧烈疼痛。

2. 肿胀

若为韧带扭伤局部不显肿胀；若为不完全断裂，多呈局限性肿胀；若为完全断裂：由于关节内出血、积液而呈肿胀，断裂部位出现皮下淤血青紫，关节边缘可触及凹陷。

3. 功能活动

无论是不完全断裂，还是完全断裂，可反射性地引起膝关节周围肌群收缩、痉挛，影响关节

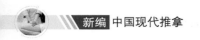

活动,患者出现足尖触地行走,严重者关节失稳、不能行走。

临床检查,若关节腔内有积液,浮髌试验阳性,侧方应力试验阳性。若为膝关节损伤三联症,抽屉试验阳性。

（三）鉴别诊断

本病应注意与膝半月板损伤和膝部骨折相鉴别。

1. 膝半月板损伤

表现为膝关节疼痛和交锁感。检查可见膝回旋挤压试验阳性,侧压试验、重力试验膝研磨试验阳性。

2. 膝部骨折

膝部骨折多由暴力所致,因此必须通过 X 线摄片检查,并与髌骨骨折、胫骨上下端骨折以及撕脱性骨折等相鉴别。

（四）辨证施术

1. 膝内侧副韧带损伤

1）筋长证

（1）治则:舒展筋肌,护筋固节,疏通气血,散瘀镇痛。

（2）处方:膊运髀关,屈压法,扳腿叩振法,理膝法,拉腿拨拿法,虚捶法。

（3）配穴:点伏兔、阴市、梁丘、膝眼,捏拿足三里、上巨墟。

2）筋拘证

（1）治则:舒展筋肌,疏通气机,活血化瘀,开拨关节。

（2）处方:膊运腘窝法,揉腿运捏法,虚捶膝眼法,理膝法,垫腘屈膝,配按揉膝关节、曲泉、阴谷、内膝眼。

（3）配穴:揉捏犊鼻、足三里、公孙、三阴交,掐委中,搓膝关节。

2. 膝外侧副韧带损伤

1）足少阳经筋筋结伤

（1）治则:分筋理节,活血化瘀。

（2）处方:拉腿拨拿法,扳腿叩振法,膊运腘窝,捏拿足六经,理膝外侧法。

（3）配穴:掐拿髀关、五里、阴市、阴陵泉、足三里、三阴交、解溪。

2）足阳明经筋筋结伤

（1）治则:分筋理节,解痉镇痛。

（2）处方:揉腿运捏法,运腿搓摩法,捏拿足六经,理肢外侧法,膊运腘窝,抱搓膝关节。

（3）配穴:掐揉足三里、阴陵泉、阴谷、解溪。

治疗时慎用重弹拨手法,以免使部分断裂韧带完全断裂。对轻度损伤者,可加以适当活动,防止粘连。

七、膝关节创伤性滑膜炎

由于外伤或慢性劳损致使膝关节滑膜组织损伤导致局部肿胀、疼痛和功能受限,属中医学节伤范畴之节粘证。

（一）病因病机

膝关节囊广阔而松弛,其内面有滑膜覆盖,为人体最大的滑膜腔。滑膜细胞可分泌滑液以保持关节软骨面的润滑,以增加关节活动范围。膝关节是人体滑膜最丰富的关节,在关节上方有一个很大的滑液囊——髌上滑囊,其位于股四头肌下部和股骨之间,故又称股四头肌滑液囊,该囊与膝关节相通。本病的发生可由于直接暴力和间接暴力所致。

(1)膝关节直接为暴力打击,形成组织损伤。

(2)由于间接暴力作用,造成膝关节扭伤;膝关节长期负重而致慢性劳损;膝关节内游离体造成的损伤;膝关节周围骨折引起的损伤;膝关节手术所造成的滑膜损伤。

中医学认为膝关节乃八虚之一,机关之塞,诸筋之会,多气多血,因磕碰、闪挫,伤损节窍;或年老体弱,气血行衰,动则不慎伤节,气血瘀滞节窍而病,并将其分为气滞节窍证、血瘀节窍证、节粘证。

膝关节损伤后,滑膜肿胀充血,产生大量积液,其中含有红细胞、白细胞等,由于液体增多,关节腔内压力增高,

造成淋巴回流受阻,导致渗出物越积越多,由于关节内渗出物中酸性物质的堆积,导致关节内滑液变为酸性,促进了纤维素的沉淀。

同样由于损伤后,滑膜部分破裂出血,则关节腔内血性渗出物积存,若关节腔内积液和积血得不到及时清除,关节滑膜受到长期刺激发生炎症反应,造成滑膜逐渐增厚,且有纤维机化,引起粘连,从而影响关节正常活动。日久可致股四头肌萎缩、关节失稳。

(二)临床表现

损伤后疼痛、肿胀,膝关节周围广泛压痛。其疼痛的临床特点是:膝关节主动伸直时,特别是抗阻力伸膝运动时,髌骨下部疼痛加剧,被动屈曲时,疼痛也明显加重。损伤局部皮温增高,检查可有滑膜摩擦发涩的声响。

若关节积液达到 50 ml 时,浮髌试验阳性。X 线检查:骨质无异常改变,可排除骨折及其他膝关节疾患。

(三)鉴别诊断

本病应注意与膝关节创伤性积血及膝关节结核性滑膜炎相鉴别。

1. 膝关节创伤性积血

积血在创伤后立即发现,而滑膜炎积液多在数小时后出现;积血疼痛性质更剧烈,积血常伴有全身及局部温度增高症状。关节腔穿刺积血颜色多为淡红色,而滑膜炎多为淡黄色。

2. 膝关节结核性滑膜炎

多伴有低热、盗汗、消瘦、疲劳等全身症状,X 线检查可协助鉴别。

(四)辨证施术

1. 气滞节窍症

(1)治则:分筋理节,疏通气血,祛瘀化积。

(2)处方:扳拿委中,掐拿膝关节法,揉摩膝盖法,垫腘屈膝法,扳腿叩振法,拉腿拨拿法。

(3)配穴:掐拿膝关节、梁丘、犊鼻、足三里、解溪。

2. 血瘀节窍证

(1)治则:舒筋理节,通达节窍,活血化瘀。

(2)处方:掐拿梁丘,捏拿膝关节法,抻拉法,点曲泉,膊运腘窝,揉膝搓摩法,膊运髀关,扳腿叩振法,揉搓膝节法。

(3)配穴:指旋伏兔、犊鼻、阴市、阴陵泉、漏谷、下巨墟。

3. 节粘证

(1)治则:舒展筋肌,疏通气血,通达节窍,滑利关节。

（2）处方：摇膝旋髋法，牵摇足踝法，抖拉法，垫腘屈膝法，滚腿运捏法，揉腿搓摩法，掐拿膝关节法，推揉膝盖法，捏拿足六经，理肢法。

（3）配穴：肘运环跳，捏拿梁丘、阴市，掐足三里、阴陵泉、犊鼻、对拿膝眼。

八、膝关节半月板损伤

膝关节半月板损伤多由于膝关节过度旋转或膝关节由屈曲位到伸直时动作过猛而致，属中医学伤科节伤范畴之节错证。

（一）病因病机

半月板的周缘薄、内缘厚，上面凹，适于与股骨髁相连接，其周缘部分血运丰富，所以在断裂及部分切除后有再生能力。

内侧半月板较大、较窄，呈"C"形，内缘游离于关节内，外缘与关节囊及胫侧副韧带紧密相连。

外侧半月板较小、较厚，呈"O"形，外缘与腘肌相连，其前角与前交叉韧带起点后外、侧相连，后角附着于内侧半月板后端前方。

半月板富有弹性，为纤维软骨组织，其作用主要有以下几种：①缓冲震荡和保护关节面作用；②减少摩擦，润滑关节作用；③加强关节稳定，调整关节内压力并保持关节平衡作用；④参与膝关节轻度旋转运动作用。

引起半月板损伤原因的外力有两种，一种是撕裂性外力损伤，一种是研磨性外力损伤。但半月板典型损伤原因为：膝关节在从内屈曲位到伸直位的过程中，由超过生理限度的内旋或外旋损伤所致。

内侧半月板在膝关节屈曲位时，若股骨在胫骨上方做强力的内旋运动，使半月板在后撤的情况下又向关节中心滑移，易造成半月板边缘附着部撕裂；若此时膝关节又突然伸直，易将半月板后中部挤压在股骨内髁与胫骨平台关节面之间而发生半月板体部的撕裂伤；若此种损伤破裂发生在半月板中部或前角，在股骨内髁关节面伸直动作中，有可能将半月板裂伤的前端挤压在两关节之间，形成交锁状态。

正常膝关节都有稍外翻角度，故外侧半月板负重较大，长期受关节面的挤压、研磨，易发生研磨损伤。由于外侧半月板活动范围大于内侧半月板，又不与腓侧副韧带相连，同时外侧半月板弯度较大，前、后角宽角相差不多。因此，发生断裂时，不是横形断裂，就是后角的纵形断裂，故不易发生关节交锁。

半月板破裂后，迅速发生水肿，失去组织弹性，其裂隙部分在股骨和胫骨的挤压下，将很快发生软化及变薄现象。

（二）临床表现

伤后膝关节剧烈疼痛和功能障碍，但不致于丧失行走功能，在损伤的同时可出现如指甲弹墙所致的纤维软骨破裂的声响。数小时后关节开始肿胀，关节活动明显出现障碍。

受伤的同时可能出现膝关节交锁症状，一般关节交锁状态多发生膝关节伸至 $130°\sim140°$。

损伤后，患者走路时感到关节内物体滑动感或关节内响动感，且多伴有走路"闪空"感觉。

临床检查可见膝关节周围有明显压痛。前部压痛点检查方法是：膝关节屈曲位，按压髌前韧带的关节间隙，并将膝关节慢慢伸直，若破裂的半月板前移触及按压的手指，即发生疼痛，此即所谓费希尔（Fisher）征阳性。若为半月板后角损伤者，膝关节后部是唯一压痛点。膝关节旋转挤压试验阳性。若为内侧半月板损伤，检查可闻及滑动声响，即 Lambrinwdi 征阳性。

（三）鉴别诊断

本病应注意与以下疾病相鉴别。

1. 髌骨软化症

多为外伤引起，髌骨表面出现软化、破裂，经常出现膝关节间歇性疼痛。检查当膝关节屈曲成直角时，髌骨有叩击痛。单侧肢体屈曲半蹲试验阳性。

2. 膝侧副韧带损伤

侧副韧带损伤时，患肢走路出现跛行，局部有轻微肿胀，压痛表浅。关节出现侧方运动异常，侧方应力试验阳性。

（四）辨证施术

（1）治则：分筋理筋，活血止痛，开拔开节，解除交锁。

（2）处方：扳拿委中，掐拿膝关节，虚叩膝盖，捏拿足六经，屈膝摇抖拉直法，屈膝旋髋法，拉腿拨拿法，扳腿叩振法，理肢法，抱搓膝关节法。

（3）配穴：肘运环跳，膊运髀关，掐拿膝关节、梁丘、犊鼻、曲泉、阳陵泉、阴陵泉、地机、三阴交。

近年来，大量的实验证实：内侧半月板横形破裂若涉及边缘，因为半月板边缘与关节囊及侧副韧带相连，故易于自身修复。首先是富于血管的半月板边缘生成肉芽组织逐步填充破损区域。此外，较为表浅的滑膜层发生增生性病变，并穿越进入半月板，参与其修复过程。整个修复过程需要8～12周。

半月板损伤的整复手法必须适当，切忌强迫性的粗暴整复。

九、胫骨结节骨骺炎

胫骨结节骨骺炎又称胫骨结节骨骺骨软骨病，是一种由于外伤或劳损引起，以胫骨结节疼痛、肿胀为临床特征的疾病。本病多发于青少年，有自愈性倾向，属中医学伤科筋结伤范畴之血瘀证。

（一）病因病机

胫骨上端稍向后倾，左右分为内侧髁和外侧髁，两髁之间为髁间隆起，上端前面有一"N"形粗隆为胫骨粗隆，其下有髌韧带附着。"N"形粗隆的尖端处即为干与骺的交接线。胫骨结节是胫节上端进行生长发育的骨骺，同时也是股四头肌止点。

局部外伤和慢性劳损是造成胫骨结节骨骺炎的主要原因。剧烈的跑跳运动，股四头肌收缩，股四头肌肌腱抵止部遭受长期的牵拉损伤而发病；或由于强大的牵拉力产生胫骨结节撕脱等。

由于青少年骨骺尚未愈合又多爱运动，故易发病。肌腱抵止部损伤后，可发生部分结节剥离，造成骨的营养发生障碍，血运障碍易引起胫骨结节发生缺血性坏死；另外，由于局部打击伤或强力牵拉伤，胫骨结节撕脱也易并发局部坏死。

中医学认为跌仆碰挫、跳跃牵抻，损伤骨髌之筋结，气血凝结于骨面作肿胀疼痛；骨失濡养，疏松不坚，故易筋扯而隆突，则膝屈牵抻筋结而痛掣受限。

（二）临床表现

本病发病缓慢，病程可达2～3年。表现为膝关节前下方肿胀、酸痛，活动频繁时疼痛加重，尤以下蹲剧烈。

临床检查可见胫骨结节增大，局部软组织肿胀、压痛明显，触之皮肤组织滑动，皮下组织变薄;膝关节被动屈曲时,可引起疼痛;小腿抗阻力伸直试验阳性。

X线摄片检查可见:胫骨结节舌状突出部骨质致密,骨骺外形不规则,甚至裂为数块。胫骨干骨骺区可见局限模糊,或胫骨结节前端不规则钙化区。

（三）鉴别诊断

应注意与胫骨结节撕脱性骨折相鉴别。

胫骨结节撕脱性骨折,X线片示:骨化中心向上移位,与胫骨上端骨骺不连接。临床症状较单纯骨骺炎为重。

（四）辨证施术

（1）治则:舒筋活血,祛瘀镇痛。

（2）处方:揉拿膝部,膊运腘窝,按压膝盖,捶膝搓理法,理肢法,掌摩法,捏拿足六经。

（3）配穴:肘运环跳,膊运髀关、伏兔、阴市,捏拿阳陵泉、阳交、三阴交。

应注意休息,避免剧烈的跑跳运动。

十、小腿三头肌损伤

小腿三头肌损伤,俗称"小腿肌肉拉伤",是由于外力使小腿肌肉过度收缩或拉长所致,属中医学伤科筋伤范畴之筋拘证。

（一）病因病机

小腿三头肌由腓肠肌内、外侧头和比目鱼肌组成,属小腿后群浅层肌。腓肠肌起自股骨内、外侧髁的后面;比目鱼肌起自胫腓骨上部及腱弓,两肌均止于跟结节。两肌的作用是屈膝及使足跖屈。

小腿三头肌损伤在运动损伤中多见。多由直接或间接外力作用,使小腿肌肉过度主动收缩或被动拉长所引起。

小腿三头肌损伤可分为三个平面。一是小腿三头肌在胫骨两髁及胫腓骨的附着处;二是在跟结节的抵止部;三是在肌与腱的联合部。跑跳等剧烈运动所引起的急性损伤多发生在足跟结节抵止部及肌腱的联合部;过度疲劳等慢性损伤多发生在三头肌起点附着部。

中医学认为小腿乃是太阳经筋所布,若挫伤筋肌,筋拘络挛,气血瘀滞而作肿痛;瘀滞不除,筋肌失于濡润,久而粘连,筋僵硬结,并将其分为气滞筋拘证和血瘀筋僵证。

（二）临床表现

若为急性损伤,局部疼痛,不敢用全足负重,只能用足尖着地。一般有广泛的皮下出血,触诊可摸到肌肉撕裂的间隙,且压痛明显。若损伤严重,可丧失负重行走功能。

若为慢性劳损,局部肌肉酸痛,一般不显肿胀。因小腿三头肌上部有滑囊分布,可因牵拉、摩擦而致滑囊慢性损伤性炎症,常与肌腱发生粘连,被动牵拉或主动收缩三头肌时均感疼痛。

（三）鉴别诊断

本病根据症状、体征,易于诊断。

（四）辨证施术

1. 气滞筋拘证

（1）治则:舒筋活络,疏通气机,解痉镇痛。

（2）处方:沿足太阳经筋之循行,施以捏腨法,虚捶捏腿法,掌搓拍腿法,膊运捏拿法,理肢法,掌摩法。

（3）配穴:捏拿昆仑、承山、承筋、合阳、委中、委阳、浮郄、殷门、承扶。

2. 血瘀筋僵证

（1）治则：分筋理节，疏通气血，祛瘀镇痛。

（2）处方：捏拿足太阳经筋小腿部，捏腨法，扳腿叩振法，拉腿拨拿法，滚腿运捏法，理肢法，掌摩法。

（3）配穴：掐拿承扶、委中、合阳、跗阳、承筋、承山、昆仑。

第五节 足 踝 部

一、踝关节扭伤

踝关节扭伤又称踝关节扭挫伤、踝关节软组织损伤、踝关节韧带损伤等。轻者仅致韧带掫伤或部分断裂，重者可致韧带完全断裂，属中医学伤科节伤范畴之节粘、节错证。

（一）病因病机

踝关节囊前后壁薄弱、松弛，两侧紧张，有韧带保护。踝关节内侧副韧带又称三角韧带，较为坚韧。外侧副韧带为关节囊的增厚部分，由三部分组成，一是距腓前韧带，作用是限制距骨在踝穴内的内旋、跖屈和内收，并维持踝关节外侧稳定；二是距腓后韧带，其作用是限制踝关节过度背伸；三是跟腓韧带，其对距腓和跟距关节起稳定作用。

由于踝关节面较髋关节、膝关节面小，而负重却很大，所以踝关节是最易发生损伤的部位。

本病多因在高低不平的路面上行走或上、下台阶时不慎，在踝关节跖屈位时突然发生向内或向外翻转，使踝关节的外、内侧副韧带因暴力牵拉而撕裂。

临床上，内侧副韧带损伤少见，其损伤主要见于足外翻致内、外踝骨折的并发症。而外踝损伤较为常见，这是由于：①解剖结构上踝关节内翻比外翻范围大，外踝比内踝长，使踝关节易向内翻，引起外侧韧带损伤；②内侧三角韧带比外侧副韧带的三部分坚韧，可有效地阻止踝关节过度外翻；③使足外翻的第3腓骨肌不及使足内翻背屈的胫骨前肌强大，所以在踝关节出现不协调动作时，易造成足内翻，损伤外侧副韧带；④当踝关节背屈时，距骨体的宽部进或出踝穴，此时胫腓联合韧带有一定的活动范围，踝关节不稳定，可出现踝关节轻微的内翻现象使外侧副韧带损伤机会增大。踝关节韧带损伤的同时，可将踝关节囊撕裂，使关节附近的脂肪组织及断裂的韧带嵌入关节间隙，使关节腔内及皮下出现淤血，若为完全断裂则多合并踝关节半脱位。

踝关节损伤后，若治疗不当或经久不愈，可引起纤维组织增生、局部发生粘连，并引起关节稳定性下降，易形成"习惯性崴脚"，造成长期或永久性的功能障碍。

（二）临床表现

有急性外伤史，受伤机制十分明显，损伤时经常可闻及韧带撕裂的声响。局部疼痛明显，功能障碍，常因疼痛而见行走跛行。

损伤轻者局限肿胀，重者整个踝关节均可出现肿胀，随后可见皮下青紫色瘀斑。外踝损伤时，肿胀、疼痛多在外踝前下方，将踝关节屈伸及内翻时痛剧；单纯内踝损伤少见。损伤部位压痛明显，并有牵拉痛，若有骨折、脱位可见局部畸形，严重者可触及骨折线及小的撕脱骨片。

若为内、外侧韧带完全断裂，踝关节外翻、内翻角度明显增加，并可在患处触及沟状凹陷缺损。

若为踝关节半脱位，可在患处触及空隙。

若为踝关节骨折,踝关节肿胀明显,疼痛剧烈,X线检查可见骨折线或撕脱骨片。

（三）鉴别诊断

本病应注意与第5跖骨基底骨折,腓骨长短肌滑脱,跗骨间关节及跖跗关节损伤相鉴别。

（四）辨证施术

（1）治则:分筋理节,疏通气血,活血化瘀,解痉镇痛。

（2）处方:牵拉足踝法,屈伸踝节法,指拨踝隙法,捏拿足六经,扳腿叩振法,理肢法。

（3）配穴:肘运环跳,膊运殷门,扳拿委中,捏拿承山、承筋、昆仑、太溪。

二、跟腱损伤及跟骨滑囊炎

跟腱损伤及跟骨滑囊炎是以跟腱处疼痛为主要临床表现的一种疾病,分别属于中医学伤科筋伤范畴之筋长、筋粘证。

（一）病因病机

跟腱是人体最大的肌腱,足行走、跳跃的主要肌肉传导组织。由腓肠肌内、外侧头在小腿后面中部结合,向下移行成腱并在小腿中、下部与深层比目鱼肌腱会合,向下续行形成跟腱,止于跟骨结节。其主要作用是固定踝关节,防止身体前倾。

跟腱与其相连的深筋膜之间共有7～8层结构与滑膜类似的腱周组织,各层间虽有结缔组织相联系,但各层之间互不黏合。在踝关节屈伸和旋转运动中,由于有滑液囊及脂肪组织的润滑作用可减轻跟腱的摩擦。

在跟腱中后部浅面皮肤与跟腱之间,有跟腱后滑囊;在跟腱抵止处深面,即跟腱与跟骨之间,有跟骨后滑囊。

急性损伤和慢性劳损是本病的主要病因。

急性损伤,如剧烈跑跳,或高处跳落时足前部先着地、小腿三头肌骤然收缩等,使跟腱、滑囊及其周围纤维组织受到牵拉撕裂伤。

慢性劳损,如长期行走,或持续大运动量运动,造成跟腱及滑囊局部发生慢性炎症。

其他,如跟腱的退行性病变、增生、钙化,可刺激跟腱滑囊及跟腱滑膜和周围组织发生炎症。

损伤及炎症发生后,局部组织代谢失常,血液循环出现障碍;滑膜及跟腱周围结缔组织可充血、渗出、水肿、粘连;滑囊中滑液分泌增多,囊壁增厚,跟腱及其周围组织发生纤维瘢痕化,影响正常功能。若为强大的暴力作用,可致跟腱完全断裂。

中医学认为足跟部为足太阳经筋所结,上系承山,结于足。经筋牵抻过度,致使筋肌结足跟或承山处掫而筋长,气血瘀滞,故作肿痛;若久行,劳伤跟结之筋,气血滞涩,筋拘结粘而病。并将其分为筋长和筋粘证。

（二）鉴别诊断

本病应注意与闭合性跟腱断裂相鉴别。

跟腱完全断裂时,常可听见小腿下部有沉闷的断裂声,随即剧烈疼痛、患肢无力,局部严重肿胀。被动作足背伸时,失去跟腱约束,断处可触及明显凹陷。

（三）辨证施术

1. 筋长证

（1）治则:活血化瘀,解痉镇痛。

（2）处方:捏拿跟腱法,捏腨法,揉腿搓摩法,搀腿运捏法,掌摩法,牵足摇踝法。

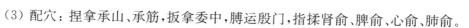

（3）配穴：捏拿承山、承筋，扳拿委中，膊运殷门，指揉肾俞、脾俞、心俞、肺俞。

2. 筋粘证

（1）治则：舒展筋肌，疏通气血，祛瘀解痉。

（2）处方：牵足摇踝法，捏拿跟腱法，揉拿运捏叩腿法，叩拍足跟法，掌摩法，理肢法。

（3）配穴：捏拿承山，扳拿委中，膊运殷门，掐揉昆仑、太溪。

三、腓骨长短肌滑脱症

腓骨长短肌滑脱系多由外伤引起，使腓骨长短肌在外踝前方发生滑脱。

（一）病因病机

腓骨长短肌位于腓骨外侧，腓骨长肌起于腓骨头及腓骨外侧面上 2/3 部，肌束向下延伸为长的肌腱；腓骨短肌位于腓骨长肌深面，起于腓骨外侧面下 1/3 部，其肌腱与腓骨长肌肌腱一起下延，行至外踝以下，则向前斜行于跟骨的外侧面时分开，腓骨长肌止于内侧楔骨和第 1 跖骨底；腓骨短肌止于第 5 跖骨粗隆。

腓骨长短肌主要功能是使足外翻和跖屈，其中腓骨长肌肌腱与胫骨前肌肌腱共同形"腱环"，有维持足横弓及调节足内翻和外翻的作用。

深筋膜在踝关节外侧面显著增厚，形成腓骨肌上、下支持带，腓骨肌上支持带作用是固定腓骨长、短肌腱处于外踝后方与跟骨之间；腓骨肌下支持带作用是固定腓骨长、短肌腱处于跟骨的外侧面。

腓骨长短肌滑脱多见于运动损伤中。当踝关节处于内翻跖屈位时，突然受到强大背屈外力牵拉，引起腓骨长、短肌反射性地强烈收缩痉挛，可冲破腓骨肌上持带的束缚；或外踝后沟外侧缘发生撕脱骨折等，均可导致腓骨长、短肌腱滑向外踝的前方。另外，在足踝过度背伸、外翻的扭转力作用下，可导致支持带破裂，形成腓骨长、短肌滑脱。

若急性损伤上支持带或外踝撕脱性骨折等治疗不及时或愈合不良，易形成腓骨长、短肌习惯性滑脱。

另外，先天性外踝发育不良者，外踝后方沟管过浅，支持带薄弱、松弛或缺损，容易在肌腱紧张时向前滑脱，使滑脱肌腱游走在外踝之上，随着踝关节运动而发出弹响声，即所谓的"弹响踝"。

（二）临床表现

有踝部外伤史，表现为外踝部疼痛、肿胀，皮下淤血及一定的功能障碍。

临床检查可见腓骨长短肌腱均有压痛，以外踝后缘为重，足踝跖屈外翻疼痛加重。当踝关节背伸外翻时，可看到或触及条索状的肌腱游走、滑动，并可伴有弹响声。

X 线检查排除骨折、脱位等改变。

（三）鉴别诊断

本病应注意与下列疾病相鉴别。

1. 腓骨肌腱鞘炎

本病多由足踝劳损或轻微外伤所致。损伤后外踝后下方疼痛，稍有肿胀，无皮下淤血，足踝活动时，无肌腱滑动和弹响声。

2. 踝关节扭伤

腓骨长短肌滑脱常被踝关节扭伤，尤其是外侧副韧带损伤所掩盖。踝关节外侧副韧带损伤时，疼痛多在外踝前下方，肿胀及皮下淤血较腓骨长、短肌滑脱症严重，压痛多位于距腓韧带

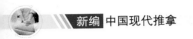

及跟腓韧带处,外踝部无肌腱滑动现象。

（四）辨证施术

1. 治则

理筋整复,活血化瘀。

2. 处方

揉腿搓摩法,捏腨搓腿运捏法,拨络叩挠足外侧法,牵足摇踝法,理肢法。

3. 配方

扳拿委中、捏拿承山、承筋,掐拿昆仑、太溪、解溪。

治疗期间尽量卧床休息,暂时不用足踝负重走路。进行踝关节功能活动,以免肌腱发生粘连。

第十二章 五官科疾病的治疗

第一节 牙 痛

牙痛是口腔疾患中常见的症状,可见于牙齿本身的疾病如龋齿、牙髓炎,或牙周组织的疾病如牙周炎、根尖周炎、智齿冠周炎以及邻近组织的疾患如三叉神经痛、上颌窦炎、颌骨肿瘤等。

(一)病因病机

素体禀热,复嗜食辛辣之品,胃腑蕴热,热盛循经上蒸牙龈;或外感风热、风寒,邪犯牙体而致牙痛;或年老体弱,肾阴亏虚,虚火上炎,热灸牙齿而为证。

(二)临床表现

1. 胃热牙痛

牙痛剧烈,齿龈肿胀,甚至肿连腮颊,口渴,口臭,大便秘结,舌苔干黄,脉洪数。

2. 风寒牙痛

牙齿作痛,时恶风寒,得热则痛减,受冷痛剧,口不渴,舌苔白滑,脉迟缓。

3. 风热牙痛

牙齿胀痛,齿龈红肿,得冷痛减,得热痛增,或有发热,恶寒,口渴,舌质红,苔薄白薄黄,脉浮数。

4. 肾虚牙痛

牙齿隐痛,牙根浮动,齿龈微红微肿,咬物无力,颧红咽干,舌红少津,脉细数。

(三)鉴别诊断

经局部检查和实验室检查来排除口腔肿瘤疾病。

(四)辨证施术

1. 胃热牙痛

(1)治则:清胃泻火。

(2)处方:拿腹提抖法,推腹摩运法,摩挲益脑法,宽胸按揉法,指揉口周穴位。

(3)配穴:掐合谷、颊车、足三里、内庭,沿下颌由承浆揉至听会。

2. 风寒牙痛

(1)治则:疏风散寒。

(2)处方:摩挲益脑法,拿风池,揉百会,拿肩井,揉听会、听宫、翳风。

(3)配穴:掐行间、太冲,沿颌骨由人中或承浆至颊车逐一推揉。

3. 风热牙痛

(1) 治则：疏风清热。

(2) 处方：开关通窍法，拿风池，捏臂掐揉法，揉拿松喉法。

(3) 配穴：掐揉内关、外关、足三里、内庭。

4. 肾虚牙痛

(1) 治则：补肾益精。

(2) 处方：摩挲益脑法，壮腰滚擦法，宽胸按揉法，揉腹叩振法，揉腿搓摩法。

(3) 配穴：掐合谷、列缺，揉足三里、三阴交、太溪，擦涌泉。

第二节 近 视 眼

当眼调节静止时，平行光线进入眼内后，结焦于视网膜之前者，称近视眼。中医学称之"能近怯远证"，有先天和后天近视眼之分。先天乃遗传所致，后天多与职业、学习环境及用眼习惯不良之视物劳累有关。一般小于 -3 屈光度为轻度近视，-3～-6 屈光度为中度近视，-6 屈光度以上为高度近视。

（一）病因病机

先天近视，多因禀赋不足，阴气有余而阳气不足。后天近视眼多系年幼体弱，肾气不充，水不制火，肝火逆而上目所致；或因光照不足，卧而视字，雕镂细刻，使眼疲劳日久；或病后气血未复，竭视劳瞻而致近视怯远之证。

（二）临床表现

(1) 常有不良用眼习惯史，如看书时，书本距离眼睛太近、乘车看书、在光线暗淡的环境下书写等。

(2) 看远物模糊，看近物清晰，但经休息或使用某些药物后，视力可得到改善或复正常。

（三）鉴别诊断

经眼底检查和 CT 等检查，排除因颅内占位性病变而引起的视力下降。

（四）辨证施术

先天者多不易治；后天者可行推拿矫正。

(1) 治则：滋肾养肝，补精益血。

(2) 处方：摩挲益脑法，开窍通关法，拿风池，点风府，掐揉眼周穴位，壮腰滚擦法。

(3) 配穴：掐揉大鱼际、液门、合谷、三阴交、阳陵泉。

第三节 上 睑 下 垂

上睑下垂是指上眼睑不能提起，掩盖部分或全部瞳仁而影响视力而言，又称睢目、睑废、睑皮垂缓等。单侧和双侧均可发生，有先天与后天之分。

（一）病因病机

先天性眼睑下垂，多为双侧，由于提上睑肌发育不全，或与遗传等因素有关；后天性眼睑下垂，多为单侧，由于各种原因，导致提上睑肌受损，升提无力所致。中国医学认为先天禀赋不足、脾失健运、气血两虚、肝气郁结均可使筋脉失养、肌肤松弛而致本病。

（二）临床表现

轻者上睑半掩瞳仁，重者遮盖整个黑睛，无力睁开。病人瞻视需借额肌之牵引而睁睛，日久则额皮皱褶，眉毛高耸；先天性睑下垂者呈双侧性，下垂程度不等。后天性睑下垂者若属麻痹性，则下垂程度较轻；若属重症肌无力性，则晨起下垂程度轻，劳累后加重，若属癔病性，发作时两眼睑同时下垂。

（三）鉴别诊断

经检查排除因动眼神经麻痹或肿瘤而引起的上睑下垂。

（四）辨证施术

（1）治则：疏通经络，调和气血。

（2）处方：摩掌益脑法，指揉风府，揉拿风池，捏拿肩井，宽胸按揉法，摩腹按揉法，分肋推抹法，壮腰擦擦法。

（3）配穴：按揉睛明、阳白、鱼腰、太阳穴，指掐印堂、丝竹空、瞳子髎，揉大椎、完骨、风池、风府、脾俞、肾俞、中脘、气海。

第四节 鼻 渊

鼻渊，是指鼻塞不通，浊涕淌流不止，或倒流入咽、吭喀不断的症候。

（一）病因病机

多因肺气不足，内有伏热，复感风寒，风热。邪之所客，寒热凝聚，壅塞鼻窍，邪毒滞留，复伤肺脏，肺气不宣，气滞血瘀，蕴热于鼻，鼻塞不通，津液输布受阻，涕流不止，热盛蒸灼，故致浓涕。

（二）临床表现

1. 风热流涕

鼻流热涕不止，鼻干咽痛，喷嚏阵作，鼻塞、鼻孔红肿，而后鼻涕黄稠，不易擤出，倒流入咽，吭喀难出，额及眉上棱骨肿痛，嗅味不能，兼见发热恶风，头痛目眩，咳嗽汗出，舌红苔白，脉浮数。

2. 风寒流涕

鼻流清涕不止，鼻塞，频作喷嚏，时有倒流入咽，吭喀不断，嗅觉迟钝，遇冷尤甚，多伴身热、头痛、无汗，舌质淡、苔薄白，脉浮紧。

（三）鉴别诊断

略。

（四）辨证施术

1. 风热流涕

（1）治则：疏风清热，利肺通窍。

（2）处方：摩掌益脑法，指揉风府、大椎，拿风池，按推锁窝，宽胸按揉法，分肋推抹法，拨振叩颈法。

（3）配穴：拿合谷、曲池，揉迎香、风池。

2. 风寒流涕

（1）治则：疏风散寒，宣肺通窍。

（2）处方：开关通窍法，揉拿风池，指揉风府、大椎，开胸点振法，扳臂搓理法。

（3）配穴：拿外关、合谷，揉迎香、翳风、风府。

临床可以超短波疗法行辅助治疗。

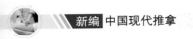

第五节　咽 异 感 症

咽异感症是指咽部无明显器质性病变而自觉咽喉部有异物、闭塞、压迫、不适、干燥、狭窄、灼热等异常感觉的病证。

（一）病因病机

多因情志郁结，肝疏泄异常，气失和降，梗结于喉；或脾运失健，痰湿滋生，痰逆上行，气滞痰凝，阻于咽喉而为证。

（二）临床表现

1. 肝气上逆

多突然发病。每于暴怒、悲愤等突然刺激后出现咽部异物梗塞感，伴胸满气壅，胁肋胀痛，面红目赤，口苦咽干，舌红苔薄黄，脉弦数。

2. 痰凝气滞

咽部有异物感，吞吐不消，闲暇时感觉明显，注意力分散则症状减轻或消失；平常多疑多虑，舌苔厚腻，脉濡滑。

（三）鉴别诊断

通过 X 线、喉镜等检查排除咽、喉、食管和附近的肿瘤。

（四）辨证施术

1. 肝气上逆

（1）治则：疏肝理气。

（2）处方：开胸点振法，分肋推抹法，揉腹叩振法，揉腿运捏法，肘运环跳。

（3）配穴：掐内关、间使、合谷，勾点天突。

2. 痰凝气滞

（1）治则：化痰利咽。

（2）处方：开胸点振法，分肋推抹法，拿腹提抖法，推背捏拿法，揉拿松喉法，点风府，掐拿风池。

（3）配穴：掐足三里、间使、内关、外关。

第六节　声 音 嘶 哑

声音嘶哑简称声哑，又称音瘖、失音、暴哑、喉瘖等，是指发音时失去圆润、清亮的音质，表示发声器官——声带发生了病变。

（一）病因病机

临证以其症候虚实，分为金实不鸣和金破不鸣。金实不鸣，多因肺卫不固，感受外邪，邪客壅肺，肺气郁闭而瘖，或情志不扬，肝气不舒，或思虑太过，耗伤心脾，肝气郁结，上结于喉，以及惊恐，悲愤太过，气血阻涩喉间，声带不用而瘖；金破不鸣，多因持久高歌、呼喧，肺气耗伤，津液竭失，喉关血瘀失濡，而致音瘖。

（二）临床表现

1. 风热失音

声哑音瘖，咽干肿痛，吞咽疼痛，口渴欲饮，身热微恶风，舌红苔黄，脉浮数。

2. 风寒失音

突发音哑、咽喉痛涩,兼有全身恶寒发热,鼻塞清涕,舌质淡,苔薄白,脉浮紧。

3. 暴瘖

突发失音,言而无声,情郁不扬,懈怠懒语,多因情激恼怒而发,舌苔薄白或薄腻,脉弦数或沉涩。

（三）鉴别诊断

通过喉的颈部检查和直接、间接喉镜以及电子喉动态镜检查来排除声带的恶性病变,尤其是喉癌。

（四）辨证施术

1. 风热失音

（1）治则：疏风清热,通窍利咽。

（2）处方：摩挲益脑法,开关通窍法,开胸点振法,揉拿松喉法,摇压启音法,肘运环跳,擦涌泉。

（3）配穴：掐曲池、内关、鱼际、少商。

2. 风寒失音

（1）治则：解表散寒,宣肺利咽。

（2）处方：开关通窍法,拿风池,揉风府,拨振叩颈法,摇压启音法。

（3）配穴：掐外关、鱼际、少商、手三里。

3. 暴瘖

（1）治则：疏肝理气,宁神宽喉。

（2）处方：开关通窍法,摩挲益脑法,揉风府,拿风池、肩井,开胸点振法,按腹压揉法,摇压启音法,捏臂掐揉法。

（3）配穴：掐合谷、支沟、阳交、通谷及擦涌泉。

第七节　梅尼埃综合征

梅尼埃综合征是一种以阵发性眩晕并伴有波动性耳鸣、耳聋为主要症状的内耳病。其主要病变为内耳（迷路）的内淋巴液增多,压力增高,故又称之为膜迷路积水症,属内耳非炎症性疾病。

（一）病因病机

因体质素弱,病后体虚,气血虚亏,真气不能上达;或素体阳虚,忧思郁怒,肝阴暗耗,风阳升动;或肾亏虚,肝阴不足,肝阳上亢;或饮食肥厚,脾失健运,湿聚生痰,痰湿中阻;或湿盛之体,积湿生痰所致。

（二）临床表现

1. 湿痰眩晕

眩晕头重,胸闷呕恶,少食多寐,体多肥胖,舌苔白腻,脉濡滑。

2. 肾虚眩晕

眩晕耳鸣,失眠健忘,腰膝酸软,舌红,脉弦细。

3. 肝阳眩晕

头晕头痛,睡眠不宁,眩晕每因恼怒后加重,急躁易怒,舌红苔黄,脉弦。

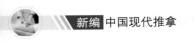

4. 气虚眩晕

头晕目花,遇劳即发,气短懒言,神疲乏力,食少便溏,舌淡苔薄,脉虚弱。

（三）鉴别诊断

（1）药物性耳中毒,多有使用抗生素如庆大霉素和链霉素等耳毒性药物的病史,无反复发作特点。

（2）后颅凹肿瘤,其眩晕呈持续进行性,并常有共济失调或三叉神经、展神经等脑神经损害症状。CT 扫描、椎动脉造影等检查可有异常发现。

（3）椎基底动脉供血不足,其眩晕的发生多与头旋转到某个位置有关,常伴枕顶部僵直和疼痛,发作短暂。

（四）辨证施术

眩晕的治疗,一般先治其标,待症状缓解后,再治其本,或标本兼治。具体治法如下。

1. 湿痰眩晕

（1）治则:燥湿祛痰。

（2）处方:开胸点振法,摩掌法,宽胸按揉法,膊运中腹、下腹法。

（3）配穴:掐尺泽、内关(双)、支沟、丰隆、昆仑、列缺,膊运肺俞、心俞、脾俞、大肠俞。

2. 肾虚眩晕

（1）治则:补肾益脑。

（2）处方:掌振两肩井,揉背部,合掌抱摩腹法,掐攒竹,提双耳法。

（3）配穴:肘运环跳,膊运八髎,掐涌泉,揉然谷、昆仑。

3. 肝阳眩晕

（1）治则:平肝潜阳。

（2）处方:拿提风池,揉掐尺泽,捏拿肘筋,掐曲泽,推背捏拿法。

（3）配穴:点合谷、曲池,肘运环跳,拿掐委中、行间,推涌泉。

4. 气虚眩晕

（1）治则:益气补血。

（2）处方:摩掌益脑法,虚捶头法,掐人中,掌振两肩井,膊运脾俞、胃俞、腰背、丹田(要用补法)。

（3）配穴:膊运厥阴俞、心俞、肝俞、肾俞,掐揉足三里。

第八节　颌　节　伤

颌节伤是指下颌关节活动疼痛,弹响,功能受限的症候。

（一）病因病机

多因咀嚼不当,伤损颌节,致筋拘节错;或风寒邪客颌节,致使气血瘀滞经络而致筋挛节拘,或肝肾阴虚,气血不能上充,筋肌失养而筋弛节虚,动之掣痛而为病。

（二）临床表现

颌节伤处,疼痛肿胀,张口受限,咀嚼无力,疼痛且有弹响。

肝肾阴虚,筋弛缓,节窍松,临床多见双颌关节同病,咀嚼受限,弹响较剧,同时伴有头晕、耳鸣等症状。

（三）辨证施术

（1）治则：柔筋利节,解痉镇痛。

（2）处方：摩挲益脑法,按揉颊车、下关、翳风、人迎（双侧双穴）。

（3）配穴：拿委中,运环跳,掐三阴交（均双）。

第十三章 运 动 推 拿

运动推拿是根据体育运动的不同竞技项目的特点,以及运动员不同体质、活动形式和不同神经类型,将中医学阴阳五行、经络学说、脏腑学说与运动解剖、生理学及运动医学的理论有机地结合,充分地运用于体育运动保健中而形成具有特色的专科疗法。

第一节 赛 前 推 拿

通过推拿手法的刺激作用,可以增强肌肉的韧力,镇定精神,促进关节的灵活性和韧带的柔韧性,以保障运动员竞技状态。

（一）安静方

1. 适应范围

赛前心绪不宁,精神紧张,呼吸急促,血压增高。

2. 操作要求

在赛前半小时,让运动员在舒适软床上仰卧、俯卧,分别用轻缓而柔和手法施术6分钟。

3. 操作要领

推背捏拿法,压脊揉运法,揉腿搓摩法,摩擎益脑法。

（二）提神方

1. 适应范围

赛前心怯体倦,精神忧郁,四肢乏力。

2. 操作要求

赛前15分钟,令运动员于软床仰卧,以强力、快速手法施术6～10分钟。

3. 操作要领

摩擎益脑法,捏臂掐揉法,扳推揉颈法。

第二节 赛 中 推 拿

通过手法的刺激作用,改善运动中精神状态,解除肌肉的疲劳、痉挛和关节拘紧,使运动员保持兴奋的竞技状态。

祛疲方

1. 适应范围

肌肉酸楚,体疲肢乏,关节拘僵,活动欠灵。

2. 操作要求

针对运动特点,行全身综合治疗 10～15 分钟。

3. 操作要领

滚臂推拿法、推背捏拿法、扳腰抖拉法、扳腿叩振法。

第三节 赛 后 推 拿

通过手法刺激作用,消除疲劳,舒展关节,使运动员经睡眠休息后能恢复旺盛的功能和体质。

舒经方

1. 适应范围

神疲体乏,头昏沉闷,痛楚懒动,不思饮食。

2. 操作要求

在运动员沐浴后,卧软床静息,医者以重度手法,慢速施术 30 分钟。

3. 操作要领

开胸点振法,宽胸按揉法,按腹压揉法,压脊揉运法,拨络叩挠法。

第四节 运动性疾病防治

（一）运动性腹痛

在竞技运动中,如竞走、长跑、马拉松赛中,均易出现脘腹或脐腹周围疼痛,影响竞赛的继续进行。

1. 病因病机

缺乏赛前的训练适应时间,心肺功能欠强,剧烈运动中,呼吸急促,气机不杨,经气不调,脾胃不和;或因气机不宣,脏腑筋膜拘急;或因腹部冲击振动过度,脏腑血瘀,而致腹痛。

2. 辨证施术

1）肝脾瘀血

运动过程中,胁胀满闷,脐腹隐痛,其后胁腹掣痛如刺剥,扶按痛减,静息痛缓而不止。治宜活血解郁。

（1）处方:宽胸按揉法,分肋推抹法,开胸点振法,太极摩腹法。

（2）配穴:内关、足三里、环跳。

2）气机不畅

两胁痛如带束,满闷不舒,呼吸掣痛,口干咽燥,胁背窜痛不止,呃哕频作。治宜解痉理气。

（1）处方:宽胸按揉法,按腹压揉法,分肋推抹法,压背揉运法。

（2）配穴:阳陵泉、足三里、内关、委中。

3）脾胃不和

初觉脘腹痛满,而后呕哕频作,腹痛过急。痛居脘部和脐周,喜按,静卧痛缓。治宜健脾

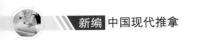

和胃。

（1）处方：分肋推抹法，推腹摩运法，按腹压揉法，拿腹提抖法，开胸点振法。

（2）配穴：足三里、内关、中脘。

（二）运动性昏厥

是指在运动中突发昏仆，移后苏醒的症状。

1. 病因病机

素体脾胃虚弱，气血不充，因情志刺激，过度疲劳，过量出汗，气血津液耗伤，致使气虚下陷，清阳不展，闭塞清窍而厥扑。

2. 辨证施术

面色苍白，汗出淋漓，继而昏仆，不省人事，四肢清冷，呼吸气粗，醒后体乏肢软，舌淡苔薄，脉沉微。

（1）处方：开胸点振法，摩掌益脑法，宽胸按揉法，分肘推抹法，揉腹叩振法。

（2）配穴：头晕痛，加掐百会、曲池、合谷、列缺；呕哕：加内关、足三里。

（三）运动性髌周病

髌周病又称髌骨劳损。

1. 病因病机

因跳跃冲击劳损或损伤，伤髌骨筋之所结处，气血瘀滞或风寒邪所袭，痹阻筋络节隙而发疼痛，筋肌节窍失之润营而弛软无力。

2. 辨证施术

初期膝上酸楚、隐痛，节弛膝软。其后日渐加重，屈伸刺痛，活动尤甚，筋肌萎弛，髌沿粗糙，触压痛甚，活动受限。治宜活血祛瘀，柔筋理节。

（1）处方：垫腘屈膝法，揉腘部，揉下肢部，推捏足六经，拿运髌骨，搓膝部。

（2）配穴：拨节隙，点鹤顶，掐内、外犊鼻。

（四）运动性腓肠肌痉挛

运动性腓肠肌痉挛又称小腿肚抽筋或转筋，是指运动时、运动后发生的小腿后肌群肌肉痉挛症状。

1. 病因病机

运动前活动不充分；或风冷寒湿所袭，气机不适，筋肌失制；或疲劳过度，汗失太过，津液耗损，筋肌失调，而挛急支转。

2. 辨证施术

腓肠肌拘紧，痛切难忍，硬结支转，站立不能，持续时间长短不一，也可反复发作拘挛。支转后，腓肠肌酸痛乏力，拒按压，若动之不慎即可复发。治宜舒筋通络，解痉镇痛。

（1）处方：支转时，扳跗趾向背屈，以引筋缓挛。捏跟腱法，按揉腘窝部，捏腨法，揉下肢。

（2）配穴：肾俞、肝俞、阳陵泉、足三里、承山及昆仑。

第十四章 自我保健推拿

　　自我保健推拿,又称自我按摩。它是一种用自己的双手,根据自己健康状况和病证的需要,依照人体生理功能的系统性,运用不同手法,在身体的一定部位进行整套或单式功法操作,用于强身疗疾的保健医疗方法。自我保健推拿须久习,方能收效,故也称"自我推拿保健功"。在中医疗保健方法中占有重要地位。

　　自我推拿属主动性保健按摩类别。流派不一,练法繁多。本法是以中医学的阴阳五行、脏腑经络等基本理论为指导,运用辨证施术的原则,参考有关临证常用的有效保健练功资料,认真总结有关前辈保健按摩的经验编写的。

　　本法对健康者,可用以防病强身;对陈疾者,有康复却病之效;对年老体弱者,则有延年益寿之功。

第一节　概　　述

一、自我保健推拿的特点

　　它具有博、便、易、效之特点。

　　博,是指防治疾病范围广。无论健康者还是病弱者,器质性病变还是功能性障碍,不分男女老少,只要双手能动,均可习练自用。

　　便,是指经济简便,操作方便。自我保健推拿不需花钱置办任何医疗设备,也不受条件的限制,随时随地都可自行施术。

　　易,是指易学易用。只要熟记穴位,掌握常用手法及其操作要领和步骤,即可自由施术。

　　效,是指效果良好。实践证明,只要坚持习练,持之以恒,手法得当,操作熟练,施术准确,定能获效,且安全可靠。

二、自我保健推拿的注意事项

　　其注意事项可概括为三心、二避、四配合。

　　三心,即决心、信心、细心。

　　精神愉快有决心。保健推拿不单是力的效用,更重要的是心身锻炼。学练本功必须具有良好的精神状态,才能达到治心以安,治身以健,见效迅速,事半功倍。实践证明,精神不佳练功者事倍功半也难。

持之以恒有信心。保健推拿功只有持久锻炼才能收效。三日打鱼,两日晒网,收效不大。因为健康长寿,不是靠几次保健推拿即可达到目的的;沉疴痼疾,也非短时间内即可愈。但只要有锲而不舍的精神,日久天长,方可"功到自然成",达却病延年之目的。

刻苦练功要细心。在掌握自我推拿基本规律和方法的同时,要科学的安排练功时间。刚吃过饭和有饥饿感,或欲解二便时不要练功。妇女经期、孕期练功应适可而止。功量大小要适宜。推拿介质使用得当。练功后稍休息,用温水擦拭身体。修剪指甲,长短要适宜,否则影响功效。

二避,即避风、避劳。

避风,指应在清洁卫生、温度适宜的房间内自我保健推拿,防止风入。"风为百病之长",是指许多疾病是因感受风邪所致。老年人、慢性病患者、素体虚弱者尤应注意。因练功则腠理开,不慎易遭风邪侵袭而招大恙。所谓"避风如避箭"是颇有道理的。

避劳,不仅指在极度疲劳时勿练功,更重要的是指练功期要节制性生活。实践证明,一些人经过一段时间锻炼后,特别练固元功后,得壮阳之效,感觉精力充沛,此时更应避免房劳。要惜精保元以促健康长寿,否则纵欲无度,就会"前功尽弃"。

四配合,即自我保健推拿与睡眠、饮食、锻炼,医疗相配合。

休息好,则精力充沛,神气旺盛,乐于从事。休息中睡眠尤为重要,睡眠不足、不"酣"的人是不可能健康的。因此,习功期间,要保证充足的睡眠时间。要注意合理营养和保持适当的饮食量,切忌暴饮暴食。自我保健推拿可以与散步,慢跑、拳类等其他动功锻炼相配合。习功要与医疗配合好,有病要及时治疗,切不可视自我保健推拿功为万能"仙"术,防止贻误病机,加重病情。要注意练、养结合。"练功不养功,到老一场空"是颇有见解的忠告。

自我保健推拿手法、练功动作力求正确,做到运用自如,不离章法;提倡自主、自然、自舒,以便更好地调动自身的潜力,发挥自我控制的防病抗衰效能。

三、自我保健推拿的操作准备

定好姿势,身体放松。做自我推拿功,要独在房中,最好裸体,不要着衣盖被。因冷而不适,也要求尽量做到衣单被薄,以逐步适应"空气浴"。应根据施术习功部位不同,选定不同的姿势,如仰卧、端坐、站立等。无论哪种姿势,都必须做到身体放松,施术部位尽量放松。

呼吸均匀,意念专一。选定姿势后,即可调匀呼吸,初练可自然呼吸,日久可锻炼顺腹式或逆腹式呼吸。同时,要排除杂念,意守丹田,即最好想着脐下少腹,若不能,也不可勉强,更不能着意追求。尽量做到呼吸、意念配合默契。吸气想"松"字,呼气想"静"字,这种松静自然状态,时间为3～5分钟,初习练也可稍长。

备全推拿介质。准备介质应因时、因证而异,也可不用。春夏天热易出汗,可备少许滑石粉,以减少皮肤摩擦阻力。秋冬时节,皮肤干燥者可用少量凡士林或甘油等,以滑润皮肤。对于头痛目眩者,可配以薄荷水,风油精,用以清利头目,散风止痛。对于因风寒而致关节疼痛者,施以松节油;腹痛者,配用姜汁。

四、自我保健推拿常规

自我保健推拿常规可分为推拿和练功两个方面。

（一）推拿常规

分体位、手法和施术。

1. 体位

无论何种体位,都要求背腰在一轴线上。

(1)仰卧位:适于头面部、颈项部、胸部、腹部。

(2)侧卧位:适于胁部、腰部、臀部。

(3)坐位:适于全身。

2. 手法

要求圆软柔和,均匀持久,轻而不浮,重而不滞。

(1)力度:由轻→渐加重→重→渐轻。

(2)速度:由慢→渐加快→快→渐慢。

(3)深度:由浅→渐加深→深→渐浅。

(4)方向:用于补虚强壮,手法轻柔,逆经顺时,向心向里,时间要长;用于泻实通畅,手法宜重,顺经逆时,离心向外,时间可短。

3. 施术

处于松、静、自然、自主、自舒状态下,在穴位,部位或病痛部位进行手法施术的规律为:

(1)形状:点→线→面。

(2)顺序:整体→局部→整体。

(二)练功常规

练功动作舒展自如,意念呼吸配合,使身体可活动部位,做上、下、左、右、前、后六方位直线、旋转运动。

总之,自我推拿用于健身益寿、着重全身推拿。治病祛疾,着重局部施术。经、穴、部位配合,要"以痛为俞"而用。练功要在推拿后进行。两者要密切配合,量力而行,习功后可有酸、麻、微痛、舒适的疲乏感觉为度。既不可敷衍了事,毫无感觉,也不宜精疲力竭,劳累过度,形成自伤。

第二节 自我保健推拿功法

根据人体自身动作规律,依照经络循行顺序和主要穴位,从手部开始操作,经头、颈项、胸、胁、腰、腿、足、腹、外阴部为止,依次练用,每部动作也可单练。具体操作时应先做大面积手法适应,宜缓宜轻;再按经穴部位,宜速宜重;最后渐变力小面大,缓缓收功。现将各种功法分述如下。

(一)康复灵手功

手是人体自身活动最多的部位之一,为谋生之官。是手三阴、三阳经起止点,手、指局部症候,往往表现为内脏功能的状况。自我保健推拿从手开始,灵手功为本功法之首。

1. 操作步骤

(1)擦搓浴手:两手合掌,精神集中,用力擦搓,发热为度;复双手交擦搓手背,先直向再横向后弧形如洗手状,以两手红润热胀为度。

(2)掐揉手穴:一手以拇指尖沿另一手腕内侧掐揉太渊、大陵、神门、内劳宫;腕外侧阳溪、阳池、阳谷、合谷、中渚。再循指端沿甲沟,以拇指少商穴为始,按手指顺序,掐揉商阳、中冲、关冲、少泽;最后逐指或双手指相对,用力掐十宣。双手交替操作,每穴掐3~6下,有酸痛感即可。

（3）顺经理指：双手分别用理指法，逐指拔捋 3 下；再大把握拇指及其余四指牵拉 3 下，使其指关节松动；后用捻法，沿指关节每节捻 3 下，自感胀木为度。

（4）攥伸灵手：静心端坐，双手自然抬置胸前，目盯手指。自拇指开始，逐指依次用力挺伸展张；再依次用力屈握，其形若数数状。各做 3 遍后五指同时抻展，挺掌至最大限度后，用力攥拳固握 3 次，稍息做松指、旋摇手腕动作即可。

2. 功用

可使手指敏捷，腕部灵活，疏通手三阴、三阳经脉，使手臂及内部气血调和。可防治手指麻木发冷、冻疮，中风瘫后指颤疼痛、僵直软弱，老年斑痣等；通过经穴刺激可治感冒、呕吐、头昏、牙痛、咽喉肿痛、失眠健忘、心脏病、肩周炎等。

（二）活节展臂功

手臂为人体上肢，连接躯体，有肩、肘、腕三个重要关节，是人体活动范围最大的关节。是手三阴、三阳经络循行的要道。以通达为顺，展臂功重在利节活络。

1. 操作步骤

（1）擦浴臂膀：一手掌贴按另一手腕内侧，沿臂内侧，即循手三阴经向上擦至肩膀腋下；再翻手腕由肩膀上顺臂外侧，即沿手三阳经向下擦至手背。可据逆经为补、顺经为泻的原则及需要，做单向或往返擦浴数下，以热胀为度。

（2）掐拿三节：以拇、示、中指为主着力掐拿腕关节部太渊、列缺，阳池、大陵、内关、外关；肘关节部曲池、少海、尺泽、手三里；肩关节部肩髃、肩髎、肩井、秉风、臂臑、抬肩、举臂（新穴）。可配合捏揉、叩点等手法，使之酸麻胀感即可。

（3）展臂练功：平心静气，松静自如，端坐或站立。先以两手互搭两肩，蜷臂缩肩，愈紧愈佳；再展臂扩胸，肩、肘、腕三节一线，或前伸、侧伸跷腕推掌，掌高不过肩，此为横向通臂。屈肘跷腕，举手托天，或做扒墙摇橹式，或蜷臂如卷，甩臂似鞭，此为纵向通臂。两臂做前屈、背屈则为斜向通臂。两臂直伸，以肩为圆心，做正、反两方向大圆旋动作，此为环向通臂。根据情况，择法选练，注意松缓舒展。

2. 功用

局部可防治手臂麻木疼痛、上肢瘫痪废用、肩周炎、网球肘、颈椎病；整体可防治外感、呕吐、胃痛恶心、失眠多梦、心肺病、气管炎、半身不遂等。有滑利关节、温通经络之效用。

（三）养生益脑功

头为一身之主宰，"头者，精明之府"。

百脉所通，诸阳所会，五官所驻，为生命要枢之所，至关重要。头脑康健，神志清醒，慧勇俱出，体魄强健，本功是由浴面、梳发、擦耳、抹目、抹鼻等动作的连续及综合。

1. 操作步骤

（1）推额梳发：两手自然屈曲，拇指分置于头两侧太阳穴部，其余四指放眉弓上，两手用力向上推，指尖微分，梳入发后，鱼际、掌根随指尖推擦额部、头顶至脑后，两拇抵双风池；双示指为领，余指随推行而渐渐相并，自百会向后下推擦至风府、大椎。

（2）擦耳抹目：继上双手转腕，以小指为领，其余四指及大鱼际部相随，自风池穴起，折擦外耳，横抹眼球。中指端抵睛明穴处，环指、小指达鼻上，示指在眼，拇指按于颧髎穴处。

（3）抹鼻浴面：接上动作，以中指用力，余指相随，沿鼻两侧向下擦抹；掌贴面擦经口唇、下颌部结束，形若洗脸浴面。

以上动作顺序为：自眼上额部—入发上头—经颠顶下达脑后—至大椎—转腕横向擦耳—

抹目—纵下抹鼻—浴面—至下颌合掌。

操作前要心平气和,松静自然;操作中要精神专一,不可乱思;结束后宜闭目稍息。

动作要连续不断,速度适宜,根据自身状况可做数次或数十次。

(4)掐揉主穴:可用单指或两指、三指,甚至四、五指同时取准穴位掐揉。额部常用太阳、印堂、阳白;头上常用神庭、上星、百会、头维、天冲、脑户、玉枕、风府、风池;面部常用下关、耳门、翳风、瞳子髎、颧髎、睛明、迎香、人中、承浆。

2. 功用

局部可防治正、偏头痛,精神不振,眩晕头昏,多梦失眠,脱发白发,耳鸣鼻塞,目昏眼花,面部斑痣、皱纹、痤疮等;配合整体可防肢体瘫痪麻木、耳聋失语、高血压、面神经麻痹等。具有益脑醒神美容之效用。

(四)美容明目功

目为肝之外窍,精神所现之宅。"五脏六腑之精气皆上注于目而为之精"。阳经脉络也多会于此。目喜清亮明快而恶翳障昏暗。本功促进眼目气血畅通,消除精神疲劳,增强目视功能。

1. 操作步骤

(1)按揉眼周:两手握虚拳,拇指上节略屈曲,以凸起关节部,于眼周穴位,做圆形按揉。穴位顺序为睛明、攒竹、承泣、四白、丝竹空、瞳子髎、太阳。由里向外,轻重适当。每穴6圈以上。再以示、中指腹,绕眼眶做正、反方向按揉眼球6圈,眼部有热胀感即可。以上操作后,要闭目稍息。

(2)捏抹眉目:双目闭合,以两手拇、示指腹对捏眉部,自印堂向丝竹空方向施术。也可双手同捏一侧眼眉部,酸胀为度;再以两手虚握,拇指按压两侧太阳穴,示指屈蜷成"η"字形,用指中节内侧面,由攒竹即内眉端向外刮抹至太阳穴;再刮抹眼球及眼下眶部。方向仍由里向外到太阳穴。次数酌定,热胀舒适感即可。

(3)练眼三法:腰正身直,松静站立,双手叠掌,轻压少腹,入静稍息即可开始。一法为六方位运目法:即睁大眼睛做上、下、左、右直向盯视,继做自下经左向上至右再下和与此相反方向的圆圈环视,做以上6种方位要达到最大视野,注意头颈勿动。以上动作为1次,连做6次即可。开始练时不能自主,可自己伸一手指做6种方位导引练习。二法是怒目望远:即眼睁至最大限度,集中精神,尽量远望至最大远程。要凝神呆视,旁若无人为佳。若感疲劳可慢慢闭目后,再睁眼望远。三法为闭目养神:即以上两法操作完毕,随即两目半闭或轻轻闭合,留一线隙,目视鼻准,心无乱思,静听自己呼吸之声或意守小腹气海部位(也为丹田)10分钟左右。

2. 功用

可防治头痛头昏,目眩弱视、远视、近视、斜视,老花生翳,睫毛倒入,防止眼疾发生等。具有清肝火、明目、提精神之作用。

(五)宣肺通鼻功

鼻为清道,肺之外窍,呼吸之门户,阳明之脉,入目络鼻。通鼻功可增其肺部外御抗邪能力,助其宣通肺气。

1. 操作步骤

(1)按揉鼻周:单手或双手握虚拳,拇指屈曲,以节背凸起部置鼻上印堂及山根部,鼻上素髎,两侧迎香、禾髎,鼻下水沟,做圆形按揉,酸胀痛感即可,也可指掐各穴部。

（2）推擦鼻梁：手势同上，以两手拇指第 2 节侧面贴鼻梁骨两侧，上至睛明、承泣，下至迎香、地仓，往复用力推擦。双手可同时同向，或一上一下交错操作，以热胀红润为度。

（3）捏拿鼻翼：示指尖置鼻准（素髎穴）部，拇、中指抚两侧，捏拿鼻翼。注意配合呼吸用力，防止憋气。捏拿 30～60 下，有涕为宜；也可适当配合向上提拿操作。

2. 功用

可防治感冒流涕、鼻塞不通、鼻出血、鼻渊、失嗅、萎缩性鼻炎、过敏性鼻炎及面瘫等。有灵敏嗅觉，宣肺通气作用。

（六）健身聪耳功

耳为肾之窍，手足少阳经俱会于耳中，耳与脏腑联系密切。耳针治疗实践证明，人体各部生理、病理状况可以从耳的一定部位反映出来。聪耳功不仅防治局部疾患，而且在一定程度上利于整个机体疾患的防治。

1. 操作步骤

（1）扫擦外耳：双臂内屈，两手自然伸直，两掌四指贴耳，拇指端抵耳垂部，前后摆腕带掌如扫，四指由耳前擦至耳后；再折耳壳扫擦由后向前，往返 10～30 次，热感即可。

（2）掐穴扯耳：双拇指尖或其他指尖掐揉耳中率谷、角孙；耳前曲鬓、和髎、耳门、听宫、听会；耳下翳风、翳明；耳后完骨、风池，酸胀痛即可。再掐揉耳甲腔、耳甲艇，向外至外耳轮，微痛即可。稍停，两手拇、示指或示、中指屈蜷若钳，挟捏外耳做向前、后、上、下扯捋，各 6 下。

（3）鸣击天鼓：分如下三法。①双指撑耳：示指伸直，余指虚握，手心向前，两手示指尖分别插入两耳孔，旋转如拧 180°，往复 3 下后，立即拔出，耳中"叭叭"鸣响。3～6 次为度。②双掌挤耳：抬肩屈肘，两手掌心对耳孔，紧贴耳部，中指尖置风府穴部，余指分抚头项以固定。然后展肩扯肘牵腕，使掌一抬一落挤压耳部，先做慢速有力挤压，再做快速颤压，使耳内"嗡嗡"鸣响。30 余下即可。③盖耳指叩：两掌分别紧贴于耳部，掌心将耳孔盖严。以拇、小指固定，其余三指一起或分指交错叩击头后枕骨部，即脑户、风府、哑门穴处。耳中"咚咚"鸣响，如击鼓声。

2. 功用

局部可防治耳聋、耳鸣，耳部冻疮，耳内病患，增强听力。整体可防治感冒、项强、头昏眩晕、眼痛、牙痛、面瘫、半身不遂等，如同耳针效应，可调整机体功能。

（七）延寿口内功

口为人体最重要的苗窍之一。口唇为脾所主，是口腔外表；口内齿、舌尤为重要。齿为骨之余，属肾，脉络手、足阳明经；舌为心之苗，肝、脾二经皆络于舌；口内津液，泽润五脏。齿、舌强健，津液充足才能助消化、利声音、长精神、美面容。本功分固齿、利舌、吞津功法。

1. 操作步骤

（1）固齿功：分为两种。①闭口咬牙：身正体松，心静闭口。上、下牙齿紧贴不抬，自后槽牙用力咬住，渐向前移至门牙，可一侧用力，也可双侧同时用力，以腮部酸胀、津液增多为度。②闭口叩齿：体式如上，轻闭口，上、下牙齿对齐或交错叩击，发出"咔咔"鸣响而有节律的声音，由慢渐快，由轻渐重，以牙齿麻胀、口中有津即可。

（2）利舌功：分为两种。①动舌搅海：静心松体，轻闭口，舌贴内、外齿龈做往复环形舐动，似若搅物状，故也称"赤龙搅海"。以舌麻腮胀感、津液满口为度。②静舌抵腭：平日不言，心地清静，松腮闭口，舌抵上腭即可。若能意守丹田更佳。

（3）吞津功：闭口咬牙，鼓腮动舌做漱口动作，口中津液自生，待津液口满后可分 3 次用力吞下或频频咽下。注意吞咽要"咕咕"有声，意送少腹为好。

2. 功用

可防治牙齿肿痛，松动脱落；牙龈出血，萎缩；舌干少津，舌歪麻痹，舌部溃疡，头眩心烦，大便干燥等病证。可提高咀嚼能力，增强消化功能，久练此功，则五脏之邪火不上炎，四肢之气血调和。有醒脑润燥、解毒免疫之功效。

（八）利咽松颈功

颈项部上承头脑诸官，下连胸背脏腑，旁接肩臂双肢，内含咽喉诸道。任脉行于颈前，督脉循于项后，手、足三阳经并行两侧。颈项为呼吸、饮食之关口，宜开放通畅，忌闭塞阻滞。本功使颈项轻松，咽喉通利。

1. 操作步骤

（1）揉拿颈前：一手若虚握拳状，示指横贴于下口唇下，拇指尖揉廉泉穴，一手中指略屈若勾形，揉天突穴，双手同时操作，麻胀为度。

再以单手沿颈双侧，以咽喉部为主，沿几条经线由里向外，自上而下揉拿人迎、水突、气舍、扶突、天鼎等穴；最后以两手自外向里，由后至前交替捋擦捏提，热胀感即可。

（2）按擦项后：抬肩屈肘，手向头后，以中指着力，余指协随，沿颈椎棘突自风府穴向下按压至大椎穴；再两手十指交叉，两掌根分别贴于双侧风池穴处，用力按擦，热感为佳。

（3）六向松颈：这是颈项部锻炼方法。即身正气静，颈项放松，头部向前、后、左、右做最大限度地屈牵、伸张；再做顺、逆时针方向旋转。注意做六方面运动时，速度要缓，颈项须松，切勿憋气硬抻。

2. 功用

可防治咽喉肿痛、气喘呃逆、咳嗽呕哕、声音嘶哑、语言不清、颈项强直、颈椎病及因颈椎疾患引起的头痛眩晕、肢体麻木等证，具有利咽喉、松颈项、通气机、缓痉解挛作用。

（九）宽胸疏胁功

胸为心肺所居，清旷之地，司生血，为呼吸之廓域，以宽阔而得利。胁为肝、脾所主，足厥阴、少阳经脉循行两胁及腋下。胸胁上承颈项，下连腹、腰，效及咽喉，功涉胃肠，以疏达通运为益。

1. 操作步骤

（1）推擦锁骨窝：拇指置天突穴部位，中、示相并伸直，以中指腹为主着力往返推擦锁骨上窝处，两手分别交替换位推擦两侧锁骨窝即可，以胀痛感为度。

（2）按揉要穴：以拇指或大鱼际部同时或分别按揉云门、气户、华盖、膺窗、胸乡、膻中、鸠尾、期门、章门。尤以膻中为要。

（3）三向擦浴：两手自然屈曲若爪形，以指腹着力，自咽向胸至腹，由上而下做纵向直线擦抹，再自左向右和自右向左做横向直线擦抹。再沿胸胁间，由里向外做弧形线斜向擦抹，各做6次后变掌，如上各向擦浴。注意操作时切勿憋气。也可适当配用指、掌或拳叩击胸胁部，但须力轻速缓。禁重力快速叩击。

（4）展臂扩胸：要经常配合做展臂扩胸运动，随臂上举、外展、后摆等动作，配合呼吸节奏，用以加强胸部锻炼，提高肺心功能。

2. 功用

可防治胸闷胸痛、咳喘憋气、胸胁胀满、肝胃不和、心脏病、气管炎、慢性肝炎等病证，有宣肺平喘、宽胸理气、强心缓急、疏肝健脾等作用。

（十）强腰益肾功

腰为肾之府,全身经络大多通过腰部,带脉如带环束腰际,腰部负体重而动。腰部不适多为重坠疼痛,虽不复杂,但影响较大,腰部有患全身不安,可谓"腰者要也"。腰在内为肾属所主,先天之本,常为不足,喜温暖,恶寒凉,故温补多益。

1. 操作步骤

（1）擦搓腰眼:两手掌或拳背抵腰两侧,以肾俞穴部为中心,上至12肋下,下到臀、髂部,往返擦搓30～60下,至发热或微汗为佳。也可配用按揉法,上下移动操作(坐式施术)。侧卧时可单手施术。

（2）叩拍腰骶:屈臂于背后,以拳背或掌根沿腰椎、骶椎往返交错叩击或拍打30～60下,以麻、胀、酸感为度。

（3）六方动腰:平心静气,自然端立,做前俯、后仰,左、右侧屈,顺时针和逆时针方向涮腰运动。要求腿、臀固定不动,呼吸有序,身体放松,幅度须大,速度要缓。根据需要,量力定数。

2. 功用

久练此功可防治腰痛腿软,腰部扭伤,腰肌劳损、萎缩,坐骨神经痛,骨质增生,椎间盘突出症,遗精遗尿,阳痿早泄,肾炎,前列腺炎,神经衰弱,月经不调等病证。具有散风祛湿、强壮腰脊、培元固本、温腰益肾作用。

（十一）健腿轻跗功

腿是负担人体及运动的主要干肢,有髋、膝、踝三个主要关节。腿多由脾肾所主,为足六经所循行。常见肌肉、关节疼痛及运动障碍,系因风、寒、湿邪侵袭所致。

腿健可利腰,健腿可祛多病。被称为"长寿穴"的足三里,若常年坚持推拿,不但可疗腿疾,还可健脾胃,壮身体。常练腿功可使步履轻便,运动灵活。练腿功方法很多,除各种站桩式,还有各种踢、弹腿及各式各样的行步功法,此不赘述。

1. 操作步骤

（1）点拿足经要穴:取坐位,身体放松,两手同时用中指点法或拿法,与手同侧腿上部腹股沟开始,由上而下,由里到外逐一点或拿穴位,每穴6下,轻重自定。沿足阳明经可取髀关、阴市、足三里、丰隆、解溪;足少阳经取环跳、风市、阳陵泉、光明及丘墟。再以右手对左腿内侧和左手对右腿内侧交替施术,沿足太阴经取箕门、血海、阴陵泉及三阴交。

足厥阴经取阴包、曲泉及膝关;足少阴经取阴谷、筑宾及复溜。用拿法于腿后沿足太阳经取承扶,经殷门、委中、承筋、承山到昆仑。注意用拿法时要适当调换腿的姿势与位置。

（2）抱擦双腿:一手置大腿根外侧髂骨下,一手置腹股沟部,各指尖相对,卡抱腿部,用力下擦至足踝部;再用力往返回擦至大腿根部,有热胀感即可。也可大、小腿分段完成,操作如上。

（3）掐揉双膝:取坐势,双腿伸直或自然屈曲,两手按抚膝部,掌根对鹤顶穴,五指微曲若爪,各指分置膝周各部,示、环二指必须分放于两膝眼处,悬肘摇腕,指尖着力,随旋动掐揉,至髌节内出现热、酸、胀感即可。

（4）捏提跟腱:坐势,一腿屈膝叠压于另一腿膝上,也可两腿屈膝或跪式,足尖触地,足跟向上;以单手或双手沿小腿下段至足跟端,捏提双足腱5～10下,以酸痛为宜。

（5）摇踝理趾:取坐位,一腿屈膝叠压于另一腿膝上似"4"字形;一手扶屈腿膝部,一手掌心对足心,拢握脚五趾做上、下、左、右、前、后6方位屈曲、拔抻及正、反方向环旋摇动。每方位6下。然后以手示、中指屈曲若钳,依次挟捏五趾拔抻捋理,每趾6下。

（6）活动腿三节：一腿持重站稳，另一腿髋、膝、踝三关节分别做六方位的摆、踢、摇、旋等动作，使三节皆能活动自如。可参考"练功"章节择用。为增强双腿持重平衡控制功能，可做行步踢跟腱法，即正步慢行中，一腿落地站稳，另一腿抬起前进之时，用足背弹踢前腿足跟、小腿部。

2. 功用

局部可防治腿痛，腿肿，下肢拘挛抽筋、麻木不仁、瘫痪废用、萎缩无力，关节冷痛，鹤膝风，足胫肿，脉管炎，静脉炎，足跟痛等病证；远部可利腰助肾，和胃健脾。具有散寒祛风、活血止痛、通经活络、滑利关节等作用。

（十二）温涌济阴功

本功是以掐捏足趾，推擦脚心，重在涌泉部位的功法。脚是全身负重最大的部位，也是最远最低的部位，是身体浊气下降之处。足趾是足三阴、三阳经脉交会之处，涌泉穴是足少阴肾经的起点。中医学认为，脚掌各部都与身体脏腑联系密切，类同耳壳与身体各部都有其相应反射点一样的规律，这种学说已被现代医学的有关研究证实。局部保健推拿不仅对脚部有效，而且对全身也可起到一定的调节防治功效，可达到助其升清、济滋肾阴、导引虚火等作用。

1. 操作步骤

（1）掐捏足趾：取坐位，单腿或双腿蜷曲，也可一腿屈呈"4"字形，置放于另一腿上，以施术方便即可。取拇指掐法，先掐大足趾端部，依次至小趾；再沿趾甲沟赤白肉际绕甲掐1圈，以红痛为度；而后施以捏法，每趾6下，也可同时配以理趾法逐一拔抻。

（2）推擦脚心：一腿屈膝呈"4"字形置放于另一膝上，或屈腿成跪式，脚掌面朝上，意念集中于涌泉部位，用拇指或掌根部，自足心向趾尖做纵向推擦；也可做横向推擦，或先揉后推擦，注意快慢及力度，须达灼热感方可。另外，可取仰卧位，双脚掌相对紧贴，往返擦摩30～60下，以发热为佳。此法也可使髋、膝部得到锻炼。以上操作多在睡前洗脚后施术。

2. 功用

局部可防治足麻发凉、脚气浮肿、皲裂冻疮、脉管炎、末梢神经炎。整体可防治头晕目眩、心悸头痛、昏厥癫痫、失瘖鼻塞、梦遗失眠、高血压、咽喉炎等病证。具有滋阴降火、醒神通窍、清肝益肾、引浊下行之功效。

（十三）摩腹运丹功

腹部为肝、脾、肾三脏所居，胃、肠、膀胱等腑所从属，为任脉所辖，冲脉所发，带脉所束，足三阴经及阳明经所统。是先天之本、后天之使的生化源地。腹部分区很难明晰，习惯多以中脘穴周围为上腹；神阙穴即肚脐周围为中腹，也称脐腹，肋下两侧为少腹；脐下为小腹；气海、关元部称为丹田。腹部属阴，宜温宜通。操作时，腹部放松，配合节奏呼吸，切勿憋气、鼓肚施术。

1. 操作步骤

（1）揉摩通腹：取坐位或仰卧位，以肚脐（神阙）为中心，单手或双手交替循腹部做环形揉摩。以右手操作为例，即着掌于上腹部，经左少腹部至小腹下部，再上右少腹达上腹部，向下揉摩到中腹部，以掌心对神阙，为1次。左手则反其方向操作。双手各10余次即可。

可根据需要，如胸腹满闷或胁下痞胀，则可配合推擦浴胸法，即由胸部或上腹部经中腹部推至小腹部，或自上腹部揉摩到少腹部。若属中气下陷、胃下垂病证，则应由小腹向上推擦揉摩。

（2）点振神阙：仰卧躺平，用中指振法在神阙部施术，自感腹部胀麻抖颤即可。也可视需要选腹部要穴点振，如中脘、章门、天枢、气海、关元等。

（3）捏提肚皮：两手同时用拇、示、中三指自鸠尾下沿任脉直达小腹部，逐一捏提肚皮，并配以抖动。也可由下而上施术，往返3次。

（4）叠掌运丹：早晨端立清静之处或睡前躺于床上，身体放松，心平气和；左手在下，右手在上，双掌重叠，内外劳宫相对，置放于小腹，以内劳宫对气海穴位，以腕带掌，由大鱼际—掌根—小鱼际—指掌面—大鱼际做环形按压36圈；再反其方向按压36圈，小腹有热胀感即可。随操作，意念应集中于此处；调呼吸，适当配以提肛动作。若做完此功可配合口内功鼓漱，待津液满口，分3次吞咽，意送于小腹更好。本功可单练，久练可强精神，壮体魄，固本益寿。

2. 功用

可防治胃脘胀满、疼痛，腹泻，便秘，消化不良，胃下垂，胃及十二指肠球部溃疡，胃肠神经官能症，慢性结肠炎，慢性肝炎，痔漏脱肛，淋症，遗尿，尿失禁，尿潴留，遗精滑精，阳痿早泄及女子痛经，月经不调，赤白带下等病证。具有健脾胃、疏肝气、调冲任、补肾气、理胞宫，化湿降逆，调气摄血，温阳固脱，益精强元等功用。

（十四）固元壮阳功

本功是以刺激外阴（会阴、阴囊、阴茎）为主的自我推拿健身功法。外阴为肝经与任、督二脉所循，是先天之本之器具，具生发遗传之功用。会阴为任、督二脉的交会处，阴囊为生精之源地，阴茎为宗筋所聚。习练此功可固元气，强根本，补精血，壮肾阳。多适用于中、老年人及性功能衰退患者。正常未婚青年不宜练用。练本功后如出现人性欲提高及阳强现象，此时更须慎房事，切不可以此为法，纵欲不羁，伤害身体。习练本功若配合练些静养功法，效益更好，一般可与通腹运丹功同时习练。久练此功是寿世保元、延年益体的良法之一。

1. 操作步骤

（1）运揉会阴：袒露外阴端坐，平心静气，身体放松，左手按扶丹田部，右手中指揉会阴，正、反旋运36下，以胀热略麻木感为度。注意不宜用力过大，或速度太快，要意念集中，轻揉缓摩。若能有节奏地配合提肛动作，对防治肛肠疾患尤佳。

（2）托兜阴囊：中指点按近会阴部的阴囊（睾丸）根部后，托兜睾丸、阴茎上擦，使其紧贴小腹，双手交替进行百余下即可。以胀、酸、热感为度，操作可渐加力加速。

（3）捏搓阴器：两手合捧睾丸，拇、示指着力分别捏揉两睾丸，以略感酸痛但可以忍受为度，不宜用力过大。再由阴茎根部向外捏捻，以胀、痛、微有勃起即可。最后以两手掌挟持睾丸及阴茎，以小鱼际相对用力，自里向外，由下向上搓移，根据本身状况，酌定次数。

2. 功用

可防治阳痿早泄、遗精滑精、前列腺炎、性功能衰退、肾虚腰痛、腹冷溏泻、脱肛痔漏、健忘失眠等病证。具有补肾健脑、固精壮阳、延年强体之功效。

第十五章　美　容　推　拿

按摩美容，又称推拿美容，是以推拿手法作用于患病部（或易衰老部位）及穴位，用于防治某些常见的影响容貌美的疾病和早衰现象的一种特殊推拿疗法，是中医学的有机组成部分。

按摩美容可分为保健美容和治疗美容两大部分。前者是无病防衰防老，是通过保健推拿而使形体容颜更健美，后者则属于治疗学内容。

按摩美容的作用：按摩能增进血液循环，给皮肤组织补充营养，增加氧的输送，促使细胞新陈代谢正常进行，同时可帮助皮肤排泄废物和二氧化碳，减少油脂的积累。按摩能令皮肤组织密实，具有弹性，排除积累在皮下过多的水分，消除肿胀和皮肤松弛现象，有效地延缓皮肤衰老。按摩还可使皮下神经得到充分休息，消除疲劳和减轻肌肉疼痛或紧张感，使人精神焕发。

按摩美容的适应证：面色苍白，面色萎黄，面色晦暗无光泽，面色潮红，面部皱纹，雀斑，黄褐斑，瘢痕，痤疮，赤疱，腮腺炎，面神经麻痹，面肌痉挛等；脱发症，头发早白，头痛，三叉神经痛，斜视，远视，近视，眼睑水肿，眼睑下垂，眼肌抽动，急性睑腺炎（麦粒肿），鼻炎，酒渣鼻，耳鸣，耳聋，牙痛，牙龈萎缩，口腔溃疡，口臭症，口舌生疮等；皮肤粗糙，湿疹，无名肿毒疮疖，扁平疣，斜颈，肥胖症，消瘦症，乳房肥大，乳房平塌，乳房下垂，乳头凹陷等。

按摩美容的禁忌证：①各种急性、烈性传染病未脱离传染期。②美容部位是传染性皮肤病未痊愈，或皮肤有破损、溃烂、烫伤、烧伤及化学腐蚀。③出血性疾病在出血期间，或有出血倾向的病人。④各种精神病、神经官能症的发作期。⑤先天性生理缺陷，遗传性疾病。⑥美容部位有骨折、脱位、重大手术后，肿瘤病人、体质极虚弱者。⑦重要脏器有严重器质性病变，各种危重急症患者。⑧按摩后有严重不良反应者。

按摩美容是从中医学的整体观念出发，充分调动人体自身的积极因素。该方法简便易行、安全可靠、疗效显著，从根本上使人变美，为人类的健美提供了一条行之有效的途径。

第一节　保　健　美　容

保健美容，是保健者在自己身体一定部位上按摩，通过刺激体表、经络、穴位从而达到调动机体内在因素，调节神经系统的功能，调节体液代谢平衡，促进新陈代谢的一种美容和健身的方法。

（一）头发养护

头发是人体健康与否的标志，它不但抵挡太阳光中的紫外线，空气中的尘埃和有害的化学颗粒，还能防止体温过多散发等。一头浓密而飘逸的秀发，加上适时的发式，能使人更加容姿

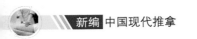

焕发。

1. 操作要领

（1）先要注意充分休息，精神饱满，保持乐观情绪。

（2）双手指插入头发表皮上，轻轻地来回交错揉动，像理发时洗头搓发一样，揉动 60～120 次。

（3）以指端着力，做头部的轻叩击动作 1 分钟。

（4）重复动作（2）。

2. 注意事项

（1）注意头发卫生，一周洗发 3 次，须用刺激性较小的洗发剂，切忌用肥皂、洗衣粉洗发。

（2）不宜频繁烫发、染发，以防头发失去光泽或脱落。

（二）面部美容

面部的健康和秀美是美容的第一需要，面部的健美不仅体现了仪表美，而且反映了整个身体的健康状态及内脏功能，表现出人的活力朝气和精神面貌。按摩面部可以促进面部血液循环，清除排泄的废物，增加皮肤的弹性。经常做，可使面部皮肤防止污秽、斑点、赘生物的产生，令面部皮肤细腻、红润光泽、面容姣好、青春常驻。

1. 操作要领

（1）双掌心相互摩擦，使之发热，然后两手放于颜面部、额头部等处稍用力摩擦，使面部有微热感，反复操作 4～6 次。

（2）在额头处水平方向掌摩 1 分钟，有微热感为度；再由印堂穴向上发际内掌推 10～15 次，而后在额头处掌揉片刻。

（3）以两手示指中节由眉的内侧向外侧施推法 10～12 次后，由双眼外角向鬓角处掌推 26～36 次。

（4）指揉太阳穴，上眼睑和眉等部穴各 1 分钟。

（5）在鼻梁两侧纵行指推 26～36 次，再用两手掌小鱼际由鼻两侧向面颊外侧掌推 8～12 次。

（6）用两手掌搓两耳部 6～12 次后，指揉耳郭 1 分钟。

（7）点按并揉睛明、四白、承泣、颊车、迎香、攒竹等穴各 1 分钟。

（8）重复（1）的手法，力量稍重，有热感为度。

2. 注意事项

（1）平常要保持面部清洁。

（2）要合理膳食，多吃蛋白质、维生素含量较高食品。

（3）洗脸不宜过勤，不要使用刺激性较大的香皂，注意选用适宜的护肤品。

（三）眼部美容

眼部美容按摩时，通过对眼周局部和特穴穴位的系列按摩，可以起到疏通经络、宣畅气血、消除眼肌疲劳、改善眼部神经营养的作用，不但能提高视力，而且能防治眼周皱纹、眼睑下垂等，使"心灵之窗"更加炯炯有神、光彩照人。

1. 操作要领

（1）闭目养神，两手掌心相互摩擦至发热，然后两手掌心轻摩上下眼眶部位，以微热感为宜。这样反复操作 6～8 次。

（2）用两手示指中节沿上、下眼睑各 1 分钟。

（3）指揉双侧外眼角及下眼睑各 1 分钟。

（4）用中指指面轻擦上下眼睑各 1 分钟。

（5）点按攒竹、睛明、四白及承泣穴。

（6）做使劲瞪眼动作。

（7）双眼球做上、下、左、右视环绕动作各 12～20 次。

2. 注意事项

（1）操作前应先洗手。

（2）有眼疾者应禁止操作。

（3）手法易轻柔，不可粗暴，以免误伤角膜。

（四）乳房美容

乳房是女子身体曲线中引人注目的部位，是青春女子成熟与否的标志。

有人称乳房是"女人的生命"。诚然乳房在女性美学上有很大的价值，乳房丰满隆起能使体形具有曲线美。国内外学者的研究证实，正确的按摩能使乳房增大。这是因为按摩乳房能加强神经活动，增加雌激素的分泌量，从而促进乳腺和滤泡的发育。

1. 操作要领

（1）天天坚持做俯卧撑 20 次。

（2）手掌由下向上推送乳房 20 次，力要适宜，手掌不宜超过乳头水平。

（3）围绕乳头环行掌揉 25 圈，手掌运行到乳房上方时，注意不可向下方用力过重。

（4）手置于乳头，施慢速振法 1 分钟。

（5）揪提乳头十数次，对乳头凹陷者尤为重要。

（6）由乳头向四周进行指推 1 分钟。

2. 注意事项

（1）乳房发育后，应佩戴适宜胸罩。

（2）乳房健美，应配合腹部减肥。

（3）乳房有结节，或肿瘤者，不宜按摩。

（五）脘腹部美容

脘腹部美容推拿，一者增强局部血液循环，增加肌肤营养供给，使腹部光滑无皱，富有弹性；二者加速脂肪分解，缩小腹围，使人身体苗条；三者强化胃肠功能，条畅气机，将精微物质输送到全身，荣养四肢，达到身体强健、肌肤白润的整体美容目的。

1. 操作要领

（1）每日做俯卧撑 10～22 次。

（2）每日早、晚在床上做仰卧起坐 20 次，可逐渐增加次数。

（3）双手背于臀后，以髋关节为折点向前弯腰 90°，肩与臀部处于同一水平位上，持续半分钟，然后直起腰休息片刻。重复 5 遍。

（4）仰卧，以两手掌着力于腹部，进行推揉 5 分钟。

（5）用指端与掌对挤作用，提捏腹部皮肤 2 分钟。

（6）掌摩腹 2 分钟。

（7）可配合跑步、爬山和球类等运动项目。

2. 注意事项

（1）腹部皮肤松弛下垂的经产妇的假性肥胖者，可配合腹带和药物矫治。

（2）积极锻炼身体，要合理饮食。

（六）腰部美容

腰部减肥通常与腹部减肥同时进行。腰部按摩，加上适当的局部运动，定能保持细柔腰的体形。其中腰部减肥是健美的重要环节。

1. 操作要领

（1）平卧，快速以腹式呼吸，使腹部胀满，一边呼气，一边慢慢地提升双足高至 45°。随吸气，徐徐放下双足。如此反复操作 6～8 次。

（2）用指捏法拿捏腰部 1 分钟。

（3）用拇指在腰部减肥部位进行按揉 3 分钟。

（4）用掌部摩擦腰部，同时进行腰部的旋转活动 3 分钟。

（5）做腰部的屈、伸、侧屈及旋转活动 1 分钟。

（6）以上动作反复操作 3～6 次。

2. 注意事项

（1）注意配合跑步、跳绳等体育运动。

（2）腰部活动应缓慢而有节奏地进行，切忌粗暴，以免扭伤腰部。

第二节　治疗美容

（一）痤疮

痤疮又称粉刺，俗称"青春痘""壮疙痘""酒刺"，是一种常见的皮肤病。正常人皮脂通过皮脂腺孔排出体外，一旦孔道被堵，就出现皮脂排泄障碍，病菌趁机而入，便发生局部炎症，影响面部容貌。用按摩防治痤疮，一者可调整胃肠功能，二者可降低性激素的分泌量，使脸面光洁。

1. 操作要领

1）青春性痤疮

（1）用拇指或毛刷从膝下足趾，沿足少阴肾经作经络按摩 8 次。

（2）用拇指从膝后至足趾沿足太阳膀胱经作经络推擦 8 次。

（3）点按双侧肺俞、合谷、曲池、列缺等穴，每穴推拿 1 分钟。

2）胃肠性痤疮

（1）按揉双侧合谷、曲池、肩髃穴，每穴按揉 1 分钟。

（2）沿督脉和膀胱经在背腰部自上而下作经络推擦 12 次，并在肺、大肠、胃、小肠、三焦等俞穴按揉各 1 分钟。

（3）以手掌在腿部、足部沿足阳明胃经，沿经络自上而下推擦 8 次，并在足三里穴按揉 1 分钟，有酸胀感为度。

（4）用拇指从腕部至指端，沿手大肠、手三焦、手小肠经作推按揉擦 12 次。

2. 注意事项

（1）保持皮肤清洁卫生，要用温水洗脸，每日 3 次，洗完后热毛巾敷脸，可使毛细血管扩张，有益于皮脂腺的分泌。

（2）少吃或忌食肥腻、甘甜、油炸、动物类脂肪等食品。

（3）注意少用油脂类化妆品。

（4）不要挤压痤疮，以防感染。

（5）避免过激心理，保持情绪稳定。

（二）肥胖症

肥胖是指人体内脂肪过多堆积，使人的体态臃肿不雅，还会潜在地带来众多疾病，如高血压、冠心病、高脂血症、胆石症、关节炎及脉管炎等疾病。一般认为体重超过正常人标准的20％以上，即为肥胖。

1. 操作要领

（1）浴中在身体脂肪沉积处摩擦。

（2）以腹部的中脘、神阙两穴为中心，顺时针方向、快速不停地摩腹。每日一次，时间6～8分钟，以出现肠鸣音为宜。

（3）点按云门、提胃、腹结、气海、关元、中府等穴。

（4）按摩双侧的三阴交穴，左右各26次。

（5）手掌自上而下的推擦腿内侧的足厥阴肝经和足少阴肾经各8次。

（6）横擦背部，肩胛骨之间及腰骶部，至发热为度。

2. 注意事项

（1）加强锻炼。

（2）生活要有规律。注意饭后散步，早睡早起。

（3）平时节制饮食；多吃蔬菜、水果；晚餐以七分饱为宜。

（三）脱发

随年龄增长，机体功能衰退，尤以肾精亏损，肝血不足，脾气虚弱，或保养无法等原因所致的脱发，临床均可通过按摩来进行治疗。

1. 操作要领

1）脂溢性脱发

（1）用拇指在足部到膝部，自下而上沿足少阴肾经推擦8次。

（2）用拇指按压双侧三阴交穴1分钟。

（3）用五指尖在斑秃周围做按揉。

（4）在膝关节以下，由上而下推足太阳膀胱经8次。

2）斑秃

（1）用姜汁涂擦脱发处，令头皮发红发热，每日3次。

（2）方法同脂溢性脱发按摩法（1）（2）（3）。

（3）拇指按压风池、完骨穴各1分钟。

2. 注意事项

（1）选用较好质量的香皂洗头，每周3次。

（2）少吃高脂肪和辛辣食品。

（3）保持精神愉快。

（四）雀斑

雀斑是一种单纯性浅棕色或黑色皮肤斑，主要是由于皮肤表皮基底层黑色素细胞生成的黑色素过多而形成的，有一定遗传倾向。

1. 操作要领

1）妊娠性雀斑

（1）沿脊柱自上而下做直线按摩8次，再以脊柱为中线，左右分别向外，用手掌做局部按

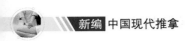

摩 8 次。

（2）按摩足太阳膀胱经，由足跟外上行，自上而下按摩 8 次。

（3）用示指按压束骨穴，以每秒 1 次速度、共按 8 次。

2）青春性雀斑

（1）同妊娠性雀斑按摩。

（2）在双大腿内侧沿足三阴经由上而下推擦，直至足部，反复多次。

2. 注意事项

（1）接受美容推拿应避阳光，以防紫外线对皮肤的辐射损伤。

（2）稳定情绪，精神乐观。

（3）多吃新鲜蔬菜和水果。

（五）皮肤粗糙

皮肤粗糙是指一种干性皮肤，其容易老化，冬天遇寒易干裂，夏天遇晒后皮肤发红，易起皮屑。

1. 操作要领

（1）用轻柔手法按摩头面部穴位和皱纹区域。

（2）按压心俞、肺俞、三焦俞、命门、肾俞、血海等穴。

（3）用双手掌在脘腹部沿顺时针方向轻而柔和的手法摩擦几圈。

（4）用手掌沿腰背部膀胱经，自上而下推擦 6 次。

2. 注意事项

（1）防止寒冷刺激。

（2）治疗原发病灶，多吃维生素含量高的食物。

（3）选用质量好、符合自己皮肤特性的香皂。

（4）合理使用化妆品。

第十六章　气功按摩十八法

　　气功按摩十八法,是以气功导引配合的一种运动医学疗法,它具有简便易学、治疗广泛、疗效显著等特点。气功按摩十八法的主要作用是调营卫,通气血,疏通经络,恢复功能,从而使人体的各种器官相互协调,功能趋于正常,达到治愈疾病、健身长寿的目的。

　　(一)预备功

　　1. 调姿

　　头身端正,合眼睑、闭口唇、舌抵上腭、含胸拔背,两手微曲于小腹前,手心向上,手指相对不相接,两脚分开微宽于肩,两膝微曲,脚尖向前,微向内勾,从头到脚节节放松。

　　2. 调息

　　通过鼻吸的自然呼吸法做到呼吸时能达到轻柔、均匀的程度,仿佛"春蚕吐丝,连绵不断"。

　　3. 调心

　　心平静,灭杂念,意念集中于脐下丹田位置上,且入腹内 1.5～2.5 寸。

　　(二)按摩法

　　1. 揉发梳头

　　双手十指分开,微曲,从前发际梳到后发际 16～32 次。治疗高血压性头痛神经衰弱、失眠、健忘等症。

　　2. 双鸣天鼓

　　双掌心按耳,用示指敲风池穴 16～32 次。主治听力减退、耳鸣、神经衰弱、健忘等症。

　　3. 旋指搞耳

　　用示指尖轻轻插至两外耳道口,同时相向内旋,再突然放松,共 16～32 次。治疗听力衰退、耳鸣、神经衰弱等症。

　　4. 运目养神

　　按顺时针方向缓慢转动双目 6～12 圈后闭目休息,再睁眼远眺片刻,继之按逆时针方向缓慢转动双目 6～12 圈后闭目休息,再睁眼远眺片刻。临床治疗假性近视、视神经疲劳、眼花等。

　　5. 刮眼明目

　　用双拇指点按太阳穴,用示指刮上、下眼睑各 16～32 次。治疗假性近视、视神经疲劳、迎风流泪、眼球痛、头痛等症患。

　　6. 抟鼻防感

　　用两手拇指指关节沿两鼻唇沟上下按摩 16～32 次。可预防感冒,治疗鼻炎、上颌窦炎、面神经麻痹等症。

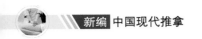

7. 浴面升华

用双掌在面部上下作旋转推拿 16~32 次,使面部发热为度。临床对治疗面神经麻痹、头痛、三叉神经痛、减少老年性面部皱纹都有一定疗效。

8. 叩齿固肾

叩打切牙、尖牙、磨牙各 16~32 次。可预防牙疾,使齿质坚固,咀嚼肌有力,起到固齿强肾作用。

9. 搅海吞津

用舌在口腔内搅动 16~32 次,所生津液分 1~3 次吞下,意送丹田。均可助消化、治便秘,有利于防治口腔病。

10. 竖堆肩井

以两掌心左右交叉按摩肩井穴及其周围,按摩时腰部随着上肢的摆动自由转动。临床治疗肩背痛、落枕、甲状腺功能亢进等均有一定作用。

11. 横摩胸肋

双掌交叉横摩左、右胸肋各 16~32 次。治疗胸闷、咳嗽、肋间神经痛等症。

12. 正反揉腹

两掌相叠用掌心旋转按摩腹部,上至剑突下,下至曲骨穴,正、反各 16~32 圈或至腹部发热。对治疗慢性胃肠炎引起的腹痛、腹泻及溃疡病、呃逆、便秘、月经不调、痛经、阳痿等病证有一定疗效。

13. 背搓腰际

以双手心同时按摩两侧腰际各 16~32 次。治疗肾炎、腰痛、遗尿、痛经等。

14. 敲打命门

两手握拳,通过自由转腰时,用左右拳轮换敲打前后命门。有壮腰强肾、增强胃肠系统的功能,可减少胃肠道疾病的发生。

15. 按摩上肢

按摩左上肢时用右手手指上至左肩峰,下至左手指,由上向下捋,边捋边转,把手的正反面都按摩到,共 16~32 次。然后点按少海、曲池、内关及合谷穴,按摩右上肢时方法相同。有舒筋活络、祛风湿、沟通手三阴与手三阳经的作用。临床对治疗抬举困难、肩臂痛、上肢关节痛、偏瘫等病证有一定辅助作用。

16. 按摩下肢

先左后右,两手手指分开,自臀部至脚趾向下捋,边捋边转,把腿的前后面都按摩 16~32 次。然后点按足三里、昆仑、三阴交及太溪等穴。具有舒筋活络,祛风湿、沟通足三阴、三阳经作用。对治疗抬腿困难、偏瘫、坐骨神经痛、阳痿、早泄、痛经、月经不调、遗尿、尿频等病证有一定作用。

17. 按摩涌泉

以两掌心分别按摩两涌泉穴和脚背 16~32 次,或用拳轻轻敲打两脚背。临床对治疗头昏、失眠、头痛、癔症等有一定疗效。

18. 全身拍打

用拳或掌在丹田、腹部、胸部、腰部、背部、上肢、下肢作轻松而富有弹性的拍打。可舒筋活络,祛风湿,沟通全身经脉,使真气旺盛,精力充沛,筋骨强健。

(三)桩功

松静站立,闭口唇,合眼帘,两手自然下垂,直至轻松舒服为止,此为收功式。

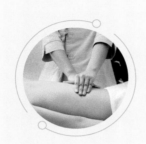

第三篇

附　篇

第十七章　歌　赋　选

一、小儿无患歌

孩童常体貌,情志自然殊,鼻内干无涕,喉中绝没涎。
头如青黛染,唇似点朱鲜,脸若花映竹,颊绽水浮莲。
喜引方才笑,非时手不掀,纵哭无多哭,虽眠未久眠。
意同波浪静,性若镜中天,此候俱安吉,何愁疾病缠。

(《小儿推拿方脉活婴秘旨全书》)
(〔按〕《秘传推拿妙诀》中"看小儿无患歌"同此)

二、认色歌

眼内赤者心实热,淡红色者虚之说。
青者肝热浅淡虚,黄者脾热无他说。
白面混者肺热侵,目无精光肾虚诀。
儿子人中青,多因果子生,色若人中紫,果食积为痞。
人中现黄色,宿乳蓄胃成,龙角青筋起,皆因四足惊。
若然虎角黑,水扑是其形,赤色印堂上,其惊必是人。
眉间赤黑紫,急救莫沉吟,红赤眉毛下,分明死不生。

(《按摩经》)

三、面部五位歌

面上之症额为心,鼻为脾土是其真,左腮为肝右为肺,承浆属肾居下唇。

(《按摩经》)

四、命门部位歌

中庭与天庭,司空及印堂,额角方广处,有病定存亡。
青黑惊风恶,体和润泽光,不可陷兼损,唇黑最难当。
青甚须忧急,昏暗也堪伤。此是命门地,医师妙较量。
面眼青肝病,赤心、黄脾、白肺、黑肾病也。

(《按摩经》)
(〔按〕《小儿推拿方脉活婴秘旨全书》称此为"正面部位歌")

五、面色图歌

额印堂、山根：

额红大热燥，青色有肝风，印堂青色见，人惊火则红。

山根青隐隐，惊遭是两重，若还斯处赤，泻燥定相攻。

年寿：

年上微黄为正色，若平更陷夭难禁，急因痢疾黑危候，霍乱吐泻黄色深。

鼻准、人中：

鼻准微黄赤白平，深黄燥黑死难生，人中短缩吐因病，唇口黑候蛔必倾。

正口：

正口常红号曰平，燥干脾热积黄生，白主失血黑绕口，青黄惊风尽死形。

承浆、两眉：

承浆青色食时惊，黄多吐逆痢红形，烦躁夜啼青色吉，久病眉红死症真。

两眼：

白睛赤色有肝风，若是黄时有积攻，或见黑睛黄色现，伤寒病证此其踪。

风池、气池、两颐：

风气二池黄吐逆，燥烦啼叫色鲜红，更有两颐胚样赤，肺家客热此非空。

两太阳：

太阳青色惊方始，红色赤淋萌蘖起，要知死症是何如，青色从兹生入耳。

两脸：

两脸黄为痰色咽，青色客忤红风热，伤寒赤色红主淋，二色请详分两颊。

两颐、金匮、风门：

吐虫青色滞颐黄，一色颐间两自详，风门黑疝青惊水，纹青金匮主惊狂。

辨小儿五色受病证：

面黄青者，痛也。色红者，热也。色黄者，脾气弱也。色白者，寒也。色黑者，肾气败也。

哭者，病在肝也。汗者主心，笑者主脾而多痰，啼者主肺有风，睡者主肾有亏。

（《按摩经》）

六、察色验病生死诀

面上紫，心气绝，五日死。面赤目陷，肝气绝，三日死。面黄，四肢重，脾气绝，九日死。面白，鼻入奇论，肺气绝，三日死。胸如黄熟豆，骨气绝，一日死。面黑耳黄，呻吟，肾气绝，四日死。口张唇青，毛枯，肺绝，五日死。大凡病儿足蹴肿，身重，大小便不禁，目无转睛，皆死。若病将愈者，面黄目黄，有生意。

（《按摩经》）

七、汤氏歌

山根若见脉横青，此病明知两度惊，赤黑因疲时吐泻，色红啼夜不曾停。

青脉生于左太阳，须惊一度见推详，赤是伤寒微燥热，黑青知是乳多伤。

右边赤脉不须多，有则频惊怎奈何？红赤为风抽眼目，黑沉三日见阎罗。

指甲青兼黑暗多，唇青恶逆病将瘥，忽惊鸦声心气急，此病端的命难过。

蛔虫出口有三般，口鼻中来大不堪，如或白虫兼黑色，此病端的命难延。

四肢疮痛不为祥，下气冲心兼滑肠，气喘汗流身不热，手拿胸膈定遭殃。

（《按摩经》）

八、内八段锦

红净为安不用惊，若逢红黑便难宁，更加红乱青尤甚，取下风痰病立轻。

赤色微轻是外惊，若如米粒势难轻，红散多因乘怒乱，更加搐搦实难平。

小儿初诞月腹痛，两眉颦号作盘肠，泣时啼哭又呻吟，急宜施法行功作。

小儿初诞日，肌体瘦尪羸，秃发毛稀少，元因是鬼胎。

（《按摩经》）

九、外八段锦

先望孩儿眼色青，次看背上冷如冰，阳男搐左无防事，搐右令人甚可惊。

女搐右边犹可治，若逢搐左痰非轻，歪邪口眼终无害，纵有仙舟也莫平。

囟门肿起定为风，此候应知是必凶，忽陷成坑如盏足，未过七日命须终。

鼻门青燥渴难禁，面黑唇青命莫存，肚大青筋俱恶候，更兼腹肚有青纹。

忽见眉间紫带青，看来立便见风生，青红碎杂风将起，必见疳癥膈气形。

乱纹交错紫兼青，急急求医免命倾，盛紫再加身体热，须知脏腑恶风生。

紫少红多六畜惊，紫红相等即疳成，紫黑有红如米粒，伤风夹食症堪评。

紫散风传脾脏间，紫青口渴是风痫。紫隐深沉难疗治，风痰祛散命须还。

黑轻可治死还生，经赤浮寒痰积停。赤青皮受风邪症，青黑脾风作慢惊。

红赤连兮风热轻，必然乳母不相应，两手忽然无脉见，定知冲恶犯神灵。

（《按摩经》）

十、入门歌

五指梢头冷，惊来不可安，若逢中指热，

必定见伤寒。中指独自冷，麻痘症相传。

女右男分左，分明仔细看。

儿心热跳是着唬，热而不跳伤风说，

凉面翻眼是水惊，此是入门探候诀。

（《按摩经》）

（〔按〕《幼科推拿秘书》"五指定症歌"同本歌前半部分，而该书的"手探冷热定症歌"同本歌的后半部分。《秘传推拿妙诀》"看指定诀歌"同此。）

十一、病证死生歌

手足皆符脾胃气，眼神却与肾通神，两耳均匀牵得匀，要知上下理分明。

孩儿立醒方无事，中指将来掌内寻，悠悠青气人依旧，口关眼光命难当。

口眼歪斜人易救，四肢无应不须忙，天心一点掣膀胱，膀胱气馁痛难当。

丹田斯若绝肾气，闭涩其童命不长，天河水边清水好，眼下休交黑白冲。

掌内如寒难救兆，四肢麻冷定人亡，阴硬气冷决昏沉，紫上筋纹指上寻，

271

阴硬气粗或大小,眼黄指冷要调停。肾经肝胆肾相连,寒暑交加作楚煎,
脐轮上下全凭火,眼翻手掣霎时安。口中气出热难当,吓得旁人叹可伤,
筋过横纹人易救,若居坎离定人亡。吐泻皆因筋上转,横门四板火来提,
天心穴上分高下,再把螺蛳骨上煨。鼻连肺经不知多,惊死孩儿脸上过,
火盛伤经心上刺,牙黄口白命门疴。口溢心拽并气喘,故知死兆采人缘,
鼻水口黑筋无脉,命在南柯大梦边。

(《按摩经》)

十二、诊脉歌

小儿有病须凭脉,一指三关定其息,浮洪风盛数多惊,虚冷沉迟实有积。
小儿一岁至三岁,呼吸须将八至看,九至不安十至困,短长大小有邪干。
小儿脉紧是风痫,沉脉须至气化难,腹痛紧弦牢实秘,沉而数者骨中寒。
小儿脉大多风热,沉重原因乳食结,弦长多是肝胆风,紧数惊风四指掣。
浮洪胃口似火烧,浮紧腹中痛不竭,虚濡有气更兼惊,脉乱多痢大便血。
前大后小童脉顺,前小后大必气咽,四至洪来若烦满,沉细腹中痛切切。
滑主露湿冷所伤,弦长客忤分明说,五至夜深浮大昼,六至夜细浮昼别,
息数中和八九至,此是仙人留妙诀。

(《按摩经》)

十三、识病歌

要知虎口气纹脉,倒指看纹分五色,黄红安乐五脏和,红紫依稀有损益,
紫青伤食气虚烦,青色之时症候逆。忽然纯黑在其间,好手医人心胆寒,
若也直上到风关,迟速短长分两端。如枪衡射惊风至,分作枝叶有数般,
弓反里顺外为逆,顺逆交连病已难,叉头长短尤可救,如此医工仔细看。
男儿两岁号为婴,三岁四岁幼为名,五六次第年少长,七龆八龄朝论文,
九岁为童十稚子,百病关格辨其因。十一痫疾方癫风,疳病还同劳病攻,
痞癖定为沉积候,退他潮热不相同,初看掌心中有热,便知身体热相从,
肚热身冷伤食定,脚冷额热是感风,额冷脚热惊所得,疱疹发时耳后红。
小儿有积宜与塌,伤寒两种解为先,食泻之时宜有积,冷泻须用与温脾。
小儿宜与涩脏腑,先将带伤散与之。孩儿无事忽大叫,不是惊风是天吊,
大叫气促长声粗,误食热毒闷心窍,急后肚下却和脾,若将惊痫真堪笑。
痢疾努气眉头皱,不努不皱肠有风。冷热不调分赤白,脱肛因毒热相攻。
十二种痢何为恶,禁口刮肠大不同。孩儿不病不可下,冷热自汗兼自下。
神因凶陷四肢冷,干呕气虚神却怕。吐虫面白毛焦枯,疳气潮热食不化。
鼻塞咳嗽及虚痰,脉细肠鸣烦燥讶,若还有疾宜速通,下了之时心上脱。
孩儿食热下无妨,面赤青红气壮强,脉弦红色肚正热,疰腮喉痛尿如汤。
屎硬腹胀胁肋满,四肢浮肿夜啼长,遍身生疮肚隐痛,下之必愈是为良。

(《按摩经》)

十四、论虚实二症歌

实症：两腮红赤便坚秘，小便黄色赤不止，上气喘急脉息多，当行冷药方可治。

虚症：面光白色粪多青，腹虚胀大呕吐频，眼珠青色微沉细，此为冷痰热堪行。

（《按摩经》）

十五、陈氏经脉辨色歌

小儿须看三关脉，风气命中审端的，青红紫黑及黄纹，屈曲开了似针直。

三关通青四足惊，水惊赤色谁能明，人惊黑色紫泻痢，色黄定是被雷惊。

或青红纹只一线，娘食伤脾惊热见，左右三条风肺痰，此时伤寒咳嗽变。

火红主泻黑相兼，痢疾之色也如然，若是乱纹多转变，沉疴难起促天年。

赤色流珠主膈热，三焦不和心烦结，吐泻肠鸣自利下，六和汤中真口诀。

环珠长珠两样形，脾胃虚弱心胀膨，积滞不化肚腹痛，消食化气药堪行。

来蛇去蛇形又别，冷积脏寒神困极，必须养胃倍香砂，加减临时见药力。

弓反里形纹外形，感寒邪热少精神，小便赤色夹惊风，痫症相似在人明。

枪形鱼刺水字纹，风痰发搐热如焚，先进升麻连壳散，次服柴胡大小并。

针形穿关射指甲，一样热惊非齁呵，防风通圣凉膈同，次第调之休乱杂。

医者能明此一篇，小儿症候无难然，口传心授到家地，遇地收功即近仙。

此诀即徐氏水镜诀之意，陈氏敷演之，取其便诵也。

（《按摩经》）

十六、五言歌

心惊在印堂，心积两额广，心冷太阳位，心热面颊装。

肝惊起发际，脾积唇焦黄，脾冷眉中岳，脾热大肠侵。

肺惊发际形，肺积发际当，肺冷人中见，肺热面腮旁。

肾惊耳前穴，肾积眼胞厢，肾冷额上热，肾热赤苍苍。

（《按摩经》）

十七、认筋法歌

囟门八字甚非常，筋透三关命必亡，初关乍入或进退，次部相侵也何妨。

赤筋只是因膈食，筋青端被水风伤，筋连大指是阴症，筋若生花定不祥。

筋带悬针主吐泻，筋纹关外命难当，四肢痰染腹膨胀，吐乳却因乳食伤。

鱼口鸦声并气急，犬吠人唬自惊张，诸风惊症宜推早，如若推迟命必亡，

神仙留下真奇法，后学能通第一强。

（《按摩经》）

（〔按〕《秘传推拿妙诀》称此歌为"看小儿被惊法歌"。）

十八、看示指定症诀

虎口有三关，紫热红伤寒，青惊白是疳，黑即人中恶，黄者是脾端，三关者即风气命三关也。

（《幼科推拿秘书》）

十九、面上诸穴歌

　　心属火兮居额上，肝主左颊肺右向，肾水在下颏所思，脾唇上下准头相。
　　肝青心赤肺病白，肾黑脾黄不须惑，参之元气实与虚，补泻分明称神术。
　　额上青纹因受惊，忽然灰白命逡巡，何如早早求灵药，莫使根源渐渐深。
　　印堂青色受人惊，红白皆缘水火侵，若要安然无疾病，镇惊清热即安宁。
　　年寿微黄为正色，若平更陷夭难禁，忽然痢疾黑危候，霍乱吐泻黄色泻。
　　鼻头无病要微黄，黄甚长忧入死乡，黑色必当烦躁死，灵丹何必救其殃。
　　两眉青者斯为吉，霍乱才生黄有余，烦躁夜啼红色见，紫由风热赤还殂。
　　两眼根源本属肝，黑瞳黄色是伤寒，珠黄痰积红为热，黑白分明仔细看。
　　太阳青色始方惊，赤主伤寒红主淋，要识小儿疾病笃，青筋直向耳中生。
　　风气二池黄吐逆，若黄青色定为风，惊啼烦躁红为验，两手如莲客热攻。
　　两颊赤色心肝热，多哭多啼无休歇，明医见此不须忧，一服清凉便怡悦。
　　两颧微红虚热生，红赤热甚痰积停，色青脾受风邪症，青黑脾风药不灵。
　　两腮青色作虫医，黄色须知是滞颐，金匮之纹青若见，遭惊①多次不须疑。
　　承浆黄色食时惊，赤主惊风所感形，吐逆色黄红则痢，要须仔细与推寻。

注：①原文作遭京，现改作遭惊。

（《小儿推拿广意》）

二十、卓溪家传秘诀

　　婴儿十指冷如冰，便是惊风体不安，十指梢头热似火，定是夹食又伤寒。
　　以吾三指按儿额，感受风邪三指热，三指按兮三指冷，内伤饮食风邪感。
　　一年之气二十四，天额开门也此义，自古阴阳数有九，额上分推义无异。
　　天庭逐掐至承浆，以掐代针行血气，伤寒推法上三关，脏热专推六腑间，
　　六腑推三关应一，三关推十腑应三。推多应少为调燮，血气之中始不偏。
　　啼哭声从肺里来，无声肺绝实哀哉。若因痰蔽声难出，此在医家用妙裁。
　　病在膏肓不可攻，我知肺俞穴能通，不愁痰浊无声息，艾灸通神胜上工。
　　百会由来在顶心，此中一穴管通身，扑前仰后歪斜痫，艾灸三九抵万金，
　　腹痛难禁还泻血，也将灸法此中寻。张口摇头并反折，速将艾灸鬼眼穴，
　　更把脐中灸一壮，却是治疗最妙诀。井肩穴是大关津，掐此开通血气行，
　　各处推完将此掐，不愁气血不周身。病在脾家食不进，重揉艮宫妙似圣，
　　再加大指面旋推，脾若初伤推即应。头疼肚痛外劳宫，揉外劳宫即见功，
　　疼痛医家何处识，眉头蹙蹙哭声雄。心经热盛作痴迷，天河引水上洪池，
　　掌中水底捞明月，六腑生凉那怕痴。婴儿脏腑有寒风，试问医人何处攻，
　　揉动外劳将指屈，此曰黄蜂入洞中。揉掐五指爪节时，有风惊吓必须知，
　　若还人事难苏醒，精威二穴对拿之。胆经有病口作苦，只将妙法推脾土，
　　口苦医人何处知，合口频频左右扭。大肠侧推到虎口，止泻止痢断根源，
　　不从指面斜推入，任教骨碎与皮穿，揉脐兼要揉龟尾，更用推揉到涌泉。
　　肾水小指与后溪，推上为清下补之，小便闭赤清之妙，肾虚便少补为宜。
　　小儿初诞月中啼，气滞盘肠不用疑，脐轮胸口宜灯火，木香用下不迟疑。

白睛青色有肝火,鼻破生疮肺热攻，祛风却用祛风散,指头泻肺效相同。
鼻准微黄紫庶几,奇红带燥热居脾，大指面将脾土泻,灶土煎汤却也宜。
太阳发汗来如雨,身弱兼揉太阴止，太阴发汗女儿家,太阳止汗单属女。
眼翻即掐小天心,望上须将下陷平，若是双眸低看地,天心上掐即回睛。
口眼相邀扯右边,肝风动极趁风牵，若还口眼频牵左,定是脾家动却痰，
肾水居唇之上下,风来焉不作波澜，双眸原属肝家木,枝动因风理必然，
右扯将儿左耳坠,左丢搋回右耳边。三朝七日眼边黄,便是脐风肝受伤，
急将灯火十三点,此是医仙第一方。效见推拿是病轻,重时莫道药无灵，
疗惊定要元宵火,非火何能定得惊。若用推拿须下午,推拿切莫在清晨，
任君能火还能药,烧热常多退五更。叮咛寄语无他意,恐笑先生诀不真。

(《幼科铁镜》)

二十一、观形察色审病歌

观形察色辨因由,阴弱阳强发碍柔,若是伤寒双足冷,要知有热肚皮求。
鼻冷便知是疹痘,耳凉知是风热投,浑身皆热伤风症,下冷上热食伤仇。

(《幼科推拿秘书》)

二十二、分补泄左右细详秘旨歌

补泄分明寒与热,左转补兮右转泄,男女不同上下推,子前午后要分别。
寒者温之热者凉,虚者补之实者泄,手足温和顺可言,冷厥四肢凶莫测。
十二经中看病源,穴真去病汤浇雪。

(《幼科推拿秘书》)

二十三、三关六腑秘旨歌

小儿元气胜三关,推动三关真火然,真火熏蒸来五脏,小儿百脉皆和畅，
元气既足邪气退,热极不退六腑推,若非极热退愈寒,不如不退较为安，
六腑愈寒痰愈盛,水火相交方吉庆。

(《幼科推拿秘书》)

二十四、调护歌

养子须调护,看承莫纵弛。乳多终损胃,食壅即伤脾。
衾浓非为益,衣单正所宜。无风频见日,寒暑顺天时。

(《小儿推拿广意》)

二十五、保婴赋

人禀天地,全而最灵,原无夭札,善养则存。始生为幼,三四为小,七龆八龀,九童十稚。惊痫疳癖,伤食中寒,汤剂为难,推拿较易。以其手足,联络脏腑,内应外通,察识详备。男左女右,为主看之,先辨形色,次观虚实。认定标本,手法祛之,寒热温凉,取效指掌。四十余穴,有阴有阳,十三手法,至微至妙,审症欲明,认穴欲确,百治百灵,万不失一。

(《幼科推拿秘书》)

二十六、保生歌

欲得小儿安，常带饥与寒，肉多必滞气，生冷定成疳。
胎前防辛热，乳后忌风参，保养常如法，灾病自无干。

（《幼科推拿秘书》）

二十七、手法歌

心经有热作痰迷，天河水过作洪池。　肝经有病儿多闷，推动脾土病即除。
脾经有病食不进，推动脾土效必应。　肺经受风咳嗽多，即在肺经久按摩。
肾经有病小便涩，推动肾水即救得。　小肠有病气来攻，板门横门推可通。
用心记此精宁穴，看来危症快如风。　胆经有病口作苦，好将妙法推脾土。
大肠有病泄泻多，脾土大肠久搓摩。　膀胱有病作淋疴，肾水八卦运天河。
胃经有病呕逆多，脾土肺经推即和。　三焦有病寒热魔，天河过水莫蹉跎。
命门有病元气亏，脾土大肠八卦推。　仙师授我真口诀，愿把婴儿寿命培。
五脏六腑受病源，须凭手法推即痊。　俱有下数不可乱，肺经病掐肺经边。
心经病掐天河水，泻掐大肠脾土全。　呕掐肺经推三关，目昏须掐肾水添。
再有横纹数十次，天河兼之功必完。　头痛推取三关穴，再掐横纹天河连。
又将天心揉数次，其功效在片时间。　齿痛须揉肾水穴，颊车推之自然安。
鼻塞伤风天心穴，总筋脾土推七百。　耳聋多因肾水亏，掐取肾水天河穴。
阳池兼行九百功，后掐耳珠旁下侧。　咳嗽频频受风寒，先要汗出沾手边。
次掐肺经横纹内，乾位须要运周环。　心经有热运天河，六腑有热推本科。
次食不进推脾土，小水短少掐肾多。　大肠作泻运多移，大肠脾土病即除。
次取天门入虎口，揉脐龟尾七百奇。　肚痛多因寒气攻，多推三关运横纹。
脐中可揉数十下，天门虎口法皆同。　一去火眼推三关，一百二十数相连。
六腑退之四百下，于推肾水四百全。　兼取天河五百遍，终补脾土一百全。
口传笔记推摩诀，付与人间用意参。

（《按摩经》）

（〔按〕《小儿推拿方脉活婴秘旨全书》中"五脏主病歌"同此歌前一部分。
《秘传推拿妙诀》中"五脏六腑定诀"同此歌）

二十八、要诀

三关出汗行经络，发汗行气此为先，　倒推大肠到虎口，止泻止痢断根源。
脾土曲补直为推，饮食不进此为魁，　疟痢疲羸并水泻，心胸痞痛也能祛。
掐肺一节与离经，推离往乾中间轻，　冒风咳嗽与吐逆，此经神效抵千金。
肾水一纹是后溪，推下为补上清之。　小便秘涩清之妙，肾虚便补为经奇。
六筋专治脾肺热，遍身湿热大便结，　人事昏沉总可推，去病浑如汤泼雪。
总经天河水除热，口中热气并拈舌。　心经积热火眼攻，推之方知真妙诀。
四横纹和上下气，吼气腹痛皆可止，　五经纹动脏腑气，八卦开胸化痰最。
阴阳能除寒与热，二便不通并水泻，　人事昏沉痢疾攻，救人要诀须当竭。

天门虎口揉斗肘,生血顺气皆妙手,一揹五指爪节时,有风被吓宜须究。

小天心能生肾水,肾水虚少须用意,板门专治气促攻,扇门发热汗宣通。

一窝风能除肚痛,阳池专一止头疼, 精宁穴能治气吼,小肠诸病快如风。

（《按摩经》）

（〔按〕《小儿推拿方脉活婴秘旨全书》"掌上诸穴拿法歌"同此。）

二十九、掌面推法歌

一揹心经二劳宫,推上①三关汗即通,如若不来加二扇,黄蜂入洞助其功。侧揹大肠推虎口,螺蛳穴用助生功,内伤泄痢兼寒症,肚胀痰吼气可攻。一揹脾经屈指补,艮震重揉肚胀宜,肌瘦面若带黄色,饮食随时而进之。

肾经一揹二横纹,推上为清下补盈,上马穴清同此看,双龙摆尾助其功。肺经一揹二为离,离乾二穴重按之,中风咳嗽兼痰积,起死回生便晌时。一揹肾水下一节,便须二揹小横纹,退至六腑凉将至,肚膨闭塞一时宁。

总经一揹天河水,潮热周身退似水,再加水底捞明月,终夜孩啼即住声。运行八卦开胸膈,气喘痰多即便轻,板门重揉君记取,即时饮食进安宁。眼翻即揹②小天心,望上须当揹下平,望下即宜将上揹,左边揹右右当明。

运土入水身羸瘦,土衰水盛肚青筋,运水入土膨胀止,水衰土盛眼将睁。阴阳二穴分轻重,寒热攻之疟痢生,痰热气喘阴重解,无吼无热用阳轻。

运动五经驱脏腑,随时急用四横纹。

注：①原文为"推"字,今仍从藻文堂本改为"上"字。符推上三关退下六腑之说。②原文为播字、意不通,今改用作揹字。

（《小儿推拿方脉活婴秘旨全书》）

三十、掌背穴治病歌

掌背三节驱风水,靠山剿疟少商同①。内外间使兼三穴,一窝风止头疼功。

头疼肚痛外劳宫,潮热孩啼不出声。单揹阳池头痛止,威灵穴揹死还生。

一揹精灵穴便苏,口歪气喘疾皆除。内外间使②平吐泻,外揉③八卦遍身舒④。

注：①原文为"回"字,今仍从五云堂本改为"同"字。②原文为"内间""外使",意不通,今改作"内外（间使）。"③原文为"柔"字,今改作"揉"字。④原文为"疏"字,今改作"舒"字。

（《小儿推拿方脉活婴秘旨全书》）

三十一、拿法

太阳二穴属阳明,起手拿之定醒神。耳背穴原从肾管,惊风痰吐一起行。

肩井肺经能发汗,脱肛痔瘘总能遵。及至奶旁尤属胃,去风止吐为非轻。

曲池脾经能定搐,有风有积也相应。肚痛太阴脾胃络,肚疼泄泻任拿停。

下部股肢百虫穴,调和手足止诸惊。肩上琵琶肝脏络,本宫壮热又清神。

合谷穴原连虎口,通关开窍解谷沉。鱼肚脚胫抽骨处,醒神止泻少阳经。

莫道膀胱无大肋,两般秘结要他清。十二三阴交穴尽,流通血脉自均匀。

记得急惊从上起,慢惊从下上而行。此是神仙真妙诀,须教配合要知音。

天吊眼唇都向上,琵琶穴上配三阴。先是百虫穴走马,通关之后隆痰行。
角弓反张人惊怕,十二惊中急早针。肩井颊车施莫夺,荆汤调水服千金。
此后男人从左刺,女人反此右边针。生死入门何处断,指头中甲掐知音。
此是小儿真妙诀,更于三部看何惊。

(《小儿推拿广意》)

三十二、十二手法主病赋

黄蜂入洞治冷痰,阴症第一;水底捞明月主化痰,潮热无双。凤凰单展翅,同乌龙双摆尾[①]之功;老翁绞荟,合猿猴摘果之用。打马过天河,止呕兼乎泻痢;按弦走搓磨动气,最化痰涎。赤凤摇头治木麻;乌龙摆尾开闭结;二龙戏珠,利结止搐之猛将;猿猴摘果,祛痰截疟之先锋;飞筋走气专传送之;天门入虎口之能。

(《小儿推拿方脉活婴秘旨全书》)

注:①原文为"乌双龙摆尾",今改正。

三十三、十二手法诀

黄蜂入洞法:大热。一掐心经,二掐劳宫。先开三关,后做此法。将左右大指先分阴阳;二大指并向前,众小指随后,一撮、一上,发汗可用。

水底捞明月法:大凉。做此法,先掐总筋、清天河水;后以五指皆跪,中指向前,众指随后,如捞物之状;以口吹之。

飞经走气法:化痰、动气。先运五经文,后做此法。用五指开张,一滚,一笃,做至关中,用手打拍乃行也。

按弦走搓摩法:先运八卦,后用二大指搓病人掌、三关各一搓;二指拿病人掌,轻轻慢慢如摇,化痰甚效。

二龙戏珠法:用二大指、二示指并向前,小指在两旁,徐徐向前,一进、一退,小指两旁掐穴,半表里也。

赤凤摇头法:此法,将一手拿小儿中指;一手五指,攒住小儿肕肘,将中指摆摇,补脾、和血也(中指属心、色赤,故也)。

乌龙摆尾法:用手拿小儿小指,五指攒住肕肘将小指摇动,如摆尾之状,能开闭结也(小指属肾水,色黑,故也)。

猿猴摘果法:左手大指,示指交动,慢动;右手大指、示指,快上至关中,转至总筋左边,右上至关上。

凤凰单展翅法:热,用大指掐总筋,四指皆伸在下,大指又起,又翻四指如一翅之状。

打马过天河法:温凉。以三指在上马穴边,从手背推到天河头上,与捞明月相似(俗以指甲弹响过天河者,非也)。

天门入虎口法:右手大指掐小儿虎口,中指掐住天门,示指掐住总筋,以五指攒住肕肘,轻轻摇动,效。

老翁绞荟法:左手掐大指根骨,右手掐脾经摇之,治痞。

(《小儿推拿方脉活婴秘旨全书》)

(〔按〕原文缺最后一法,今加上,以成十二手法诀。)

三十四、治法捷要歌

人间发汗如何说，只在三关用手诀。　　再掐心经与劳宫，热汗立止何愁雪。
不然重掐二扇门，大汗如雨便休歇。　　若治痢疾并水泻，重推大肠经一节。
侧推虎口见功夫，再推阴阳分寒热。　　若问男女咳嗽诀，多推肺经是法则。
八卦离起到乾宫，中间宜乎轻些些。　　凡运八卦开胸膈，四横纹掐和气血。
五藏六腑气候闭，运动五经开其塞。　　饮食不进儿着吓，推动脾土就吃得。
饮食若进人事瘦，曲指补脾何须怯。　　若还小便兼赤涩，小横纹与肾水节。
往上推去为之清，往下退来为补诀。　　小儿若着风水吓，多推五指指之节。
大便闭塞久不通，盖因六腑有积热。　　小横肚角要施工，更掐肾水下一节。
口出臭气心经热，只要天河水清彻。　　上入洪池下入掌，万病之中多去得。
若是遍身不退热，外劳宫上多揉擦。　　不问大热与大炎，更有水底捞明月。
天门虎口胕肘诀，重揉顺气又生血。　　黄峰入洞医阴症，冷气冷痰俱治得。
阳池穴掐止头痛，一窝风掐肚痛绝。　　威灵总心救暴亡，精宁穴治打逆噎。
男女眼若往上撑，重重多揉小心穴。　　二人上马补肾经，即时下来就醒豁。
男左三关推发热，退下六腑冷如铁。　　女右三关退下凉，推上六腑又是热。
病证虚实在眼功，面部详观声与色。　　寒者温之热者清，虚者补之实者泄。
仙人传下救孩童，后学殷勤当切切。　　古谓痘科治法难，惟有望闻并问切。
我今校订无差讹，穴道手法细分别，　　画图字眼用心详，参究其中真实说。
非我多言苦叮咛，总欲精详保婴诀。　　更述一篇于末简，愿人熟诵为口诀。
诸人留意免哭儿，医士用心有阴德。

（《秘传推拿妙诀·卷下》）
（〔按〕《小儿推拿广义》"拿法（又）"同此歌。
《幼科推拿秘书》"推拿小儿总诀歌"同此诀）

三十五、基本手法歌

上下挤动是为推，揉推旋转不须离，搓为来往摩无异，摇是将头与手医，
刮则挨皮稍用力，运须由此往彼移，掐入贵轻朝后出，拿宜抑下穴上皮，
推分两手分开划，和字为分反面题。

（《推拿指南》）

三十六、取温凉汗吐泻秘旨

凡身热重者，但捞明月，或揉涌泉，引热下行，或揉脐及鸠尾。方用芽茶嚼烂，贴内间使穴上，又方用靛搽手足四心，又用水粉乳，调搽太阳四心，即热退矣。

凡身凉重者，揉外牢宫板门穴、揉二扇门、推三关、揉阳位。方用蕲艾揉细，火烘敷脐，立热。

凡要取汗，推三关，揉二扇门，黄蜂入洞为妙。

凡要止汗，退六腑，补肺经。如不止，方用浮小麦煎汤，灌之立效。至无疾，自汗乃小儿常事，不可过疑。

凡取吐泄者，外牢推至大陵位，取吐方知为第一，大陵反转至牢宫，泄泻心火无止息，左转

三来右一摩,此是神仙真妙诀。

凡止吐泄者,呕吐乳食真可怜,板门来至横纹中,横纹若转板门去,吐泻童子得平安,其间口诀无多记,往者俱重过者轻。

此合上外牢二法,俱圆推,男左转女右转,去重回轻,此一节须详究。

(《幼科推拿秘书》)

三十七、各穴用法总歌

心经一掐外劳宫,三关之上慢从容,汗若不来揉二扇,黄蜂入洞有奇功。

肝经有病人多痹,推补脾土病即除,八卦大肠应有用,飞金走气也相随。

咳嗽痰涎呕吐时,一掐清肺次掐离,离宫推至乾宫止,二头重实中轻虚。

饮食不进补脾土,人事瘦弱可为之,屈为补兮直为泄,妙中之妙有玄机。

小水赤黄也可清,但推肾水掐横纹,短少之时宜用补,赤热清之得安宁。

大肠有病泄泻多,侧推大肠久按摩,分理阴阳皆顺息,补脾方得远沉疴。

小肠有病气来攻,横纹板门推可通,用心记取精宁穴,管叫却病快如风。

命门有病元气亏,脾土大肠八卦为,侧推三关真火足,天门斛肘免灾危。

三焦有病生寒热,天河六腑神仙诀,能知取水解炎蒸,分别阴阳掐指节。

膀胱有病作淋疴,补水八卦运天河,胆经有病口作苦,重推脾土莫蹉跎。

肾经有病小便涩,推动肾水即清澈,肾脉经传小指侧,依方推掐无差忒。

胃经有病食不消,脾土大肠八卦调,胃口凉时心作哕,板门温热始为高。

心经有热发痴迷,天河水过作洪池,心若有病补上膈,三关离火莫推迟。

肝经有病人闭目,推动脾土效即速,脾若热时食不进,再加六腑病除速。

(《幼科推拿秘书》)

三十八、面部推拿次第歌

第一先推是坎宫,次推攒竹法相同。太阳穴与耳背骨,三四全凭运动工。

还有非推非运法,掐来以爪代针锋。承浆为五颊车六,聪会太阳七八逢。

九至眉心均一掐,循循第十到人中。再将两耳提三下,此是推拿不易功。

(《推拿捷径》)

三十九、手臂各部推拿次第歌

虎口三关为第一,次推五指至其巅,掌心手背如何运,八卦须分内外旋,

分到阴阳轻与重,三关六腑别寒喧,十施手法因称大,斛肘旋摇各法至。

(《推拿捷径》)

四十、推拿三字经(节选)

小婴儿,看印堂。五色纹,细心详。色红者,心肺恙。俱热证,清则良。

清何处,心肺当。退六腑,即去恙。色青者,肝风张。清则补,自无恙。

平肝木,补肾脏。色黑者,风肾寒。揉二马,清补良。列缺穴,也相当。

色白者,肺有痰。揉二马,合阴阳。天河水,立愈恙。色黄者,脾胃伤。

若泻肚，推大肠。　一穴愈，来往忙。　言五色，兼脾良。　曲大指，补脾方。
内推补，外泻详。　大便闭，外泻良。　泻大肠，立去恙。　兼补肾，愈无恙。
若腹痛，窝风良。　数在万，立无恙。　流清涕，风感伤。　蜂入洞，鼻孔强。
若洗皂，鼻两旁。　向下推，和五脏。　女不用，八卦良。　若泻痢，推大肠。
示指侧，上即上。　来回推，数万良。　牙痛者，骨髓伤。　揉二马，补肾水。
推二穴，数万良。　治伤寒，拿列缺。　出大汗，立无恙。　受惊吓，拿此良。
不醒事，也此方。　或感冒，急慢恙。　非此穴，不能良。　凡出汗，忌风扬。
霍乱病，暑秋伤。　若止吐，清胃良。　大指根，震艮连。　黄白皮，真穴详。
凡吐者，俱此方。　向外推，立愈恙。　倘肚泻，仍大肠。　吐并泻，板门良。
揉数万，立愈恙。　进饮食，也称良。　瘟疫者，肿脖项。　上午重，六腑当。
下午重，二马良。　兼六腑，立消亡。　分男女，左右手。　男六腑，女三关。
此二穴，俱属凉。　男女逆，左右详。　脱肛者，肺虚恙。　补脾土，二马良。
补肾水，推大肠。　来回推，久去恙。　或疹痘，肿脖项。　仍照上，午别恙。
诸疮肿，明此详。　虚喘嗽，二马良。　兼清肺，兼脾良。　小便闭，清膀胱。
补肾水，清小肠。　示指侧，推大肠。　尤来回，轻重当。　倘生疮，辨阴阳。
阴者补，阳清当。　紫陷阴，红高阳。　虚歉者，先补强。　诸疮症，兼清良。
疮初起，揉患上。　左右旋，立消亡。　胸膈闷，八卦详。　男女逆，左右手。
运八卦，离宫轻。　痰壅喘，横纹上。　左右揉，久去恙。　治歉症，并痨伤。
歉弱者，气血伤。　辨此症，在衣裳。　人着裌，伊着棉。　也咳嗽，名七伤。
补要多，清少良。　人穿裌，他穿单。　名五痨，肾水伤。　分何肱，清补良。
在学者，细心详。　眼翻者，上下僵。　揉二马，捣天心。　翻上者，捣下良。
翻下者，捣上强。　左捣右，右捣左。　阳池穴，头痛良。　风头痛，蜂入洞。
左右旋，立无恙。　天河水，口生疮。　遍身热，多推良。　中气风，男左逆。
右六腑，男用良。　左三关，女用强。　独穴疗，数三万。　多穴推，约三万。
遵此法，无不良。　遍身潮，拿列缺。　汗出良，五经穴。　肚胀良，水入土。
不化谷，土入水。　肝木旺，小腹寒。　外牢宫，左右旋。　久揉良，嘴唇裂。
脾火伤，眼泡肿。　脾胃恙，清补脾。　俱去恙，向内补。　向外清，来回推。
清补双，天门口。　顺气血，五指节。　惊吓伤，不计次。　揉必良，时摄良。
一百日，即去恙。　上有火，下有寒。　外劳宫，下寒良。　六腑穴，去火良。
左三关，去寒恙。　右六腑，亦去恙。　虚补母，实泻子。　曰五行，生克当。
生我母，我生子。　穴不误，治无恙。　古推书，身手足。　执治婴，无老方。
皆气血，何两样。　数多寡，轻重当。　吾载穴，不相商。　老少女，无不当。
遵古推，男女分。　俱左手，男女同。　余尝试，并去恙。　凡学者，意会方。
加减推，身歉壮。　病新久，细思详。　推应症，无苦恙。

（《推拿三字经》）

第十八章　成人中药贴敷法

穴位贴药外治法是根据中医经络学说，在疾病相应的腧穴上用药物敷贴，以达到减轻病人痛苦、治疗疾病目的的一种方法。

该方法简便易学，安全可靠，疗效显著，无痛苦，故易被患者所接受，常用的剂型有散剂、糊剂、膏剂、饼剂、水剂、锭剂等，具有止痛止泻、行气活血、清热解毒、利水消肿、化痰止咳、收敛固涩等作用。

在使用过程中应注意以下几点：

（1）贴药时应选取适当的体位（取穴决定）以防药物流失，并便于固定。

（2）贴药前选定穴位，用温水或其他溶液清洗皮肤或消毒，并要注意有无皮肤过敏现象，发现过敏应及时停药，以免引起不良后果。

（3）根据不同剂型，在贴敷过程中，发现有疼痛或皮肤溃烂者，应停止贴药，一穴不可连续贴药10次以上，小儿贴药应在家长看护下，贴药时间不宜过长，以1～2小时为度，并做好护理工作。

（4）贴药后应注意防寒保暖，对患有严重心脑血管疾病者用药量不宜过大，时间不宜过久。贴药固定后，不宜从事重体力劳动，以防滑脱。

一、中风：口眼歪斜

方一　药物：蓖麻子肉30克、生附子末10克、冰片2克，冬季加干姜6克。

诸药混合捣烂如膏，贴颊车、地仓、牵正、承浆穴，纱布覆盖，胶布固定，左歪贴右侧，右歪贴左侧，一日一换，病愈即止。

方二　药物：炮马钱子50克、芫花20克、雄黄2克、川乌3克、胆南星5克、白胡椒2克、白附子3克。

将诸药碾为细末，过筛，备用。取药末10～15克，撒于胶布中间贴于神阙、牵正穴，两日换药一次。

二、中风：瘫痪，半身不遂

药物：炮穿山甲60克、川乌60克、红海蛤60克，葱汁适量。

诸药粉碎为细末，加入适量葱汁制成约1元硬币大小圆饼，取药饼贴于患侧涌泉、肩髃、阳陵泉、曲池穴，上盖纱布，胶布固定，取热水一盆，温热适度时把患侧脚放入水内浸泡，待身热汗出，揭去药物。3日贴洗一次，以病愈为度。

三、头痛

症状：头风头痛，遇风痛甚

方一 药物：羌活 45 克、独活 45 克、赤芍 30 克、白芷 20 克、石菖蒲 18 克、葱头 5 个。

诸药混合粉碎过筛后，以葱头加水煮浓汁调成膏，取药膏贴太阳、风池、风府穴，上盖纱布，胶布固定。

方二 白附子、川芎、白芷各 30 克，细辛 10 克，葱白 5 个。

将药粉碎过筛，加入葱白捣烂如膏。取药膏贴太阳、神阙、关元穴，上盖纱布，胶布固定，一日一换。

四、感冒

（一）风寒感冒

症状：头痛、发热、恶寒、身痛、无汗、舌苔白、脉浮紧。

方一 药物：胡椒 15 克、丁香 4 克、葱白适量。

先将前二味药粉碎过筛，加入葱白捣烂如膏，贴内劳宫穴、大椎穴，胶布固定，覆被取汗，汗出即愈。

方二 药物：白芥子 100 克，鸡蛋清适量。

将白芥子粉碎过筛，加鸡蛋清适量调药如糊状，贴大椎、神阙、涌泉穴，纱布覆盖，胶布固定，覆被取微汗。

（二）风热感冒

症状：发热自汗、头痛、口渴，或咳嗽舌苔白，脉浮数。

药物：淡豆豉 30 克、连翘 15 克、薄荷 9 克、葱白适量。

诸药粉碎过筛，加葱白适量，捣烂如膏，贴风池、大椎、神阙穴，纱布覆盖，胶布固定即可。

五、结胸

症状：感冒误治后胃脘硬满疼痛，手不可近。

药物：生姜 100 克、水菖蒲 120 克、食盐 60 克、全瓜蒌 1 枚。

诸药混合捣匀后制成 4～5 cm 圆饼，蒸热后敷于上脘、中脘穴，另用麦麸炒热，用布包放在药饼上熨之，待腹内有响声即可。

六、衄血（鼻出血）

药物：独头大蒜或大蒜 1～2 枚。

捣烂如泥后敷于涌泉穴，左鼻出血敷左侧涌泉穴，右鼻出血敷右侧涌泉穴，两鼻出血敷两侧涌泉穴。

七、痰饮

症状：痰积胸膈，吐之不出，咽之不下，时咳，纳差，胸闷不适。

药物：葱白 10～20 茎。

把葱白捣烂，炒热，取葱团一块，趁热贴于膻中、上脘穴，半小时即可。

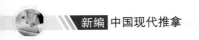

八、肋痛

症状：肋肋疼痛，嗳气不舒。

药物：白芥子、吴茱萸各等分。

将药物粉碎后过筛，加水调成糊状，敷于章门、京门穴，干后即换，一日数次。

九、咳嗽

症状：久嗽干咳，虚劳咳嗽。

药物：全瓜蒌 1 枚、川贝母 50 克、青黛 15 克、蜂蜜适量。

将贝母粉为细末于青黛混合备用，瓜蒌捣烂如泥，蜂蜜炼后调和诸药如膏，贴敷于肺俞、大杼、后溪穴，一日或二日一换。

十、哮喘

症状：喉间痰鸣，动则喘甚。

药物：白芥子 15 克、元胡 30 克、甘遂 15 克、细辛 15 克、麝香 1.5 克，姜汁适量。

将诸药粉碎过筛，兑入麝香，姜汁调和药末如膏状，制成蚕豆大药丸备用。

取百劳、膏肓、肺俞三穴，夏季初、中、末三伏时贴药，每次 4～6 小时，一伏只贴一次。

十一、痢疾（休息痢）

症状：日久不愈，时发时止，或轻或重，体倦乏力，大便常有黏液。

药物：番木鳖 3 个，母丁香 24 粒，麝香 0.3 克。

将番木鳖和母丁香粉碎为细末，再与麝香混合研细，取药末用水调和做成豌豆大小药粒，敷于神阙、止泻、脾俞穴，胶布固定，一日一换，2～3 次即可。

十二、胃痛

症状：腹痛隐隐，时痛时续、得热则减，便溏体倦。

药物：川花椒 15 克、干姜 10 克、黑附片 10 克、檀香 10 克、苍术 10 克，姜汁适量。

诸药粉碎为末，以姜汁调和如膏状贴敷中脘、脾俞、胃俞穴，纱布覆盖，胶布固定，日换一次。

十三、泄泻

症状：便溏时泻，食欲不振，食后脘闷，腹中隐痛，神疲气短，舌淡脉弱。

药物：枯矾 30 克、朱砂 15 克、母丁香 10 克、大枣肉适量（煮熟）、麻油 250 克、生姜 200 克、广丹粉 120 克。

将前药与枣肉混合捣烂如膏，制成黄豆大药丸备用。

麻油入锅加热，放入生姜炸枯去姜，熬油无滴水或珠时加入炒广丹粉收膏备用，取药丸放于摊成的药膏中间贴神阙、脾俞、大肠俞穴，一穴一丸，三日换一次。

十四、呕吐

症状：胃中不适，食后即吐出。

药物：大黄、丁香、甘草各等分，姜汁适量。

诸药粉碎为细末，姜汁调和成膏，贴敷于神阙、胃俞、中脘穴，每日一换。

十五、头痛

症状：头痛受风，遇冷遇风痛甚。

药物：羌活 45 克、川芎 30 克、赤芍 30 克、白芷 20 克、石菖蒲 18 克、葱白 5 茎。

诸药粉碎为细末加葱头捣如膏，取药膏贴敷于太阳、风池、风府穴，纱布覆盖，胶布固定，每日一换。

十六、便秘

症状：大便秘结，排便困难。

药物：甘遂 3 克、麝香 0.3 克、炒食盐 5 克。

将上药混合研细末，放神阙穴内，以艾柱置药粉上灸，5～7 壮即可。

十七、腰痛

症状：腰痛重者，气机不利，遇冷加重，痛引下肢。

药物：羌活、独活、川乌、草乌、肉桂、川芎、苍术、威灵仙、地鳖虫、全蝎、吴茱萸各 10 克，红花 15 克，细辛 8 克，皂刺 9 克，川椒 30 克，冰片 10 克，姜汁适量。

诸药粉为细末，姜汁调和成膏，取药膏贴敷于腰眼、肾俞、脾俞穴，每日一次，6 日为一个疗程。

十八、肩周炎

症状：肩关节酸楚疼痛，屈伸不利，活动受限。

药物：全蝎 10 克、地鳖虫 10 克、羌活 10 克、川乌 10 克、草乌 10 克、乳香 15 克、没药 15 克、桑寄生 10 克、冰片 10 克、姜汁适量。

诸药粉碎为细末，姜汁调和成膏，贴敷肩髃、曲池、天宗穴，每日一换。

十九、鼻渊

症状：鼻塞不通，流浓涕，不闻香臭。

药物：生附子 100 克，纯葱汁适量（葱涎）。

生附子碾为细末，葱涎调成膏状，贴双侧涌泉穴，每日换一次。

二十、痛经

症状：妇女月经不调，经前腹痛。

药物：乳香、没药、赤芍、白芍、牛膝、丹参、山楂、广木香、红花各 15 克，冰片 3 克，黄酒适量。

将诸药粉碎为细末，兑入冰片，加入适量黄酒，调成糊状，敷于神阙穴、子宫穴，纱布覆盖，胶布固定，一日一换。

第十九章 推拿医师临床常用方剂

第一节 内治法附方

一、复元活血汤(《医学发明》)

(1) 组成:柴胡 15g,天花粉 10g,当归尾 10g,红花 6g,穿山甲 10g,酒浸大黄 30g,酒浸桃仁 12g。

(2) 功效:活血祛瘀,消肿止痛。主治跌打损伤、血停积于胁下、肿痛不可忍者。

(3) 用法:水煎,分 2 次服,如服完第 1 次后,泻下大便,得利痛减,则停服;如 6 小时后,仍无泻者,则服下第 2 次,以利为度。

二、大成汤(《外科正宗》)

(1) 组成:当归 10g,木通 10g,枳壳 10g,厚朴 10g,苏木 12g,大黄 12g,芒硝 12g,川红花 6g,陈皮 6g,甘草 6g。

(2) 功效:祛瘀生新。主治腰椎损伤后并发肠麻痹腹胀或二便秘结者。

(3) 用法:水煎服。

三、桃仁承气汤(《伤寒论》)

(1) 组成:桃仁 10g,大黄 12g,桂枝 6g,甘草 6g,芒硝 6g。

(2) 功效:泻下逐瘀。主治跌打损伤、瘀血停聚、疼痛拒按等里热实证。

(3) 用法:水煎服。

四、活血止痛汤(《伤科大成》)

(1) 组成:当归 12g,川芎 6g,乳香 6g,苏木 5g,没药 6g,地鳖虫 3g,三七 3g,赤芍 9g,陈皮 5g,落得打 6g,紫荆藤 9g。

(2) 功效:活血止痛。主治跌打损伤肿痛。

(3) 用法:水煎服(孕妇禁用)。

五、活血祛瘀汤(《中医伤科学》)

(1) 组成:当归 25g,红花 10g,土鳖虫 15g,自然铜 15g,狗脊 15g,骨碎补 25g,没药 10g,

乳香 10g,路路通 10g,桃仁 5g,三七粉 5g。

(2) 功效:活血化瘀,通络消肿,续筋接骨。

(3) 用法:水煎服。

六、柴胡疏肝散(《景岳全书》)

(1) 组成:柴胡 6g,芍药 15g,枳壳 10g,甘草 10g,川芎 10g,香附 10g。

(2) 功效:疏肝理气止痛,主治胸肋损伤。

(3) 用法:按病情拟定药量,水煎服。

七、加味乌药汤(《济阴纲目》)

(1) 组成:乌药 10g,砂仁 10g,木香 10g,延胡索 10g,香附 10g,甘草 10g。

(2) 功效:理气止痛。用于损伤后气滞疼痛。

(3) 用法:药物用量据证而定,水煎服。

八、膈下逐瘀汤(《医林改错》)

(1) 组成:当归 9g,川芎 6g,赤芍 9g,桃仁 9g,红花 6g,枳壳 5g,丹皮 9g,香附 9g,延胡索 12g,乌药 9g,五灵脂 9g,甘草 5g。

(2) 功效:活血祛瘀。主治腹部损伤、瘀血疼痛。

(3) 用法:水煎服。

九、顺气活血汤(《伤科大成》)

(1) 组成:苏梗 10g,厚朴 10g,砂仁 10g,枳壳 10g,当归尾 10g,红花 10g,木香 10g,赤芍 15g,桃仁 10g,苏木 10g,香附 10g。

(2) 功效:行气活血,祛瘀止痛。用于胸腹挫伤、气滞胀满作痛者。

(3) 用法:按病情定剂量,水煎,可加少量米酒和服。

十、血府逐瘀汤(《医林改错》)

(1) 组成:当归 10g,生地黄 10g,桃仁 12g,红花 10g,枳壳 6g,赤芍 6g,柴胡 3g,甘草 3g,桔梗 4.5g,川芎 4.5g,牛膝 10g。

(2) 功效:活血逐瘀,通络止痛。用治瘀血内阻、血行不畅、经脉闭塞疼痛。

(3) 用法:水煎服,日 1 剂。

十一、四生丸(《妇人良方》)

(1) 组成:生地黄 12g,生艾叶 10g,生荷叶 10g,生侧柏叶 10g。

(2) 功效:凉血止血。主治损伤出血、血热妄行、吐血或衄血。

(3) 用法:水煎服,或将生药捣汁服,或等量为丸,每服 6~12g,日 3 次。

十二、十灰散(《十药神书》)

(1) 组成:大蓟、小蓟、荷叶、侧柏叶、茅根、大黄、山栀、茜草根、棕榈皮、牡丹皮,以上各药等量。

（2）功效：凉血止血。主治损伤所致呕血、吐血、咯血、创面渗血。

（3）用法：各烧灰存性，研极细末保存待用。每服 10～15g，用鲜藕汁或鲜萝卜汁调服。

十三、至宝丹（《和剂局方》）

（1）组成：犀角、玳瑁、琥珀、朱砂、雄黄各 100 份，龙脑、麝香各 1 份，牛黄 50 份，安息香 150 份。

（2）功效：开窍安神，清热解毒。

（3）用法：研成细末为丸，每丸 3g，每服 1 丸，小儿酌减。

十四、行军散（《霍乱论》）

（1）组成：牛黄 3g，麝香 3g，珍珠 3g，冰片 3g，硼砂 3g，雄黄 24g，大硝 0.9g，金箔适量。

（2）功效：开窍避秽，清暑解毒。

（3）用法：每服 0.9～1.5g，凉开水调下。

十五、和营止痛汤（经验方）

（1）组成：当归 20g，丹参 20g，木香 5g，茴香 10g，青皮 15g，甲珠 10g，陈皮 15g，白芷 10g，贝母 10g，漏芦 10g，甘草 5g，香附 15g，枳壳 15g，延胡索 15g，乌药 15g，川楝子 15g。

（2）功效：理气化痰，调和营卫。主治骨折中期瘀血未尽、营卫失和、初则作痛或肌肉间窜痛等证。

（3）用法：水煎 300 毫升，分 3 次温服，日服 2～3 次。

十六、定痛和血汤（《份科补要》）

（1）组成：当归 10g，红花 15g，乳香 10g，没药 10g，五灵脂 10g，川断 10g，蒲黄 10g，秦艽 10g，桃仁 12g。

（2）功效：活血止痛。主治挫扭伤后瘀血不散。

（3）用法：按病情酌量，水酒各半煎服。

十七、七厘散（《救伤秘旨》）成方

（1）组成：血竭，乳香，没药，红花等，各适量。

（2）功效：活血化瘀，行气通经。

（3）用法：陈酒冲服，轻者 0.2g，重者 0.4g，极重者 0.6g。

十八、新伤续断汤（经验方）

（1）组成：当归尾 12g，地鳖虫 6g，乳香 3g，没药 3g，丹参 6g，自然铜（醋煅）12g，骨碎补 12g，泽兰叶 6g，延胡索 6g，苏木 10g，续断 10g，桑枝 12g，桃仁 6g。

（2）功效：活血祛瘀，止痛接骨。

（3）用法：水煎服。

十九、续骨活血汤（《中医伤科学讲义》）

（1）组成：当归尾 12g，赤芍 10g，白芍 10g，生地黄 15g，红花 6g，地鳖虫 6g，骨碎补 12g，煅自然铜 10g,续断 12g,落得打 10g,乳香 6g,没药 6g。

(2)功效:祛瘀止血,活血续骨。

(3)用法:水煎服。

二十、接骨紫金丹(《杂病源流犀烛》)

(1)组成:土鳖虫、乳香、没药、自然铜、骨碎补、大黄、血竭、硼砂、当归各等量。

(2)功效:祛瘀,续骨,止痛。

(3)用法:共研细末,每服 3~6g,开水或少量酒送服。

二十一、舒筋活血汤(《伤科补要》)

(1)组成:羌活 6g,防风 9g,荆芥 6g,独活 9g,当归 12g,续断 12g,青皮 5g,牛膝 9g,五加皮 9g,杜仲 9g,红花 6g,枳壳 6g。

(2)功效:舒筋活络。主治软组织损伤及骨折脱位后期筋肉挛痛者。

(3)用法:水煎服。

二十二、活血舒筋汤(《中医伤科学讲义》)

(1)组成:当归 10g,赤芍 15g,片姜黄 10g,伸筋草 15g,松节 10g,海桐皮 10g,落得打 10g,路路通 10g,羌、独活各 10g,防风 10g,继断 10g,甘草 10g;上肢加用川芎 10g,桂枝 10g;下肢加用牛膝 10g,木香 10g;痛甚者加乳香 10g,没药 10g。

(2)功效:活血祛瘀,舒筋活络。

(3)用法:用量据病情定,水煎服。

二十三、蠲痹汤(《百一选方》)

(1)组成:羌活 6g,姜黄 6g,当归 12g,赤芍 9g,黄芪 12g,防风 6g,炙甘草 3g,生姜 5 片。

(2)功效:活血通络,祛风除湿。

(3)用法:水煎服。

二十四、独活寄生汤(《千金方》)

(1)组成:独活 6g,防风 6g,川芎 6g,牛膝 6g,秦艽 12g,杜仲 12g,当归 12g,茯苓 12g,桑寄生 18g,党参 12g,熟地黄 15g,白芍 10g,细辛 3g,甘草 3g,肉桂 2g。

(2)功效:益肝肾,补气血,祛风湿,止痹痛。

(3)用法:水煎服,可复煎外洗患处。

二十五、补中益气汤(《东垣十书》)

(1)组成:黄芪 15g,党参 12g,白术 12g,陈皮 3g,炙甘草 5g,当归 10g,升麻 5g,柴胡 5g。

(2)功效:益气补中。

(3)用法:水煎服。

二十六、归脾丸(《济生方》)(又名归脾汤)

(1)组成:白术 10g,当归 3g,党参 3g,黄芪 10g,酸枣仁 10g,木香 1.5g,远志 3g,炙甘草

4.5 g,龙眼肉 4.5 g,茯苓 10 g。

(2) 功效：健脾养心，补益气血。

(3) 用法：水煎服，日 1 剂，也可制成丸剂服用。

二十七、壮筋养血汤(《伤科补要》)

(1) 组成：当归 9 g,川芎 6 g,白芷 9 g,续断 12 g,红花 5 g,生地 12 g,牛膝 9 g,牡丹皮 9 g,杜仲 6 g。

(2) 功效：活血壮筋。治损伤筋络，可作为调理之剂。

(3) 用法：水煎服。

二十八、生血补髓汤(《伤科补要》)

(1) 组成：生地 12 g,芍药 9 g,川芎 6 g,黄芪 9 g,杜仲 9 g,五加皮 9 g,牛膝 9 g,红花 5 g,当归 9 g,续断 9 g。

(2) 功效：调理气血，舒筋活络。

(3) 用法：水煎服，日 1 剂。

二十九、健步虎潜丸(《伤科补要》)

(1) 组成：龟胶 2 份,鹿角胶 2 份,虎胫骨 2 份,何首乌 2 份,川牛膝 2 份,杜仲 2 份,锁阳 2 份,当归 2 份,熟地 2 份,威灵仙 2 份,黄柏 1 份,人参 1 份,羌活 1 份,白芍 1 份,白术 1 份,川附子 1 份半,蜜糖适量。

(2) 功效：补气血，壮筋骨。

(3) 用法：共为细末，炼蜜丸如绿豆大。每服 10 g,空腹淡盐水送下，每日 2～3 次。

三十、壮筋续骨丹(《伤科大成》)

(1) 组成：当归、补骨脂、菟丝子、党参、刘寄奴各 60 g,川芎、白芍、杜仲、三七、虎骨、木瓜各 30 g,熟地 120 g,川断、五加皮各 45 g,骨碎补、黄芪、地鳖虫各 90 g。

(2) 功效：壮筋续骨。

(3) 用法：共研细末，糖水泛丸，每次服 12 g,温酒下。

三十一、大活络丹(《兰台轨范》引《圣济总录》)

(1) 组成：本方系成药，方略。

(2) 功效：行气活血，通利经络。

(3) 用法：每服 3 g,日服 2 次，陈酒送下。

三十二、小活络丹(《和剂局方》)

(1) 组成：制南星 3 份,制川乌 3 份,地龙 3 份,乳香 1 份,没药 1 份,蜜糖适量。

(2) 功效：温寒散结，活血通络。

(3) 用法：共为细末，炼蜜为丸，每丸重 3 g,每次服 1～2 丸。

三十三、麻桂温经汤(《伤科补要》)

(1) 组成：麻黄6g,桂枝10g,红花10g,白芷10g,细辛3g,桃仁10g,赤芍10g,甘草6g。
(2) 功效：通经活络去瘀。
(3) 用法：按病情定剂量,水煎服。

三十四、青蒿鳖甲汤(《温病条辨》)

(1) 组成：青蒿6g,鳖甲15g,细生地12g,知母6g,丹皮9g。
(2) 功效：养阴清热。
(3) 用法：水煎服。

三十五、当归六黄汤(《兰室秘藏》)

(1) 组成：当归10g,生地黄10g,熟地黄10g,黄芩10g,黄柏10g,黄连10g,黄芪15g。
(2) 功效：滋阴清热,固表止汗。
(3) 用法：为粗末,每服15g。也可水煎服,用量按原方,比例酌情增减。

三十六、缩泉丸(《校注妇人良方》)

(1) 组成：乌药、益智仁各等份。
(2) 功效：温肾止遗,缩尿固涩。
(3) 用法：上药共为细末,酒制山药为糊,制成小丸。

三十七、磁朱丸(《备急千金要方》)

(1) 组成：磁石60g,朱砂30g,六曲120g。
(2) 功效：重镇安神,潜阳明目。
(3) 用法：上药研末,炼蜜为小丸,每服6g,每日2次,开水送服。

三十八、黑锡丹(《太平惠民和剂局方》)

(1) 组成：黑锡、硫黄各60g,沉香、木香、茴香、阳起石、葫芦巴、补骨脂、肉豆蔻、金铃子、附子各30g,肉桂15g。
(2) 功效：温肾阳,散阴寒,降逆气,定虚喘。
(3) 用法：酒糊丸,成人每服5g、小儿每服2~3g,盐开水送下,急救可用9g。

三十九、五苓散(《伤寒论》)

(1) 组成：猪苓9g,泽泻9g,白术9g,茯苓15g,桂枝6g。
(2) 功效：化气利水。主治膀胱气化不利而小便不畅症。
(3) 用法：水煎服,日1剂。或共为散,分2~3次,在1日内服完。

四十、冠心Ⅱ号(《新编药物学》)

(1) 组成：赤芍、川芎各15g,红花、降香各12g,丹参24g。
(2) 功效：活血化瘀。

(3) 用法：水煎服。

(4) 主治：冠心病、脑血栓形成、血栓闭塞性脉管炎、宫外孕等多种因血瘀而致的疾病。

四十一、减肥汤（《北京中医》1987.3）

(1) 组成：柴胡6g，白芍、乌梅、茯苓、荷叶、泽泻各10g。

(2) 功效：理气祛湿。

(3) 用法：水煎服。

(4) 主治：肥胖病。

四十二、轻身Ⅰ号（《中医杂志》1980.10）

(1) 组成：黄芪、防己、白术、川芎、制首乌各15g，泽泻、山楂、丹参、茵陈、水牛角各30g，仙灵脾10g，生大黄9g。

(2) 功效：益气活血，利水消肿。

(3) 用法：水煎成100ml，分2次服，甚者日1.5剂。主治单纯性肥胖症。

四十三、海藻轻身汤（《浙江中医杂志》1987.6）

(1) 组成：海藻，夏枯草，薏苡仁，白芥子，山楂，泽泻，茵陈，柴胡。

(2) 功效：化痰祛脂，健脾利湿，调理气机。

(3) 用法：水煎服，隔日1剂。

第二节　外治法附方

一、消肿散（《林如高正骨经验》）

(1) 组成：黄柏、川黄连各60g，侧柏叶150g，透骨草、穿山龙、骨碎补、芙蓉叶、天花粉、紫荆皮、菊花叶各90g，煅石膏240g，楠香180g。

(2) 功效：清热凉血，消肿定痛。

(3) 用法：共为细末，用蜜水各半，调成糊状，每日敷贴1次，每次8小时。

二、定痛膏（《证治准绳》）

(1) 组成：芙蓉叶4份，紫荆皮1份，独活1份，生南星1份，白芷1份。

(2) 功效：祛瘀、消肿、止痛。

(3) 用法：共研细末。用姜汁、水、酒调煮热敷；或用丹士林调煮成软膏外敷。

三、消瘀止痛药膏（《伤科学讲义》）

(1) 组成：木瓜60g，栀子30g，大黄15g，蒲公英60g，地鳖虫30g，乳香30g，没药30g。

(2) 功效：消瘀，退肿，止痛。

(3) 用法：共为细末，糖或凡士林调敷。

四、三色敷药（《中医伤科学讲义》）

（1）组成：黄荆子（去衣，炒黑）8份，紫荆皮（炒黑）8份，全当归、木瓜、丹参、羌活、赤芍、白芷、片姜黄、独活、天花粉、怀牛膝、威灵仙、木防己、防风、炙马钱子各2份，甘草半份，秦艽、川芎、连翘各1份。

（2）功效：消肿止痛，祛风湿，利关节。

（3）用法：共研细末，用蜜糖或饴糖调拌厚糊状，敷于患处。

五、驳骨散（《外伤科学》）

（1）组成：桃仁、黄连、金耳环、川红花各1份，栀子、生地黄、黄柏、黄芩、防风、甘草、蒲公英、赤芍、自然铜、土鳖虫2份，侧柏叶、大黄、骨碎补各6份，当归尾、薄荷、毛麝香、牡丹皮、金银花、透骨草、鸡骨香各4份。

（2）功效：消肿止痛，散瘀接骨。

（3）用法：共研细末。水、酒、蜂蜜或凡士林调煮外敷患处。

六、金黄膏（《医宗金鉴》）

（1）组成：大黄、黄柏、姜黄、白芷各2.5kg，制南星、陈皮、苍术、厚朴、甘草各500g，天花粉5kg。

（2）功效：清热解毒，散瘀消肿。

（3）用法：共研细末，用酒、油、蜜、菊花、金银花露、丝瓜叶或生葱等捣汁调散，或凡士林8/10，金黄散2/10调制成膏外敷。

七、活血散（《林如高正骨经验》）

（1）组成：乳香、没药、三七、沉香各30g，无名异、赤芍、血竭、桂枝、白芷、羌活、紫荆皮、续断、栀子、骨碎补各60g，楠香150g，五加皮90g。

（2）功效：疏风散结，消肿定痛。

（3）用法：共研细末，酒水各半，调拌成糊状，敷贴患处，每日敷1次，每次5小时。

八、舒筋活络药膏（《林如高正骨经验》舒筋活络膏）

（1）组成：当归、松节、豨莶草、蓖麻仁、双钩藤、海风藤各60g，木瓜、蚕砂各30g，穿山龙、五加皮各90g，以上十味粗料，用净搽油750g，桐油250g，同入锅内熬炼，滤去药渣，再加入以下6味细料：乳香、没药、蚯蚓（干）各30g，蛇蜕15g，麝香3g，炒黄丹500g。

（2）功效：祛风活络，行血止痛。

（3）用法：将药膏摊在布上，温贴患处。

九、温经通络药膏（《中医伤科学讲义》）

（1）组成：乳香、没药、麻黄、马钱子各等量，饴糖或蜂蜜适量。

（2）功效：祛风止痛。

（3）用法：共为细末，饴糖或蜂蜜调成软膏或凡士林调煮成膏外敷患处。

十、接骨续筋药膏(《中医伤科学讲义》)

(1)组成:自然铜、荆芥、防风、五加皮、皂角、茜草根、续断、羌活各 3 份,乳香、没药、骨碎补、接骨木、红花、赤芍、地鳖虫各 2 份,白及、血竭、硼砂、螃蟹末各 4 份,饴糖或蜂蜜适量。

(2)功效:接骨续筋。

(3)用法:共为细末,饴糖或蜂蜜调煮外敷。

十一、外敷接骨散(《刘寿山正骨经验方》)

(1)组成:骨碎补、血竭、硼砂、制乳香、制没药、土鳖虫、续断、大黄、自然铜(醋淬 7 次)各等份。

(2)功效:接骨止痛。

(3)用法:共为细末,酒调或用蜂蜜、麻油、凡士林等调敷伤处。

(4)禁忌:皮肤过敏或有皮肤病者禁用。

十二、四黄膏(经验方)

(1)组成:黄连、黄柏、黄芩、大黄、乳香、没药各等量。

(2)功效:清热解毒,活血消肿。

(3)用法:共为细末,凡士林调为膏外用。

十三、红油膏(经验方)

(1)组成:凡士林 300 g,九一丹 30 g,东丹 45 g。

(2)功效:防腐生肌,用于溃疡不敛。

(3)用法:先将凡士林烊化,然后徐徐将两丹调入,和匀成膏,将药膏匀涂纱布上。

十四、橡皮膏(成药《伤科补要》)

(1)组成:略。

(2)功效:活血生肌,接骨续损。

(3)用法:外敷用。

十五、万应膏(成药)

(1)组成:略。

(2)功效:活血祛瘀,温经通络。

(3)用法:把膏药烘热贴患处。

十六、陀僧膏(《伤科补药》)

(1)组成:南陀僧 40 份,赤芍、当归、乳香、没药、血竭、儿茶各 1 份,赤石脂半份,百草霜 4 份,苦参 8 份,银黝 2 份,桐油 64 份,香油 32 份,大黄 16 份。

(2)功效:解毒止血。

(3)用法:陀僧研成细末,用香油把其他药煎熬,去渣后入陀僧末,制成膏,外用。

十七、化坚膏（《中医伤科学讲义》）

（1）组成：白芥子、甘遂、地龙肉各 2 份，威灵仙、急性子、透骨草各 2.5 份，麻根、细辛各 3 份，乌梅肉、生山甲各 4 份，血余炭、江子、全蝎、防风、生草乌各 1 份，紫硇砂半份（后入），香油 80 份，东丹 40 份。

（2）功效：祛风化瘀。

（3）用法：将香油熬药至枯，去渣，炼油滴水成珠时下东丹，将烟搅净后再下硇砂，外敷患处。

十八、桃花散（《外科正宗》）

（1）组成：白石灰 5 份，大黄 1 份。

（2）功效：止血。

（3）用法：大黄煎汁泼入白石灰内为末，再炒以石灰变成红色为度，将石灰过筛备用，用时掺撒患处，纱布紧扎。

十九、花蕊石散（《本草纲目》引《和剂局方》）

（1）组成：花蕊石 60 g，石硫黄 120 g。

（2）功效：化瘀而不伤气，止血生新。

（3）用法：二味和匀，放入瓦罐煅研为细末。每服 3 g，童便调下。或外用止血。

二十、云南白药（成药）

（1）组成：略。

（2）功效：活血止血，祛瘀定痛。

（3）用法：内服每次 0.5 g，每服 4 小时服一次。外伤创面出血，可直接掺撒在出血处，然后包扎，也可调敷患处。

二十一、金枪铁扇散（《中医伤科学讲义》）

（1）组成：乳香、没药、象皮、老材香各 2 份，明矾、炉甘石、降香、黄柏、血竭各 1 份。

（2）功效：收敛，拔毒，生肌。

（3）用法：共为极细末，直接掺于伤口或溃疡面上。

二十二、七三丹（经验方）

（1）组成：熟石膏 21 g，升丹 9 g。

（2）功效：提脓去腐。

（3）用法：共研细末，米糊为条，阴干备用。用时将药条插入瘘管中。

二十三、九一丹（《医宗金鉴》）

（1）组成：熟石膏 9 份，升丹 1 份。

（2）功效：提脓去腐。

（3）用法：研极细末，掺于疮面或制成药线插入疮口或瘘管内。

二十四、如圣金刀散（《外科正宗》）

（1）组成：松香210g，生矾45g，枯矾45g。
（2）功效：止血燥湿。
（3）用法：共研细末，敷于创口包扎。

二十五、生肌八宝丹（《中医伤科学讲义》）

（1）组成：煅石膏3份，赤石脂3份，东丹1份，龙骨1份，轻粉3份，血竭1份，乳香1份，没药1份。
（2）功效：生肌收敛。
（3）用法：共研极细末，外撒创口。

二十六、丁桂散（《中医伤科学讲义》）

（1）组成：丁香、肉桂各等份。
（2）功效：祛风散寒，温经通络。
（3）用法：共研细末，撒在药膏上，烘热后贴患处。

二十七、生肌散（经验方）

（1）组成：制炉甘石15g，滴乳石9g，滑石30g，白琥珀9g，朱砂3g，冰片0.3g。
（2）功效：生肌收口。
（3）用法：研极细末，掺疮口中，外盖膏药或药膏。

二十八、四生散（原名青州白丸子，《太平惠民和剂局方》）

（1）组成：生川乌1份，生南星6份，生白附子4份，生半夏14份。
（2）功效：祛风逐痰，散寒解毒，通络止痛。
（3）用法：共为细末存放待用。用时以蜜糖适量调成糊状外敷患处。

二十九、通关散（《林如高正骨经验》）

（1）组成：雄黄6g，朱砂6g，芒硝9g，麝香0.9g，冰片9g，牙皂6g，细辛1.5g，蟾酥1.5g。
（2）功效：通窍清心。
（3）用法：共研成细末，装在瓷瓶封固，临证时，吹入鼻内，一嚏即醒。

三十、舒筋药水（《上海市药品标准》）

（1）组成：生川乌、生草乌、生天南星、樟脑、山栀、大黄、木瓜、羌活、独活、路路通、花椒、苏木、蒲黄、香樟木、赤芍、红花，各等量。
（2）功效：舒筋活络，祛风止痛。
（3）用法：制为酊剂，搽擦患处，每日3次。

三十一、桂麝散（《药蔹启秘》）

（1）组成：麻黄15g，细辛15g，肉桂30g，牙皂10g，半夏25g，丁香30g，生南星25g，麝香

1.8g,冰片 1.2g。

（2）功效：祛风散寒，温经通络。

（3）用法：共研细末，掺药膏上，贴患处。

三十二、海桐皮汤（《医宗金鉴》）

（1）组成：海桐皮、透骨草、乳香、没药各6g，当归5g，川椒10g，川芎、红花、威灵仙、甘草、防风、白芷各3g。

（2）功效：舒筋活络，行气止痛。

（3）用法：共为细末，布袋装，煎汤熏洗患处。

三十三、舒筋活血洗方（《伤科学》）

（1）组成：伸筋草、海桐皮、大秦艽、独活、当归、山钩藤各9g，川红花、乳香、没药各6g。

（2）功效：活血消肿，舒筋止痛。

（3）用法：煎汤温洗患处。

三十四、上肢损伤洗方（《中医伤科学讲义》）

（1）组成：伸筋草、透骨草各15g，荆芥、防风、红花、刘寄奴、苏木、川芎、威灵仙各9g，千年健、桂枝各12g。

（2）功效：活血舒筋。

（3）用法：煎汤熏洗患肢。

三十五、下肢损伤洗方（《中医伤科学讲义》）

（1）组成：伸筋草、透骨草各15g，五加皮、三棱、莪术、秦艽、海桐皮各12g，牛膝、木瓜、红花、苏木各10g。

（2）功效：活血舒筋。

（3）用法：煎汤熏洗患肢。

三十六、八仙逍遥汤（《医宗金鉴》）

（1）组成：防风、荆芥、川芎、甘草各3g，当归、黄柏各6g，苍术、丹皮、川椒各10g，苦参15g。

（2）功效：祛风散寒，活血通络。

（3）用法：煎汤熏洗患处。

三十七、正骨烫药（《伤科学》）

（1）组成：荆芥、防风、羌活、独活各6g，桂枝、透骨草、海桐皮、川椒、桑枝、防己各9g。

（2）功效：活血舒筋。

（3）用法：共为细末，装在布袋内扎口煎滚，烫局部伤处。

第二十章　足部按摩法

第一节　概　　述

　　足部按摩法是在足部找出与器官相关的反射区，用特定的按摩手法来刺激这些部位，以调整脏腑功能、经络气血的循行，从而达到养生保健的目的。

　　足是人体的第 2 个心脏，我们每天锻炼双足可以促进血液循环，增进健康，这是众所周知的普通知识，一般人的衰老，大多从足部开始，俗话说："树老根先竭，人老脚先衰。"

　　足部按摩不是医疗，是一种促进身体健康的方法。足部上有十二正经的足三阳经和足三阴经走行。足部有 66 个穴位，通过按摩刺激达到疏通经络恢复脏腑的功能，调整人体的阴阳平衡，从而治疗经络和脏腑功能失常所导致的疾病。人体就是依赖经络的气血运行，发挥着营内卫外的功能。

　　近年来，在国内广泛开展的足部按摩法，其适应证和保健的水平也在不断地扩大和提高疗效，其适应证可归纳为几个方面：①骨伤科疾病：如落枕、颈椎病等。②内科疾病：如高血压、冠心病及便秘等。③外科疾病：如肠粘连、慢性阑尾炎等。④妇科疾病：如月经不调、痛经及闭经等。⑤儿科疾病：如小儿消化不良、腹泻等。⑥五官科疾病：如鼻炎、耳鸣及牙痛等。

　　足部按摩也有一定的局限性，存在着不适合按摩或按摩有一定危险的情况，也就是禁忌证。在进行足部按摩时，一定要先进行诊断，判断受术者是否患有禁忌证，如有以下情况则禁止按摩：①有皮肤病及皮肤破损处，影响按摩拖术者，如湿疹、烧伤及脓肿等。②有感染性疾病者，如骨髓炎、骨结核等。③内外科危重病人，如严重心脏病等。④有开放性损伤者，有血管、神经的吻合术者。⑤有血液病及出血倾向者，如恶性贫血等。⑥体质虚弱经不起轻微手法者，极度疲劳、醉酒后神志不清、饥饿及饭后半小时者也不宜施以按摩。

第二节　足部反射区图解

一、足部反射分布规律

　　足部为人体缩影的理论，认为生物体在发育的过程中，整体的每个组成部分都隐藏着整体生命的特征。当双足并拢在一起时，人体脏器在足部的对应区，就像一个从后上方向下看到的一个屈腿盘坐并向前俯伏的投影人体，五官则分布在其足趾处。跗趾根部相当于人体颈项部。双侧足弓并在一起，相当于脊椎部分，从前向后依次为颈椎、胸椎、腰椎、骶椎、尾椎。足底上部相当于胸腔,足底中部相当于腹腔,足底下部相当于盆腔。双足外侧相当于人体的肩、肘、膝。详见图 20 - 1。

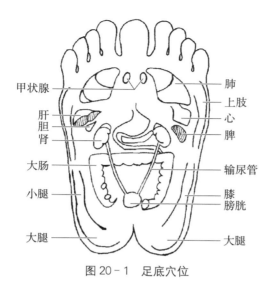

图 20 - 1　足底穴位

二、足部反射区分布示意图表

足底反射区图解见图 20 - 2～图 20 - 6。

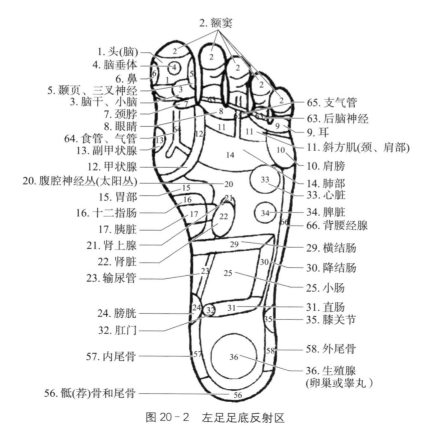

图 20 - 2　左足足底反射区

右足足底反射区图解。

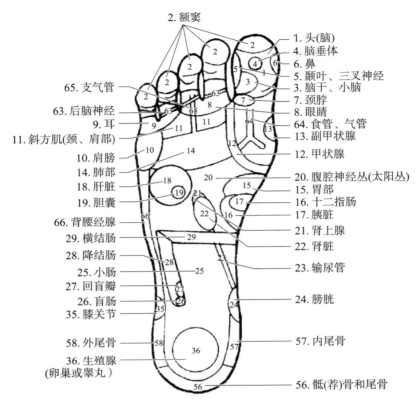

图 20-3　右足足底反射区

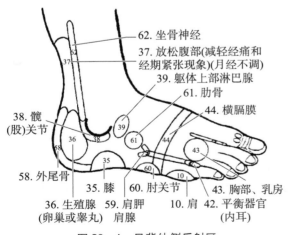

图 20-4　足背外侧反射区

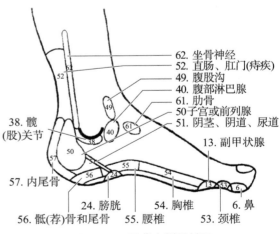

图 20-5　足背内侧反射区

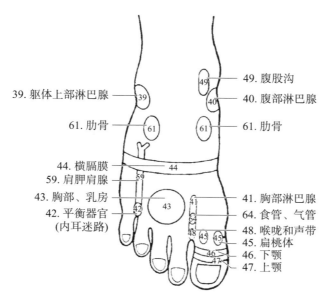

图 20-6　足背正面反射区

表 20-1　足部反射区作用及位置

编号	反射区	作　用	位　置
1	头(脑)	主记忆、思考、创造之能力,对失眠、头痛、头重、头晕、中风、血栓、脑性麻痹、高血压等有一定效果	双足大踇趾趾腹全部
2	额窦	头痛、头胀、鼻窦炎、前额不舒服及眼鼻问题	双足每个趾腹前端肉球部位
3	脑干、小脑	主活动神经,控制肌肉紧张,可预防中风、脑性麻痹、帕金森病、失眠、后头胀痛、脑震动、脑瘤	双足大踇趾趾腹肉球外侧半边下角
4	脑垂体	前叶主调整各内分泌腺,后叶主抗利尿激素,调节内分泌腺之平衡	双足大踇趾趾腹中央深处,如一粒小米
5	颜叶、三叉神经	偏头痛、颜面神经麻痹、面部神经痛、失眠	双足大踇趾趾腹外侧向第 2 趾的侧面
6	鼻子	鼻炎、鼻塞、过敏性鼻炎、流鼻涕等各种鼻病	双足大踇趾内侧中间突起位置
7	颈项	头酸痛、落枕、颈部僵硬或扭伤等	双足大踇趾向第 2 趾的基部关节下面踇趾项外侧
8	眼睛	近视、白内障及内脏器官失调所引起之眼疾、各种眼疾	双足第 2 趾第 3 趾的趾腹项部及基部
9	耳朵	重听、耳鸣、中耳炎等各种耳病	双足第 4 趾第 5 趾的趾腹项部及基部
10	肩膀	肩痛、肩周关节炎,手臂无力酸麻、五十肩	双足足底前掌第 4 趾骨和第 5 跖骨间的肉球及外缘部位

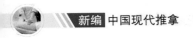

（续表）

编号	反射区	作用	位置
11	斜方肌	肩周关节炎、颈肩酸痛	双足第2趾至第5趾的基部、眼睛和耳朵反射区的下方横卧足掌凸起的前端
12	甲状腺	甲状腺功能亢进、不足引起之甲状腺肿、凸眼、消瘦、肥胖、心悸情绪不安、怕冷、怕热等	双足第1趾和第2趾骨之间，围绕大踇趾根部的肉球周围
13	副甲状腺	平衡钙质、抽筋、筋骨酸痛、易瘀血、指甲脆弱、失眠等，各种缺钙症	双足大踇趾项部内侧稍向底面接近关节的根部
14	肺部	肺气肿、肺炎、肺结核、气喘、咳嗽、感冒等	双足足底前掌多肉凸起的位置
15	胃部	胃酸、胃痛、胃溃疡、胃胀闷、消化不良、急慢性胃炎等各种胃病	双足足底内侧弓形前部接近大踇趾根部肉球关节下方
16	十二指肠	消化不良、十二指肠溃疡、十二指肠胀气	双足足底内侧弓形前部胃反射区的正下方
17	胰脏	控制胰岛素、维持血糖、分解蛋白质、帮助消化	双足足底内侧弓形中央受胃及十二指肠反射区包围
18	肝脏	肝炎（甲乙型）、肝硬化、肝肿大、肝功能失常引起的营养不良、疲劳、失眠、肝斑等症状	右足前掌下方，中线偏向外侧踇指与第4趾相对
19	胆囊	胆囊炎、结石、黄疸、乳化脂肪不良引起的消化不良	在肝的反射区内，偏内下角
20	腹腔神经丛	消除紧张，减轻精神压力、神经性胃肠病、腹泻、失眠	双足足掌肺反射区下方
21	肾上腺	肾上腺皮质、髓质功能不足，心律不齐、昏厥、消炎、皮肤过敏、风湿症、关节炎	双足足底中心肾脏反射区上面
22	肾脏	肾过滤功能不足、肾炎、结石、尿蛋白、水肿、尿毒症、皮肤症、风湿症、关节炎、高血压、动脉粥样硬化、静脉曲张	双足足底中心偏下深处
23	输尿管	输尿管结石、发炎、狭窄造成肾脏积水	双足足底肾脏与膀胱反射区之间的肌肉层管道
24	膀胱	尿频、膀胱炎、排尿的灼热感、结石、收缩无力引起尿床、尿液没有排完感	双足足底内侧脚跟前接近尾椎反射区
25	小肠	营养吸收不良、腹泻、胀气、紧张、闷痛、疲劳、发炎	双足足底由足腰至足跟之间的中央
26	盲肠	慢性盲肠炎、腹部胀气	右足足跟前靠近外侧上行连接升结肠反射区
27	回盲瓣	小肠与大肠之连接处、防止大肠内容物回流入小肠	右足足跟前盲肠反射区上方再连接升结肠反射区

（续表）

编号	反射区	作　用	位　置
28	升结肠	（同属大肠）与左足横、降结肠同、蠕动不良而停滞、腹泻、便秘	右足足腰小肠反射区外侧
29	横结肠	主吸收水分、结肠发炎、腹泻	双足足腰横线小肠反射区上方
30	降结肠	主吸收水分、结肠发炎、腹泻	双足足腰小肠反射区外侧
31	直肠	便秘、痔疮、脱肛	左足足跟前缘深处及2个小腿内侧的腓肠肌
32	肛门	便秘、痔疮、脱肛	左足足跟前缘直肠反射区末端靠近膀胱反射区
33	心脏	先天性心脏病、心肌梗死、心绞痛、冠状动脉硬化，心力衰竭、心律不齐，血液循环问题	左足前掌肺反射区下方则第4趾蹠骨的下方深处
34	脾脏	免疫功能失调及血液之疾病，贫血、食欲不振、容易感冒、加强抗体、抗癌症	左足心脏反射区下方深处
35	膝关节	关节炎、风湿酸痛、膝伤害，坐骨神经痛	双足外侧足踝下前方凹处
36	生殖腺（卵巢或睾丸）	促进幼儿成长、促进性功能发育、不孕症、发炎、围绝经期病变、调经	双足足跟外侧及足底后跟中央
37	放松腹部	妇女月经不调、痛经、经期紧张、调经	双足外侧腓骨后方由踝骨起向上延伸至膝关节外侧下方
38	髋（股）关节	坐骨神经痛、髋股关节炎、酸痛、腿部肌肉萎缩、腰部酸痛	双足内外侧踝骨下方绕行
39	躯体上部淋巴腺	肚脐以上之器官消炎、加强抗体、肿瘤、癌症、发热、上半身各种炎症	双足外侧踝骨前凹窝部位
40	腹部淋巴腺	肚脐以下之器官消炎、加强抗体、肿瘤、癌症、发热、脚踝肿胀、腿部充水、下半身各种炎症	双足内侧踝骨前凹窝部位
41	胸部淋巴腺	胸部消炎、（呼吸道）、乳房或胸部肿瘤、抑制癌细胞扩散	双足足背第1趾与第2趾的蹠骨之间的凹缝部位，与喉咙气管反射区重叠和连接
42	平衡器官（内耳）	耳液不平衡、头晕、血压不正常、耳鸣、目眩、晕车、晕船等	双足足背第4趾与第5趾基部关节范围
43	胸部、乳房	胸闷、胸部瘀伤、乳腺癌	双足足背第2、3、4趾骨之间
44	横膈膜	打嗝、横膈膜的收缩和肺的呼吸相关、缓解紧张压力	双足外侧边缘中间突起楔骨处横跨足背如带状至内侧楔骨胸椎反射区
45	扁桃体	发炎、肿痛、喉咙痛、感冒	双足大踇趾趾背腰部上面肌腱两边
46	下腭	牙痛、牙周症、打呼噜、磨牙、发炎	双足大踇趾第1关节上面横纹后方扁桃体反射区前方，成横带状

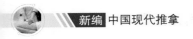
（续表）

编号	反射区	作用	位置
47	上腭	牙痛、牙周症、打呼噜、磨牙、发炎	双足大蹞趾第 1 关节上面横纹前方趾甲后方，成横带状
48	喉咙和声带	喉咙痛、咳嗽、发炎、沙哑、失声	双足大蹞趾与第 2 趾根部上面相连接凹缝的部位
49	腹股沟	疝气、消除淋巴结、生殖方面的病证、性无能	双足内踝前面上方伸肌部位
50	子宫或前列腺	子宫发炎、不孕症、子宫内膜异位、子宫瘤、经痛、白带、前列腺肿大或发炎会导致排尿困难或疼痛	双足足跟内侧、内踝和内尾骨反射区之间
51	阴茎、阴道、尿道	阴（尿）道发炎、妇女排尿困难或频尿、小儿尿床	双足足跟内侧由膀胱反射区和子宫反射区斜线相接骨缝里
52	直肠、肛门	便秘、痒疮、脱肛、静脉曲张等	双足小腿内侧胫骨后方，由内踝后方向上循行至比目鱼肌
53	颈椎	椎间盘突出、骨刺、手麻痹、循环障碍紧张颈项僵硬或酸痛	双足大蹞趾第 2 趾骨内侧腰部
54	背椎	背脊痛、前胸不舒服、背椎骨刺、背部肌肉酸痛	双足内侧足弓腰部楔骨至舟骨下方
55	腰椎	酸痛、骨刺、椎间盘突出、腰部以下的酸痛与腰椎神经相关	双足内侧腰部楔骨至舟骨下方
56	骶勺骨和尾骨	坐骨神经痛、腰酸、骨刺、跌挫尾骨受伤	双足内侧脚弓后段子宫反射区下方足跟边缘
57	内尾骨	坐骨神经痛、尾骨受伤后遗症、后脑勺痛	双足内侧后跟边缘，绕行子宫反射区
58	外尾骨	坐骨神经痛、外尾骨受伤后遗症	双足外侧后跟边缘，绕行卵巢反射区
59	肩胛肩腺	背酸痛、肩胛酸痛、举手困难、五十肩	双足足背第 4 跖骨与第 5 跖骨的骨缝，平衡器官反射区后方至肋骨反射区之间
60	肘关节	肘受伤、网球肘、肘关节酸痛	双足外侧边缘中间突起的楔骨范围
61	肋骨	肋间神经痛、腰酸痛、腰部扭伤（闪腰）、肋膜炎	双足足背各有两点反射区，内侧在腹部淋巴腺反射区前方，附骨范围。外侧在上身淋巴腺前方骰骨范围
62	坐骨神经	坐骨神经酸痛、外侧在腓骨下面、内侧在胫骨下面	双足小腿外侧腓骨及内侧胫骨后方，由内外踝向上延伸至膝腘位置
63	后脑神经	神经紧张、失眠、落枕、头痛（后脑）、颈部僵硬	双足第 2、3、4 趾，趾腹根部、趾节下方，由趾缝外侧向内推按最容易抓到
64	食管、气管	气管发炎、哮喘、咳嗽、感冒、声嘶	双足足背大蹞趾与第 2 趾的跖骨之间凹缝位置，与胸部淋巴及喉咙同一腺。及在足底掌大蹞趾后方凸起的肉球内

（续表）

编号	反射区	作　用	位　置
65	支气管	哮喘、支气管炎、咳嗽、感冒、声嘶	双足足掌肺部反射区穿过斜方肌反射区至脚中趾深部
66	背腰经腺	肩胛骨外侧至腰部之间肋骨神经痛,俗称大板筋或腰肢筋酸痛症	双足足底外侧边缘,由脚后跟前方膝反射区起延伸至肩反射区

第三节　足部按摩十二法

中国各种传统保健身法,如静坐、吐纳、柔软操、按摩、推拿、指压、刮痧、拔罐、气功、针灸及太极拳等,都是宝贵的医学遗产,其中足部按摩方法简单自然,效果显著。足部按摩尽管来自古代祖先遗产,但最风行发展还是最近几十年之事。如何对足部进行按摩才能取得最好的效果呢? 这有赖于足部按摩手法的选择,这里介绍足部按摩手法十二式,如推法、拿法、捏法、擦法、理法、摇法、搓法、叩法、推压法、压刮法、按揉法及指关节钩法等手法。详细操作见"成人推拿手法"部分。

足部按摩手法的注意事项有以下两点。

（1）手法的补泻:一般来说,力度较轻,手法节律较慢者为补法;而力度较大,使患者感到疼痛较重,手法节律较快者为泻法。

（2）手法操作技巧:先轻力按摩,渐渐加重,或一个重力,两三个轻力揉按这样有节奏地循环运作,患者才易接受。

第四节　足部按摩常规操作

一、足部按摩程序

左足反射区按摩操作顺序:①太阳神经丛;②肾上腺;③肾脏;④输尿管;⑤膀胱;⑥额窦;⑦三叉神经;⑧小脑;⑨大脑;⑩垂体;⑪鼻;⑫颈项;⑬颈椎;⑭甲状腺;⑮旁腺;⑯眼睛;⑰耳朵;⑱斜方肌;⑲肺部;⑳支气管;㉑心脏;㉒脾脏;㉓背腰经腺;㉔胃部;㉕胰脏;㉖十二指肠;㉗小肠;㉘横结肠;㉙降结肠;㉚直肠;㉛肛门;㉜生殖腺;㉝胸椎;㉞腰椎;㉟骶椎;㊱尾骨;㊲子宫;㊳阴道(尿道);㊴内尾骨;㊵髋关节;㊶直肠、肛门括约肌;㊷坐骨神经;㊸肩膀;㊹肘关节;㊺膝关节;㊻卵巢(睾丸);㊼外尾骨;㊽髋关节;㊾下腹部;㊿坐骨神经;51上、下腭;52扁桃体;53喉咙(声带);54气管;55胸部淋巴腺;56内耳迷路;57胸部;58横膈膜;59肩胛肩腺;60肋骨;61上下身淋巴腺;62腹股沟;63解溪。

右足反射区按摩操作顺序:①太阳神经丛;②肾上腺;③肾脏;④输尿管;⑤膀胱;⑥额窦;⑦三叉神经;⑧小脑;⑨大脑;⑩垂体;⑪鼻;⑫颈项;⑬颈椎;⑭甲状腺;⑮甲状旁腺;⑯眼睛;⑰耳朵;⑱斜方肌;⑲肺部;⑳支气管;㉑肝脏;㉒胆囊;㉓背腰经腺;㉔胃部;㉕胰部;㉖十二指肠;㉗小肠;㉘盲肠;㉙回盲瓣;㉚升结肠;㉛横结肠;㉜生殖腺;㉝胸椎;㉞腰椎;㉟骶椎;㊱尾骨;㊲子宫;㊳阴道(尿道);㊴内尾骨;㊵髋关节;㊶直肠、肛门括约肌;㊷坐骨神经;㊸肩膀;㊹肘关节;㊺膝关节;㊻卵巢(睾丸);㊼外尾骨;㊽髋关节;㊾下腹部;㊿坐骨神经;51上、下腭;

㊾扁桃体；㊾喉（声带）；㊾气管；㊾胸部淋巴腺；㊾内耳迷路；㊾胸部；㊾横膈膜；㊾肩胛肩腺；
㊿肋骨；㊿上下身淋巴腺；㊿腹股沟；㊿解溪。

二、足部按摩原则

在操作时，先按摩及检查心脏反射区，视受术者的身体情况决定力量的大小和时间的长短；反射区与器官的联系如被堆积物阻塞时，器官功能会受到影响。器官功能不良时，按压反射区会感到疼痛，操作时要重点注意这些敏感的区域。

第五节　足部按摩的注意事项

（1）饥饿或饭后一小时内不可按摩，避免因受刺激而引起反胃。

（2）按摩后半小时内请饮用温开水 300～500 ml。

（3）每次同一部位不可连续重压，避免压迫骨头部位，以免伤害骨膜。

（4）严重心脏病、糖尿病、肾脏病者每次按摩时间要特别谨慎，请按摩后喝开水，稍休息。

（5）按摩期间，有些患者的病况会更加疼痛（特别是关节炎或风湿病患者），此时不必害怕，可以继续按摩，并多喝开水。

（6）按摩后不可立刻以冷水洗脚，免受伤害。

（7）生活起居要正常，营养摄取要平衡。

（8）每天要做适量的运动、保持情绪平稳、乐观态度。

（9）初行按摩期间，可能产生疲倦，尿液可出现颜色加深、气味浓臭等现象，是尿酸排出体外的表现。

（10）脚踝肿胀，特别是淋巴阻塞的人，停止按摩后可自然消退。

（11）要使按摩见效，要有信心、耐心与恒心。一曝十寒，较难见效。

（12）按摩师工作后不可立刻以冷水洗手，以免受伤。

第二十一章　耳穴按摩法

第一节　概　　述

耳穴按摩法,又称耳郭穴位按摩疗法。它流传于民间,是中国传统医学手法的宝贵遗产之一。耳穴按摩法是我国劳动人民在长期与疾病做斗争中创造出来的一种治疗方法。远在2000多年前就有刺激耳穴治病的记载。耳穴按摩具有很大的优越性。

（1）适应证广:耳穴按摩治病范围较广,如急性扭伤、失眠、神经衰弱、老年慢性支气管炎、遗尿、血尿、结肠炎、腹泻、便秘、感冒、胃痛、坐骨神经痛、三叉神经痛、肩周炎、落枕、食欲不振、高血压、低血压、痛经、月经不调等50多种疾病均可用耳穴按摩法进行治疗。

（2）疗效迅速:可迅速止痛、退热、止痒。

（3）操作简便,易学易做,经济实用,不良反应少。

（4）能预防疾病:经常进行耳部按摩,可增强体质,预防疾病。

第二节　耳郭的表面解剖

耳郭分前面和背面两部分,耳郭正面可划分为 17 个大区,其解剖名称与形态如图 21-1。

耳郭背面可划分为 8 个大区,其主要解剖名称与形态如图 21-2。

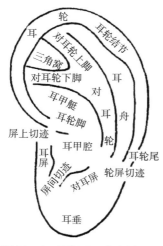

图 21-1　耳郭正面解剖名称图

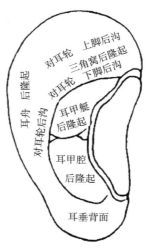

图 21-2　耳郭背面解剖名称图

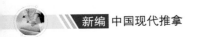

第三节　耳穴的全息图解

人体脏腑和肢体器官患病时,在耳郭的一定部位会出现变色、变形、丘疹、脱屑、压痛明显、电阻变低等症状和表现,刺激这些部位可以起到治疗的作用,也可以利用它来进行诊断和鉴别诊断,这些部位称为耳穴。

通过长期的观察,耳郭正面耳穴的分布,像一个在子宫内倒置的胎儿,头部朝下,手脚朝上、脏腑和肢体器官的分布都有一定的规律性。

耳垂:相当于面部。

耳屏:相当于鼻咽部。

对耳屏:相当于头部

对耳轮:相当于躯体。

对耳轮上脚:相当于下肢部。

对耳轮下脚:相当于臀部。

耳舟:相当于上肢部。

耳甲腔:相当于胸腔部。

耳甲艇:相当于腹腔部。

耳轮脚:相当于膈肌部。

三角窝:相当于盆腔部。

屏间切迹:相当于内分泌系统。

耳郭背面耳穴的分布,也似一个倒置的胎儿(与耳郭前面的耳穴基本上相对称)(图21-3、图21-4)。

耳垂背面:相当于头面部。

耳甲腔后隆起:相当于胸腔部。

耳甲艇后隆起:相当于腹腔部。

对耳轮后沟:相当于脊椎。

对耳轮上脚后沟:相当于下肢部。

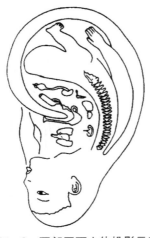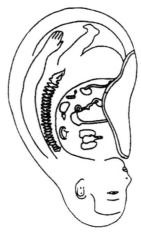

图21-3　耳郭正面人体投影示意图　　图21-4　耳郭背面人体投影示意图

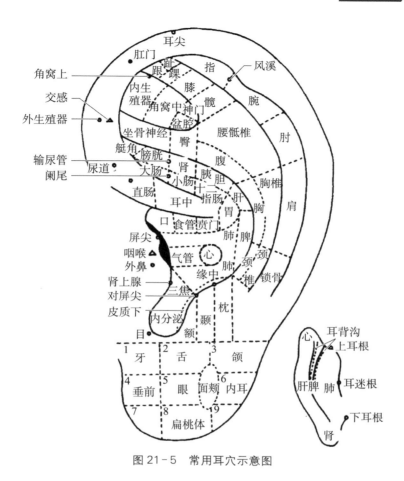

图 21-5　常用耳穴示意图

对耳轮下脚后沟：相当于臀部。

耳舟后隆起：相当于上肢部。

第四节　耳穴按摩的常用穴位和主治表

表 21-1　耳穴按摩的常用穴位和主治表

解剖	穴名	定位	主治
耳轮11穴	耳中	耳轮脚	呃逆,荨麻疹,皮肤瘙痒,小儿遗尿,咯血
	直肠	耳轮脚棘前上方的耳轮	便秘,腹泻,脱肛,痔疮
	尿道	"直肠"上方耳轮	尿频,尿急,尿痛,尿潴留
	外生殖器	对耳轮下脚前方的耳轮	睾丸炎,附睾炎,外阴瘙痒
	肛门	三角窝前方的耳轮	痔疮,肛裂
	耳尖	耳廓向前对折的上部尖端	发热,高血压,急性结膜炎,急性睑腺炎(麦粒肿)
	结节	耳轮结节	头晕,头痛,高血压
	轮1～4	耳轮结节下方的耳轮顺次向下	发热,扁桃体炎,上呼吸道感染

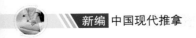
（续表）

解剖	穴名	定 位		主 治
耳舟6穴	指	耳舟上方		甲沟炎,手指疼痛麻木
	宛	"指"区下方		腕部疼痛
	风溪	耳轮结节前方,"指"		荨麻疹,皮肤瘙痒,过敏性鼻炎
	肘	"腕"区下方		网球肘,肘部疼痛
	肩	"肘"区下方		肩关节周围炎、肩部疼痛
	锁骨	"肩"区下方		肩关节周围炎
对耳轮14穴	跟	耳尖下方对耳轮上脚后上部		足扭伤
	趾	"趾""跟"区下方		甲沟炎,趾部疼痛
	踝	对耳轮上脚中 1/3		踝关节扭伤
	膝	对耳轮上脚下 1/3		膝关节肿痛
	髋	对耳轮下脚前 2/3		髋关节疼痛,坐骨神经痛
	坐骨神经	对耳轮上脚末端与耳轮内缘相交		坐骨神经痛
	交感	对耳轮下脚 1/3		自主神经功能紊乱
	臀	对耳轮体前部上 2/5		坐骨神经痛,臀筋膜炎
	腹	"腹"区后方		腹痛,腹胀,腹泻,急性腰扭伤
	腰骶椎	对耳轮体前部上 2/5		腰骶部疼痛
	胸	"胸"区后方		胸肋疼痛,胸闷,乳腺炎
	胸椎	对耳轮体前部中 2/5		胸肋疼痛,乳腺炎,经前乳痛,泌乳不足
	颈	"胸"区后方		落枕,颈项肿痛
	颈椎	对耳轮体前部下 1/5		落枕,颈项肿痛,颈椎病
三角窝5穴	角窝上	三角窝前 1/3 的上部		高血压
	内生殖器角	三角窝前 1/3 的下部		痛经,月经不调,功血,带下,遗精,早泄
	窝中	三角窝中 1/3		哮喘
	神门	三角窝后 1/3 的上部		失眠,多梦,痛经,戒断综合征
	盆腔	三角窝后 1/3 的下部		盆腔炎
耳屏9穴	上屏	耳屏外侧面上 1/2 处		无
	下屏	耳屏外侧面下 1/2 处		无
	外耳	屏上切迹前方近耳轮处		外耳道炎,中耳炎,耳鸣
	屏尖	耳屏游离缘上部尖端		发热,牙痛
	外鼻	耳屏外侧面中部,上下屏之间		鼻炎,鼻窦炎
	肾上腺	耳屏游离缘下部尖端		低血压,风湿性关节炎,腮腺炎,链霉素中毒
	咽喉	耳屏内侧面上 1/2 处		咽喉炎,扁桃体炎,声音嘶哑

（续表）

解剖	穴名	定 位	主 治
	内鼻	耳屏内侧面上 1/2 处	鼻炎,副鼻体炎,鼻衄
	屏间前	屏间切迹前方耳屏最下部	假性近视
对耳屏8穴	额	对耳屏外侧面前部	头痛,头晕,失眠,多梦
	屏间后	屏间切迹后方,对耳屏前下部	假性近视
	颞	对耳屏外侧面中部	偏头痛
	枕	对耳屏外侧面后部	头痛,头晕,哮喘,癫痫,神经衰弱
	皮质下	对耳屏内侧面	痛症,间日疟,神经衰弱,假性近视
	对屏尖	对耳屏游离缘的尖端	哮喘,腮腺炎,皮肤瘙痒,睾丸炎,副睾炎
	缘中	对耳屏游离缘上,对屏尖与屏轮切迹中点	遗尿,内耳眩晕
	脑干	屏轮切迹处	脑疾患,脑动脉供血不足,癫痫,多动症,低智
耳甲21穴	口	耳轮脚下方前 1/3 处	面瘫,口腔炎,胆石胆囊炎,戒断综合征
	食管	耳轮脚下方中 1/3 处	食管炎,食道痉挛
	贲门	耳轮脚下方后 1/3 处	贲门痉挛,神经性呕吐
	胃	耳轮脚消失处	胃痉挛,胃炎,胃溃疡,消化不良,失眠,牙痛
	十二指肠	耳轮脚上方后部	十二指肠溃疡,胆石胆囊炎,幽门痉挛
	小肠	耳轮脚上方中部	消化不良,腹痛,心动过速,心律不齐
	大肠	耳轮脚上方前部	腹泻,便秘
	阑尾	“大肠”和“小肠”区之间	腹泻,阑尾炎
	艇角	对耳轮下脚下方前脚	前列腺炎,尿道炎
	膀胱	对耳轮下脚下方中部	膀胱炎,遗尿,尿潴留,腰痛,后头痛,坐骨神经痛
	肾	对耳轮下脚下方后部	耳鸣,肾盂肾炎,遗尿,遗精早泄,月经不调,哮喘
	输尿管	“肾”和“膀胱”区之间	输尿管结石
	胰胆	耳甲艇的后上部	胆石胆囊炎,胆道蛔虫,偏头痛,胰腺炎,耳病
	肝	耳甲艇的后下部	胁痛,高血压,假性近视,月经不调,围绝经期综合征
	艇中	“小肠”和“肾”区之间	腹痛腹胀,胆道蛔虫症
	脾	耳甲腔的后上部	腹胀腹痛便秘,食欲不振,功血,带下,内耳眩晕
	心	耳甲腔正中凹陷处	心动过速,心律不齐,心绞痛,神经衰弱,癔病,舌疮
	气管	“心”区和外耳门之间	咳喘
	肺	“心”“气管”区周围处	咳喘,声嘶,痤疮,便秘,皮肤瘙痒,荨麻疹,戒断综合征
	三焦	外耳门后下,“肺”和“内分泌”间	便秘,腹胀,腹痛
	内分泌	屏间切迹内,耳甲腔的前下部	痛经,月经不调,围绝经期综合征,间日疟

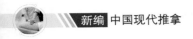

(续表)

解剖	穴名	定位	主治
耳垂8穴	牙	耳垂正面前上部	牙痛,牙周炎,低血压
	舌	耳垂正面中上部	舌炎,口腔炎
	颌	耳垂正面后上部	牙痛,颞颌关节功能紊乱
	垂前	耳垂正面前中部	神经衰弱,牙痛
	眼	耳垂正面中央部	急性结膜炎,急性睑腺炎(麦粒肿),假性近视,电光性眼炎
	内耳	耳垂正面后中部	内耳眩晕,耳鸣,听力减退
	面颊	耳垂正面,"眼"与"内耳"区间	周围性面瘫,三叉神经痛,扁平疣
	扁桃体	耳垂正面下部	扁桃体炎,咽炎
耳背6穴	耳背心	耳背上部	心悸,失眠,多梦,
	耳背肺	耳背中内部	咳喘,皮肤瘙痒
	耳背脾	耳背中央部	胃痛,消化不良,食欲不振
	耳背肝	耳背中外部	胆石胆囊炎,胁痛
	耳背肾	耳背下部	头痛,头晕,神经衰弱
	耳背沟	对耳轮沟与对耳轮上下脚沟处	高血压,皮肤瘙痒
耳根3穴	上耳根	耳根处	鼻衄
	耳迷根	耳轮脚后沟的耳根处	胆石胆囊炎,胆道蛔虫,鼻塞,心动过速,腹泻,腹痛
	下耳根	耳根最下处	低血压

第五节　耳穴按摩九法

中医学的手法医学是不断经历代医家的经验与总结所积累的精华,它有别于西方的所谓按摩,也区别于其他学科。耳穴按摩的手法是因为耳部的特殊结构,所以在按摩时所选用的手法特别重要,这是治疗与保健取得良好效果的保障。

耳穴按摩的手法主要有9种,如按法、摩法、推法、拿法、揉法、捏法、摇法、点法、掐法等。

耳穴按摩手法操作时需注意以下事项:

(1)医者指甲要勤修,要干净。

(2)力度要由轻到重、再由重到轻,速度要先慢到快、再由快到慢。

(3)认准虚实辨证,本着实者泻之、虚者补之的原则。具体为重手法为泻,轻手法为补;快速手法为泻,慢速手法为补;顺时针为补,逆时针为泻;顺经络为补,逆经络为泻。

参 考 文 献

［1］杨继洲.针灸大成［M］.北京：人民卫生出版社,1963.

［2］孙思邈.千金要方［M］.北京：人民卫生出版社,1982.

［3］吴谦.医宗金鉴［M］.北京：人民卫生出版社,1973.

［4］孙承南.齐鲁推拿医术［M］.济南：山东科学技术出版社,1987.

［5］王建斌,霍永华.点穴与解穴［M］.南京：东南大学出版社,1989.

［6］金义成.小儿推拿学［M］.上海：上海中医学院出版社,1988.

［7］王启民.家庭按摩指南［M］.北京：中国环境科学出版社,1988.

［8］黄鼎坚.点穴疗法［M］.南宁：广西科学技术出版社,1988.

［9］李茂林.按摩推拿手法萃锦［M］.北京：人民卫生出版社,1989.

［10］喻德元.武当伤科［M］.南昌：江西科学技术出版社,1989.

［11］张长江.中医骨伤科推拿手法［M］.北京：中医古籍出版社,1989.

［12］孙树椿.实用推拿手法彩色图谱［M］.北京：中国医药科技出版社,1988.

［13］黄孝宽.中华气功点穴疗法精粹［M］.北京：北京体育学院出版社,1988.

［14］张安祯.中医古伤科学［M］.北京：人民卫生出版社,1988.

［15］俞大方.推拿学［M］.上海：上海科学技术出版社,1994.

［16］陈金波.足底按摩保健康［M］.北京：中国友谊出版公司,2003.

［17］王槐昌.耳穴治病妙法［M］.南京：江苏科学技术出版社,2001.

［18］刘时觉.中医学教程［M］.北京：人民卫生出版社,1999.